DR JEAN-CLAUDE HOUDRET
ISABELLE DE PAILLETTE

Bien SE SOIGNER PAR LES PLANTES

Un guide pratique pour traiter
les troubles et affections du quotidien
de toute la famille

SOLAR

Nous tenons à vous rappeler que cet ouvrage, quelles que soient sa qualité et l'attention que nous avons portée à sa réalisation, ne peut en aucun cas se substituer à l'avis d'un médecin. La responsabilité de l'Éditeur ne saurait être engagée par les conséquences qui découleraient de son utilisation, ni, bien sûr, en cas d'interprétation erronée.

ISBN : 2-263-03677-6
Code éditeur : S03677

Sommaire

1re PARTIE

2e PARTIE

3e PARTIE

ANNEXES

La phythothérapie & l'aromathérapie

Depuis des milliers d'années, l'homme a su exploiter les richesses naturelles qui l'entouraient pour se nourrir et se soigner… C'est en consommant les baies, les feuilles et les racines des végétaux qui poussaient autour de lui et en observant les effets qu'ils avaient sur le bétail et sur lui-même qu'il a progressivement identifié les propriétés curatives des plantes. Sur chaque continent se sont ainsi développées différentes traditions, basées sur un savoir empirique qui s'est transmis et enrichi au fil des générations. Aujourd'hui, en Afrique, en Chine ou en Inde, les médecines traditionnelles s'appuient toujours sur ce pouvoir des plantes ; en Europe, la phytothérapie – du grec, *phytos*, plante, et *therapia*, soins, c'est-à-dire le traitement des maladies par les plantes ou par leurs extraits –, a intégré cette connaissance multiséculaire ainsi que des découvertes médicales plus récentes pour proposer, soit seule soit en complément, différents traitements.

Une histoire millénaire

L'usage thérapeutique des plantes est toujours la forme de médecine la plus répandue de par le monde ; c'est aussi la plus ancienne, puisque les premières traces d'écrits y faisant allusion apparaissent dès l'époque sumérienne (environ 3 500 ans avant l'ère chrétienne). Des fouilles archéologiques effectuées sur le site de Nippour (actuellement en Irak) ont permis de mettre au jour des tablettes d'argile couvertes d'écriture cunéiforme dont l'étude témoigne d'une connaissance médicale et médicinale avancée. La découverte du papyrus *Ebers* (datant de 1543 environ avant J.-C.), à Louxor, dans un très bon état de conservation, atteste que les Égyptiens avaient à leur disposition un véritable traité médical : à chaque maladie décrite était attribué le traitement approprié, le plus souvent des préparations faites à partir des plantes locales.

Les plantes et la médecine occidentale

Les hommes avaient alors une profonde connaissance de la nature et de ses cycles, qu'ils intégraient plus largement dans un univers spirituel et magique. Le Grec Hippocrate (v. 460-v. 377 avant J.-C.) est le premier à rompre avec les pratiques magico-religieuses en usage en prônant une méthode pragmatique, basée sur l'observation des maladies, leurs contextes et leurs évolutions. Il étudie de même les plantes et tente d'en expliciter les vertus. Celui que l'on qualifie souvent de « père de la médecine » établit ainsi un *Corpus hippocratum*, ensemble considérable de données, qui traite, entre autres, de plus de 200 simples (c'est-à-dire plantes médicinales, du latin *simplicis medicinae* ou *simplicis herbae*, car on pensait alors que les plantes étaient constituées d'une seule substance).

Le développement des échanges commerciaux avec le Moyen-Orient et l'Asie va favoriser la diffusion de nouvelles plantes et épices, dont les saveurs ainsi que les vertus analgésiques et antiseptiques commencent à être bien connues. Plusieurs auteurs qui y prêtent un grand intérêt s'efforcent de trouver des systèmes de classement systématiques. Dioscoride (Ier siècle après J.-C.), contemporain de Pline l'Ancien, est le plus connu d'entre eux, car on lui doit le *De materia medica*, premier herbier européen (c'est-à-dire un « ouvrage traitant de plantes » ; plus tardivement, le mot prendra le sens de « collections de plantes conservées séchées » avant d'être une « collections de dessins représentant des plantes »). Le manuscrit original n'a jamais été retrouvé, mais les nombreuses copies et traductions qui en ont été faites ont permis de faire de l'œuvre de ce médecin grec la référence principale en la matière pendant plusieurs siècles. Galien (v. 131-v. 201), médecin des empereurs romains Marc Aurèle, Verus et Commode, aura lui aussi une forte influence sur la transmission de la connaissance des plantes, dont il va notamment codifier l'emploi.

Jusqu'au XVIIIe siècle, peu de plantes – si ce ne sont celles originaires de pays lointains et encore inconnues en Occident – vont venir s'ajouter aux 600 simples répertoriés par Dioscoride. En revanche, les travaux de Paracelse (v. 1483-v. 1541), médecin suisse, philosophe et alchimiste, auront une influence considérable sur le développement ultérieur de la médecine et de la phytothérapie. Il étudia et mis en évidence les principes actifs des plantes. Pour lui, l'effet thérapeutique d'une plante était dû non pas à l'ensemble de ses composants mais à ce qu'il appela sa « quintessence »,

c'est-à-dire à l'essence qu'elle contenait ou, autrement dit, son huile essentielle. Par ailleurs, Paracelse élabora la fameuse théorie des signatures. Cette théorie tentait de rapprocher les vertus d'une plante de ses propriétés morphologiques. Par exemple, la plante **pulmonaire**, dont la forme des feuilles rappelle la forme de nos poumons, aurait,

selon ses dires, un effet bénéfique dans les pathologies pulmonaires. Les travaux de Paracelse jouèrent un rôle primordial dans le schisme qui s'instaura entre l'herboriste et le pharmacien. En effet, le premier mélangeait les plantes alors que le second en extrayait le principe actif et créait de nouvelles préparations.
À partir du XIXe siècle, la médecine par les plantes va connaître une forte désaffection, due au développement, entre 1806 et 1888, de deux grands groupes de médicaments, tous deux isolés des végétaux : les alcaloïdes (avec notamment la morphine extraite du **pavot à opium**) et les hétérosides (avec notamment la digitaline extraite de la **digitale pourprée**) ; mais l'exemple le plus évident est sans doute celui de l'acide acétylsalicylique, un remède analgésique et antipyrétique, présent naturellement dans la **reine-des-prés**, qui allait être synthétisé pour la première fois en laboratoire en 1860 ; la formule chimique industrielle serait, elle, mise au point en 1899 : l'aspirine allait avoir de beaux jours devant elle.

Un nouveau regain

La mise au point de nouvelles molécules biochimiques et de nouveaux médicaments efficaces a entraîné un détachement croissant envers les plantes médicinales, avec comme conséquence l'abandon progressif de l'enseignement botanique et phytothérapique dans les facultés de médecine, dans les années 1950, ainsi que la disparition de la plupart des laboratoires pharmaceutiques spécialisés dans les préparations à base de plantes.
Depuis quelques années, pourtant, la phytothérapie connaît un regain d'intérêt. L'opinion publique a pris conscience des dangers des médications chimiques, et nombreux sont ceux qui se tournent vers d'autres thérapeutiques pour se soigner. La vulgarisation de certains travaux scientifiques, notamment par le docteur Valnet dans les années 1960, a également contribué à inverser le mouvement : l'utilisation des plantes médicinales ou des huiles essentielles n'est plus considérée comme suspecte ou risible. Désormais, des chercheurs travaillent à expliquer quelle est leur efficacité précise d'un point de vue scientifique et chimique et se tournent de plus en plus vers l'usage traditionnel de certaines d'entre elles pour trouver de nouveaux palliatifs à des maladies de toutes sortes, perdant parfois de vue que le pouvoir de guérison d'une plante ne tient pas tant à un seul de ses principes actifs qu'à la synergie qui s'établit entre ses diverses substances…

Les plantes et la législation française

Herboristerie et pharmacie

Longtemps, le médecin a été celui qui pratiquait les soins et préparait les remèdes. Mais, au XIIIe siècle, un clivage s'est établi entre ces deux fonctions, le médecin ne s'occupant plus que de soigner tandis que l'apothicaire était reconnu comme un professionnel à part entière. À l'origine, le terme d'apothicaire désignait toute personne vendant des produits rares et médicamenteux, y compris des épices et des produits exotiques ; puis le sens a évolué et s'est spécialisé pour prendre celui de « préparateur et vendeur de médicaments », c'est-à-dire de « pharmacien », terme qui remplacera officiellement celui d'apothicaire en 1777. À partir de cette date, la préparation des remèdes va relever exclusivement du pharmacien.

L'herboriste, lui, a longtemps signifié botaniste, c'est-à-dire celui qui connaît les vertus médicinales des plantes, avant de désigner celui qui les vend. Jusqu'au début du XXe siècle, l'herboriste pouvait également vendre des drogues simples, à l'exclusion des médicaments, ainsi que des produits hygiéniques et des parfums. Le diplôme d'herboriste n'existant plus depuis 1941 en France, la profession est aujourd'hui condamnée à disparaître avec les dernières personnes à en être titulaires.

Un contrôle rigoureux

La législation française est, à la différence de celle de nombreux autres pays européens, extrêmement sévère en matière de plantes médicinales : celles-ci relèvent du triple contrôle de l'Inspection des fraudes, des Poids et mesures et des Pharmacies et sont assimilées aux médicaments, ce qui signifie qu'elles ne peuvent être vendues que par des pharmaciens. En 1979, un décret a dressé la liste officielle de 34 plantes médicinales libérées (voir p. 322), c'est-à-dire libres d'être vendues dans tout commerce, à laquelle viennent s'ajouter une centaine d'autres, condimentaires ou aromatiques, comme le **thym** ou le **romarin** (voir p. 323). Ces plantes en vente libre doivent être « conditionnées en l'état », c'est-à-dire ne pas avoir subi de transformation, ce qui les assimilerait à des médicaments. À défaut, des poursuites

pourraient être engagées pour exercice illégal de la pharmacie. Concernant la pratique des soins par les plantes, elle relève exclusivement des médecins : elle est exercée par des généralistes, qui ont suivi par ailleurs une formation complémentaire universitaire, généralement pendant 3 ans, la phytothérapie n'étant pas reconnue en France comme une spécialité médicale.
Si vous souhaitez consulter un phytothérapeute, c'est donc avant tout un médecin généraliste que vous allez rencontrer. Pour savoir quels sont ceux qui exercent près de chez vous, renseignez-vous après de votre pharmacien, auprès d'un herboriste si vous en connaissez, ou encore dans les magasins diététiques. Vous pouvez également prendre contact avec les unités de formation, qui vous communiqueront la liste des médecins phytothérapeutes.

La phytothérapie dans les pays francophones

En Belgique

Tout comme en France, la phytothérapie n'est pas reconnue comme une spécialité médicale. Les médecins qui souhaitent acquérir cette spécialisation doivent donc suivre des formations, dispensées généralement par des associations de phytothérapie. Les plantes médicinales mises en vente ont reçu l'agrément du ministère de la Santé publique. Celles considérées comme non toxiques par la pharmacopée belge sont disponibles dans les herboristeries ou les parapharmacies, les autres sont vendues en pharmacie.

En Suisse

La législation concernant l'usage des plantes semble plus tolérante qu'en France ou qu'en Belgique puisque certains cantons acceptent aussi que la phytothérapie soit exercée par des personnes n'ayant pas le titre de médecin. Les facultés de médecine reconnaissent cette discipline comme une spécialité médicale puisqu'elles proposent, dans les cursus, des cours sur les plantes et leurs vertus. Parallèlement, la Société médicale suisse propose un enseignement de phytothérapie destiné aux médecins ainsi qu'aux pharmaciens. À ce jour, les plantes médicinales en vente libre sont commercialisées dans les officines et chez les droguistes (herboristes).

Au Canada

La mise sur le marché des produits de santé naturels est régie par la Direction générale des produits de santé et des aliments (DGPSA), mais la législation sur la phytothérapie reste mouvante et variable d'un État à l'autre. Il est ainsi illégal de l'exercer au Québec, tandis qu'elle est considérée comme relevant strictement de la pratique médicale au Nouveau-Brunswick. L'enseignement de la phytothérapie est dispensé par des organismes privés s'intéressant à cette discipline.

La phytothérapie en pratique

Seule ou en complément adjuvant d'un traitement, la phytothérapie est indiquée dans la plupart des maladies ou des affections. Les plantes possèdent en effet un véritable pouvoir qu'il serait cependant dangereux de sous-estimer ou de considérer comme forcément bénéfique au prétexte que ce qui est naturel n'est pas nocif ! L'automédication peut être dangereuse, aussi nous vous recommandons de n'utiliser les produits que sous leurs formes codifiées (c'est-à-dire en tenant compte des recommandations d'usage) et de ne pas hésiter à consulter le médecin dès que cela s'avère nécessaire. Consulter est d'autant plus important que la démarche du phytothérapeute par rapport à son patient est avant tout holistique (mode de vie, antécédents familiaux, etc.). En dépit de l'engouement actuel pour cette méthode thérapeutique, il importe de rester mesuré et prudent quant à la capacité de chacun à prendre en charge sa santé.
Il est évident que ce domaine reste entièrement réservé à la prescription médicale.

Précautions d'emploi

Vous trouverez souvent, dans la deuxième partie de cet ouvrage, des avertissements sur les limites de l'automédication et des invitations à consulter, au moindre doute, votre médecin. En effet, il ne faut jamais oublier que seul un médecin est apte à poser un diagnostic précis. En outre, l'utilisation des plantes médicinales implique un certain nombre de mises en garde. Les végétaux contiennent des principes actifs, dont la quantité peut varier selon l'ensoleillement, le sol, la saison. Ces substances peuvent induire des effets secondaires ou susciter des réactions violentes si les doses sont trop fortes, notamment chez les enfants et les personnes âgées. Enfin, il convient de ne jamais interrompre un traitement que l'on vous a prescrit pour le remplacer par des remèdes phytothérapiques. Seul votre médecin est habilité à le faire. Vous pouvez également demander conseil à votre pharmacien, les études qu'il a menées accordant une place importante à l'utilisation des plantes. Sachez enfin, en ce qui concerne la qualité des produits, que, normalement, toutes les plantes mises sur le marché doivent faire l'objet d'un contrôle sanitaire sur leur origine et leur qualité, et que la vente par correspondance est soumise à la même législation. Conservez-les toujours dans un endroit sec (boîte en fer ou hermétique) et à l'abri de la lumière.

Les modes de préparation « industriels »

Le phytothérapeute choisit, en fonction du but thérapeutique visé et de la structure même de la plante, le mode de préparation le mieux adapté. Il peut ainsi s'agir soit de la plante elle-même, plus ou moins transformée, soit d'un support (liquide, par exemple) dans lequel on a fait passer les principes actifs de la plante.
Pour bénéficier des propriétés médicinales des végétaux, il est possible de recourir à diverses formes codifiées prêtes à l'emploi et commercialisées en pharmacie, dans les magasins de diététique et certaines grandes surfaces. Voici les présentations les plus couramment rencontrées.

• Les teintures mères

Ces préparations résultent de l'extraction des principes actifs d'une plante par macération dans de l'alcool éthylique à 60°, 70°, 80° ou 90° selon le cas, soit de poudre de plante fraîche, soit de plante fraîche stabilisée (c'est-à-dire ayant subi un traitement spécifique pour ne pas se détériorer), soit de plante sèche. Tout dépend du végétal dont on veut obtenir la teinture.
Les teintures mères (TM), vendues en flacon de verre teinté, sont

faciles à utiliser puisqu'il suffit d'en mélanger quelques gouttes à de l'eau ou à un peu de jus de fruits selon vos goûts. Elles se conservent environ 2 ans, à l'abri de la lumière et de la chaleur (dans une armoire à pharmacie, par exemple).

• Les extraits

Les extraits sont le résultat d'une extraction des principes actifs d'une matière végétale, soit par un ou plusieurs solvants, que l'on laisse ensuite s'évaporer pour obtenir une consistance liquide, solide ou encore molle. Les extraits ont la particularité d'être très actifs puisque très concentrés.
Les plus concentrés sont les nébulisats. Ces derniers sont obtenus par technique de nébulisation : l'extrait liquide est pulvérisé en très fines gouttelettes dans un courant d'air chaud, puis récupéré sous la forme de particules sèches. Ils sont souvent présentés en gélules, comme les poudres de plantes. Les nébulisats se conservent environ 2 ans, entreposés à l'abri de la lumière.

• Les alcoolatures

Il s'agit de préparations liquides, obtenues par macération d'une plante fraîche dans l'alcool. Elles sont disponibles en flacon et se conservent des années à l'abri de la chaleur et de la lumière.

• Les alcoolats

Ils sont obtenus par la distillation des principes actifs de substances végétales en solution dans l'alcool. Les alcoolats ne comportent que des principes actifs volatils, qui ont la propriété de s'évaporer facilement dans l'air. Il est donc très important de veiller à les conserver dans un flacon opaque et fermant hermétiquement, à l'abri de la chaleur et de la lumière. Dans de telles conditions, un alcoolat peut se garder plusieurs mois.

• Les hydrolats ou eaux distillées

C'est par distillation de solutions aqueuses de plantes que les principes actifs volatils sont extraits. Les hydrolats sont donc très odoriférants. Ils se présentent en flacon opaque et peuvent se garder 1 an à l'abri de la lumière. Plus simples d'utilisation que les huiles essentielles, puisqu'ils ne nécessitent pas d'être dilués au préalable, ils sont également moins irritants pour la peau et les muqueuses. La cosmétologie en fait grand usage et certains sont très connus, comme l'**eau de rose** ou l'**eau de camomille.**

• Les poudres de plantes

Elles sont obtenues à partir de la plante entière ou d'une partie de celle-ci seulement (sommités, racines…) par différents procédés de haute technologique de l'industrie pharmaceutique (pulvérisation ou atomisation puis tamisage). Leur mode de conditionnement le plus fréquemment adopté est la gélule (mais on peut aussi les trouver en boîtes, en sachets, etc.). Les gélules se gardent 6 mois.

• Les suspensions intégrales de plantes fraîches

Obtenues par broyage de plantes fraîches, ces suspensions ont pour particularité d'être très actives car très concentrées. Les suspensions intégrales de plantes fraîches (SIPF) sont vendues en boîtes ou en sachets et se conservent de 3 à 6 mois.

• Les huiles essentielles

Leur appellation vient de leur aspect huileux, mais elles ne sont pas grasses. Il s'agit d'essences végétales obtenues par distillation, par expression, dans quelques rares cas par incision, ou encore par enfleurage. L'aromathérapie, ou traitement par les plantes aromatiques, une branche spécifique de la phytothérapie, repose sur une utilisation précise des huiles essentielles et fait l'objet d'un développement à part. La plupart des essences sont, par ailleurs, également employées en parfumerie.

En dehors de ces présentations, on peut aussi administrer les plantes médicinales sous forme de sucs, de pommades, d'élixirs, de suspensions, de suppositoires et de cataplasmes. Comme en médecine allopathique, le choix de la forme du traitement phytothérapique doit tenir compte du degré de gravité de la maladie et du poids de l'individu.

Les modes de préparation « domestiques »

Outre ces présentations, il est également possible d'utiliser des plantes fraîches ou séchées, vendues « en vrac » pour des préparations à réaliser soi-même (infusion, décoction, cataplasme...).

Vous trouverez dans la deuxième partie de cet ouvrage les quantités de plantes nécessaires pour vos différentes préparations. Bien évidemment, par souci de facilité et de sécurité, nous vous conseillons fortement de demander à l'herboriste ou au pharmacien de préparer votre mélange de plantes. En effet, ceux-ci sont tenus de vous fournir des plantes dont ils ont vérifié la qualité. De plus, n'augmentez jamais les doses de votre propre chef mais demandez toujours conseil au médecin ou à la personne qui a effectué votre préparation.

• Les infusions

Une infusion s'obtient en versant de l'eau bouillante sur la plante ou la partie de la plante à utiliser, réduite en poudre ou coupée en menus morceaux, et en laissant infuser de 5 à 10 minutes selon les cas.

Les infusions se réalisent avec des plantes aux principes actifs (c'est-à-dire les composants qui ont un effet thérapeutique) volatils et faciles à extraire : fleurs, feuilles, sommités et parfois graines. Elles peuvent se consommer chaudes ou froides, mais il est conseillé de les préparer chaque jour.

• Les décoctions

Elles concernent les végétaux dont les principes actifs sont moins volatils, et qui nécessitent donc un mode d'extraction plus puissant que l'infusion : écorces, bois, racines, certaines graines. Les éléments de la plante concernée une fois réduits en fins morceaux sont jetés dans l'eau bouillante ; on fait bouillir de 10 à 30 minutes, puis on filtre le liquide avant de le consommer.

Les décoctions peuvent se consommer chaudes ou froides. Lors d'un traitement, il est conseillé, d'un point de vue pratique, de les réaliser à l'avance, pour toute la journée, et de les entreposer au réfrigérateur.

• Les macérations

Elles se pratiquent lorsque les substances actives de la plante risquent d'être détruites par la chaleur ou nécessitent un temps très long pour se dissoudre. Les macérations consistent à soumettre pendant plusieurs heures ou plusieurs jours la plante réduite en poudre ou en menus morceaux à l'action d'un liquide froid (vin, alcool ou eau), dont le choix peut être guidé par le goût ou le but recherché (stimulant, fortifiant, etc.) ; le liquide est ensuite filtré et éventuellement sucré.

Les macérations se consomment froides. Il est ainsi possible d'en préparer de grandes quantités à l'avance et de les conserver au frais, au maximum pendant 3 mois, dans une bouteille soigneusement fermée.

Les teintures s'obtiennent par macération de plantes dans de l'alcool et se conservent environ 2 ans.

Les vins toniques s'obtiennent par macération de plantes spécifiques, toniques ou amères, dans du vin rouge ou blanc. Ils ont une durée de conservation de 2 à 4 mois.

• Les sirops

Miel ou sucre mélangé à parts égales avec une infusion ou une décoction donne, sous l'effet de la cuisson, un sirop. Le mélange est cuit à feu doux pour éviter qu'il ne caramélise et régulièrement tourné à l'aide d'une cuillère en bois, jusqu'à ce qu'il prenne une consistance sirupeuse. Il est alors mis à refroidir avant d'être versé dans une bouteille en verre fermant hermétiquement et comportant une étiquette sur laquelle seront notés le nom du sirop et sa date de fabrication.

Les sirops se conservent 6 mois dans un endroit frais et à l'abri de la lumière. Avant chaque utilisation, il importe de bien secouer la bouteille afin que les principes actifs et le sucre se mélangent bien.

• Les onguents et les crèmes

Les onguents sont des préparations à usage externe, c'est-à-dire destinées à être appliquées sur la peau, les muqueuses ou encore sur des tissus lésés. Ils sont obtenus à partir d'un corps gras (vaseline, huile végétale ou paraffine) dans lequel les composants actifs des végétaux sont dissous, et sont habituellement préparés dans les pharmacies.

Les onguents se gardent dans des petits pots en verre, soigneusement étiquetés, et fermant hermétiquement. Leur durée de conservation est d'environ 3 mois, dans un endroit frais, à l'abri de la lumière.
Les crèmes, de texture fine, associent une base émulsifiante (mélange d'eau et de corps gras) et une teinture ou une huile essentielle. Il est préférable de les acheter directement préparées par l'industrie cosmétologique ou pharmaceutique.

• Les cataplasmes et les emplâtres

Une application directe sur la peau est parfois ce qu'il y a de plus efficace. Dans ce cas, le mieux est de prendre une plante fraîche, de l'écraser et de la mettre dans une gaze à même la partie malade. Il est également possible de faire bouillir la plante fraîche hachée, d'en retirer l'excédent d'eau avant de l'appliquer encore chaude en cataplasme.
La préparation des emplâtres (préparations à froid devenant adhésives à la chaleur du corps) est réservée aux spécialistes (pharmaciens et herboristes). Le temps de pose dépend de l'amélioration, en moyenne il est de 2 heures.

• Les lotions

Les lotions sont des mélanges à base d'eau et de plantes (infusion, décoction ou teinture diluée), additionnés parfois de quelques gouttes d'huiles essentielles. Elles s'utilisent en friction, en massage ou encore en tamponnant directement un linge (compresse) sur la peau. Elles se gardent 48 heures au plus, dans un récipient stérilisé (bouteille, bocal, etc.) placé au réfrigérateur. Les compresses, quant à elles, sont à renouveler après chaque utilisation.

L'aromathérapie

L'aromathérapie, c'est-à-dire l'utilisation médicale des huiles essentielles, emprunte son étymologie au grec *aroma,* désignant une plante aromatique ou une épice. L'usage des huiles essentielles à des fins curatives est cependant beaucoup plus ancien.
Les plantes odorantes ont toujours été parées de vertus diverses et utilisées dans différentes pratiques (médicales, magiques et religieuses – n'en brûlait-on pas pour communiquer avec les

dieux ? –, ou encore cosmétiques), et de nombreuses civilisations ont une longue tradition en matière de parfums et d'huiles essentielles. Ces dernières, qui apportent comme leur nom l'indique la quintessence des propriétés médicinales, étaient à l'origine extraites par distillation, un procédé utilisé encore principalement aujourd'hui.
Les Égyptiens, puis les Grecs et les Romains de l'Antiquité connaissaient déjà l'alambic, mais l'invention du serpentin de refroidissement par Avicenne va être un grand progrès. Outre la « mise au point » de la distillation à la vapeur d'eau, ce célèbre médecin et philosophe iranien (980-1037), auteur du *Canon de la médecine*, va enseigner aussi l'art de guérir avec les huiles essentielles. Si, au fil des siècles, les médecins et chimistes européens vont poursuivre des recherches sur les huiles aromatiques, leurs propriétés antiseptiques, bactéricides, antivirales et anti-inflammatoires ne seront, en France, véritablement « redécouvertes » qu'avec le chimiste français René-Maurice Gattefossé (1881-1950), permettant, pendant les deux guerres mondiales, de soulager ou de soigner de nombreuses blessures.
La publication des travaux du docteur Valnet dans les années 1960 contribuera à redonner un nouvel essor à l'aromathérapie.

De la plante à l'essence

Les essences végétales, ou huiles essentielles, sont extraites par distillation, par enfleurage ou par expression, selon les variétés de plantes. Le terme « huile », donné en raison de la texture de ces extraits, est abusif car elles contiennent des terpènes, des alcools, des esters mais aucun corps gras. Selon les cas, on peut utiliser tout ou partie de la fleur ou de la sommité fleurie, l'écorce du fruit, la graine, la feuille, la baie, le bouton floral, le fruit, le bois, etc.
Pour obtenir quelques centimètres cubes d'une huile essentielle, il est nécessaire de traiter de très grandes quantités de plantes. Cela explique le coût parfois élevé de ces essences, d'autant plus que pour certaines, comme le **santal**, il faut avoir recours à l'importation.

• La distillation

Cette technique consiste à mettre la ou les partie(s) des plantes dont on veut extraire l'huile essentielle dans la cuve d'un alambic (appareil qui ressemble à une grosse chaudière munie d'un col de cygne) et à faire passer un courant de vapeur d'eau chaude. Cette vapeur se charge alors d'huile essentielle, puis passe dans un condensateur où elle est refroidie, avant d'aller se déverser dans un vase florentin, ou essencier. L'huile se trouve alors à la surface de l'eau. On la récupère en lui faisant subir une décantation, puis on la filtre avant de la mettre en flacon, bien à l'abri de la lumière et de la chaleur afin de ne pas en détériorer ses propriétés. L'eau récupérée s'appelle alors petite eau et servira à la fabrication des eaux florales. La durée de la distillation est variable selon les plantes (de quelques heures à plusieurs jours).

• L'expression

Cette technique, simple, permet d'extraire les huiles essentielles contenues dans les agrumes (orange, citron, etc.). Le zeste de l'agrume est pressé sous un filet d'eau froide, puis on a recours à la décantation ou à la centrifugation pour obtenir la séparation de l'eau et de l'essence. Ce procédé est très courant en Italie.

• L'enfleurage

Ce procédé traditionnel, réservé aux fleurs fragiles (pétales de **jasmin**, de **rose**, de **violette**, etc.), est très ancien. Il s'agit probablement de la première technique d'extraction des huiles essentielles. Il consiste à immerger la ou les partie(s) du végétal choisi dans un corps gras (huile végétale, par exemple), puis à laisser le mélange exposé au soleil pendant environ deux semaines. L'huile essentielle vient alors se mélanger à l'huile végétale. Pour la récupérer, on ajoute ensuite un solvant organique qui permet de dissoudre l'huile végétale.

Précaution d'achat et de conservation

Les modes de culture et de récolte ainsi que la technique d'extraction ont une incidence sur la qualité finale. Aussi est-il prudent de n'employer que des huiles comportant le label de qualité certifiant leur pureté et leur traçabilité, comme celles vendues dans des boutiques de produits naturels. Lors de chaque achat, assurez-vous que l'étiquette indique bien :

- la partie de la plante utilisée,
- le nom latin de la plante,
- le pays d'origine et le mode de culture (biologique ou non), garantis par le label ,
- et surtout la mention « huile essentielle pure à 100 % » ; les huiles ne comportant pas cette dernière précision risquent fort, en effet, d'avoir été fabriquées avec des produits de synthèse !

Les huiles essentielles sont des produits fragiles, les substances actives qu'elles renferment étant très volatiles. Il convient donc de les acheter dans des flacons opaques (ce qui est normalement toujours le cas), de ne pas les laisser exposées à la lumière du jour et de bien les refermer après usage. La durée de conservation, selon les huiles, varie de 6 à 12 mois. Si aucune indication à ce sujet n'est précisée, renseignez-vous auprès du vendeur. Et au moindre doute (odeur suspecte, aspect anormal), n'hésitez pas à les remplacer.

Précautions d'emploi

Les propriétés thérapeutiques des huiles essentielles sont particulièrement puissantes, puisque les principes actifs ont été extraits sans être dénaturés. D'où certaines précautions à respecter. Les huiles essentielles ne s'appliquent jamais pures mais toujours diluées dans une huile de support (huile végétale neutre). Par ailleurs, il est fréquent de combiner ensemble deux ou trois huiles essentielles aux vertus curatives voisines et complémentaires : par un effet de synergie, l'action du mélange est supérieure à l'action de chacun des produits pris séparément.

Attention, ne dépassez jamais la dose indiquée, surtout par voie orale, et n'en administrez jamais, sauf indication de votre médecin, à un enfant. Certaines huiles ne conviennent pas aux femmes enceintes, prenez l'avis d'un médecin.

Enfin, avant toute utilisation, vérifiez sur l'étiquette du flacon quel usage est préconisé : interne et/ou externe.

Des utilisations variées

• En usage interne

Les huiles essentielles peuvent être prises par voie orale, ajoutées à une tisane, une infusion ou une décoction, ou bien avec du miel, sur un sucre ou dans un yaourt, de préférence au moment des repas. Cet emploi est réservé à l'adulte, et toujours avec prudence, en ne dépassant jamais (sauf indication spéciale de votre médecin ou pharmacien) de 3 à 5 gouttes d'une huile diluée.

Dans certaines affections, il est possible d'administrer des huiles essentielles par voie anale ou vaginale (sous forme de suppositoires, d'ovules ou encore de lavements), mais leur prescription relève uniquement du médecin.

• En massage et friction

Les huiles essentielles connaissent des usages externes variés, le plus courant, et sans doute aussi le plus ancien, étant le massage, dont l'effet relaxant et dynamisant est accru par les substances actives de la plante.

Avant de commencer un massage (complet ou non du corps), mélangez de 5 à 10 gouttes de (des) huile(s) essentielle(s) avec 1 ou 2 cuillerées à soupe d'une huile de base de votre choix ou conseillée par votre médecin (huile d'amande douce, de tournesol, de pépins de raisin, de jojoba, d'onagre…). Puis créez dans la pièce une ambiance apaisante, feutrée et tamisée, propice à la relaxation ; débranchez éventuellement le téléphone pour ne pas être dérangé. Le meilleur moment pour se masser ou se faire masser est, sans conteste, la fin de la journée ou le soir.

• Dans le bain

Il est interdit chez le nourrisson et l'enfant de moins de 3 ans. Pour un bon bain (ni un fond de baignoire, ni un bain prêt à déborder), mélangez de 5 à 10 gouttes des différentes huiles essentielles avec 2 cuillerées à soupe d'une huile de base de votre choix ou prescrite par votre médecin, ou de shampooing. Versez ce mélange dans l'eau à bonne température, remuez et glissez-vous dans le bain. Restez-y une bonne dizaine de minutes, le temps que les huiles essentielles agissent en pénétrant les pores dilatés de votre peau.

Vous pouvez accroître ce moment de détente en réduisant l'éclairage de la salle de bains et en mettant un fond musical à faible volume.
Il existe dans le commerce des huiles prêtes à l'emploi pour bains aromatiques. Pour les quantités, respectez les indications portées sur l'emballage : en général, 1 ou 2 bouchons sont à ajouter à l'eau du bain.

• En inhalation

Les inhalations ont un effet très bénéfique dans les maladies des voies respiratoires. Le principe est simple : sur une table bien stable, remplissez un grand bol ou, mieux encore, un inhalateur d'eau très chaude puis versez-y le nombre de gouttes d'huiles essentielles indiqué. Approchez votre visage du bol ou mettez le nez dans l'inhalateur (la tête couverte d'une serviette pour éviter que les vapeurs aromatiques ne se dissipent trop vite) et restez ainsi une vingtaine de minutes en inspirant profondément et en fermant les yeux pour éviter toute irritation.

• En gargarismes et bains de bouche

Versez dans un verre rempli d'eau tiède le nombre de gouttes d'huiles essentielles indiqué puis gargarisez-vous la bouche et l'arrière-bouche pendant 1 minute ; répétez l'opération une ou deux fois de suite.

• En diffuseur et humidificateur

Mettez dans un diffuseur ou dans un humidificateur (rempli d'eau) le nombre de gouttes d'huiles essentielles indiqué et laissez-le chauffer environ 1 heure. Vous pouvez utiliser cette technique régulièrement mais sans exagération car les huiles ont une action thérapeutique puissante.

• En compresse

Commencez par mélanger de 3 à 5 gouttes d'huiles essentielles avec 1 cuillerée à soupe d'une huile de base au choix et versez cette préparation sur une compresse que vous appliquerez sur la zone douloureuse le plus longtemps possible. Attention, en cas de plaie, certaines huiles sont à proscrire.

La diététique

Il ne saurait être question de terminer cette partie sans dire un mot sur la diététique : les légumes et les fruits que nous consommons ne sont-ils pas, avant tout, des plantes ? Il faut bien garder à l'esprit que de tous temps la diététique dans son sens large, c'est-à-dire la « bonne manière de vivre », a été le principal souci des médecins pour prévenir et traiter toutes sortes de déséquilibres. Or aujourd'hui, nos habitudes alimentaires sont bien loin de répondre à ce que l'on peut qualifier de « bonne hygiène de vie » puisque nous nous nourrissons d'aliments le plus souvent beaucoup trop gras, trop sucrés, et dépourvus de fibres. Il serait temps de retrouver cette sage vision de la vie dont faisaient preuve, il n'y a pas encore si longtemps, nos « ancêtres » et de se préoccuper de notre corps et de notre alimentation pour mener une existence longue, pleine de joie, et éviter la maladie. Prendre l'habitude de se nourrir de manière structurée et avec des aliments appropriés est un apprentissage qui doit débuter dès la petite enfance et c'est bien sûr aux parents de montrer l'exemple.
La nature nous ayant doté du goût, il est grand temps d'enseigner à nos enfants et petits-enfants que ce « sens » se doit d'être cultivé comme il l'était autrefois.

L'OLIGOTHÉRAPIE : UN COMPLÉMENT SOUVENT PRÉCIEUX !

L'oligothérapie est une méthode de prévention et de traitement des maladie par les oligoéléments.

Cette méthode a été mise au point par le docteur Ménétrier (France) dans les années 1950, qui établit quatre diathèses fondamentales correspondant chacune à un ensemble d'oligoéléments ayant pour but de réguler les échanges biochimiques de l'organisme. À la diathèse allergique correspond le manganèse. À la diathèse hypostatique correspondent le manganèse et le cuivre. À la diathèse dystonique correspondent le manganèse et le cobalt, et à la diathèse énergique, le cuivre, l'or et l'argent.

La théorie est basée sur l'hypothèse suivante : même lorsque notre nourriture paraît asez riche en oligoéléménts, ceux-ci ne sont pas forcément assimilables par l'organisme. Pour l'être effectivement, il est nécessaire qu'ils se présentent sous forme d'une combinaison instable, aisément rompue. Ainsi pouvons-nous manquer d'oligoéléments même s'ils figurent en nombre suffisants dans notre alimentation.

Les oligoéléments agiraient dans notre organisme comme accélérateurs de nos réactions de défense, entraînant de la sorte prévension et auto-guérison des troubles.

Ils peuvent être utilisés seuls ou associés et existent sous différentes formes galéniques (c'est-à-dire pharmaceutiques). Selon la forme utilisée, on les administre par voie perlinguale (ampoules ou spray), les injecte, ou les prend en comprimés. Il est important de prendre les oligoéléments loin des repas.

PETITE PHARMACIE DE BASE

Voici la liste des plantes « en vrac », gélules et huiles essentielles qui pourra constituer votre pharmacie de base en cas de troubles bénins. Vous pouvez demander conseil à votre médecin ou à votre pharmacien si vous souhaitez la compléter par des produits personnalisés.

- **AFFECTIONS VIRALES (rhumes, grippes, maux de gorge)**

Plantes : **guimauve, raifort, gentiane jaune,** Gélules de **ginseng,**
HE de cannelle de Ceylan, HE d'oignon, HE de sariette des montagnes.

- **ANXIÉTÉ**

Plantes : **passiflore, aubépine, ballote noire, tilleul.**
Teinture mère de **lavande.**
HE de marjolaine sauvage, HE de basilic.

- **BRÛLURES CUTANÉES**

Teinture mère de **calendula.**
HE de lavande, HE de camomille romaine.

- **CICATRISATION DES PLAIES**

HE de balsamier, HE de lavande, HE de camomille romaine.

- **CONTUSIONS ET ENTORSES**

Gel d'**arnica**.
Teinture mère d'**arnica** ou de **rue**.

- **DÉMANGEAISONS**

Gélules : **menthe poivrée, thé de Java.**
HE de citron, HE de menthe poivrée.

- **DOULEURS MUSCULAIRES**

Plante : **cassis.**
HE d'eucalyptus, HE de marjolaine sauvage, HE de romarin.

- **MAUX DE TÊTE ET MIGRAINES**

Plantes : **livèche, menthe poivrée, passiflore, romarin.**
HE de basilic et **HE de citron**.

- **PIQÛRES D'INSECTE**

Gélules : **pissenlit.**
HE de lavande.

- **TOUX**

Plantes : **drosera, pâquerette vivace, fenouil, myrte,**
HE d'hysope, HE de cyprès d'Italie, HE de lavande.

- **TROUBLES DIGESTIFS (nausées, etc.)**

Plantes : **armoise commune, acore vrai, aunée officinale.**
Gélules : **menthe poivrée, bardane.**
HE de menthe poivrée, HE de romarin, HE de citron.

Pour plus de détails, reportez-vous aux parties « Les maladies et leurs traitements de A à Z » et « Les plantes qui soignent de A à Z ».

Les maladies & leurs traitements de A à Z

Cette partie présente les principales affections de la vie courante, ainsi que d'autres moins fréquentes mais également connues. Pour chacune d'entre elles, une définition simple, courte et claire est donnée, afin de bien comprendre de quel trouble il s'agit, avec ses conséquences éventuelles. Viennent ensuite les différents traitements possibles par les plantes (phytothérapie et aromathérapie), ainsi que la forme sous laquelle ils doivent être pris (infusion, décoction, gélules, huile essentielle, etc.). Un complément en oligoéléments est également indiqué, ainsi que des conseils pratiques et diététiques, car la santé est un tout.

Les végétaux ont des propriétés médicinales ; ils ne sont donc pas inoffensifs, et leur utilisation doit être régie par certains principes. Si le bon sens prime (il ne viendrait jamais à une maman l'idée de soigner la broncho-pneumonie de son bébé par la phytothérapie !), il importe néanmoins de savoir que :

- l'huile essentielle, par voie externe ou voie interne, ne doit jamais être utilisée chez un enfant avant 3 ans ;

- les tisanes ou les décoctions peuvent être données à l'enfant, entre 6 mois et 3 ans, à condition de les mélanger à de l'eau sucrée, de la grenadine ou du lait, et d'adapter la quantité en fonction de l'âge, soit 1 cuillerée à soupe 3 fois par jour jusqu'à 3 ans ; ensuite, il est possible de passer à 1/2 tasse à tisane 3 fois par jour jusqu'à 13 ans ; au-delà, le régime adulte convient ;
- bien souvent, pour les enfants de moins 3 ans, l'homéopathie est préférable, d'une part parce que le traitement est plus facile à suivre, d'autre part, parce que les plantes, indépendamment de leur présentation, ont parfois des goûts bizarres qui peuvent rebuter les petits ;
- pour l'adulte, les posologies indiquées peuvent être modulées selon le goût et le poids de chacun ; en effet, contrairement à l'homéopathie, le rapport entre la quantité de produit ingéré (infusion, décoction, etc.) et la qualité du résultat obtenu est manifeste : pour la même affection, un homme de 110 kilos peut, et même doit, consommer plus de tisane qu'une femme deux fois plus légère que lui ; ici, les posologies correspondent en moyenne à des personnes pesant d'environ 60 à 70 kilos ;
- lorsqu'il existe, pour une maladie, des traitements faisant appel soit à une infusion, soit à une décoction, choisissez l'un ou l'autre ; il en va de même des compresses ou des cataplasmes pour les traitements par voie externe ;
- lorsque dans une infusion, une décoction ou un mélange d'huiles essentielles, l'une des plantes vous dégoûte, vous pouvez la supprimer sans aucune crainte ; mieux vaut prendre une tisane incomplète que pas de tisane du tout ;

• la durée d'un traitement par les plantes, chez l'adulte comme chez l'enfant, est dictée par le bon sens, le goût et l'efficacité : inutile en effet de poursuivre si vous êtes guéri ou d'insister si une potion vous soulève le cœur ; il en est tout autrement des oligoéléments, qui peuvent être non seulement utilisés en période aiguë (par exemple, dans une angine jusqu'à guérison), mais également en traitement de fond, pendant des mois, dans un but préventif (par exemple, cuivre-or-argent, chez les enfants fragiles de la sphère ORL) ;
• en l'absence de régression des symptômes, qu'il s'agisse d'une affection aiguë ou chronique, vous devez impérativement consulter un médecin ; dans certains cas, la consultation médicale peut s'imposer d'emblée, ce qui n'exclut pas un traitement phytothérapique en complément de celui prescrit par le médecin.

Ces conseils sont ceux de la médecine traditionnelle et ne prétendent pas se substituer à ceux de la médecine allopathique. Ils en sont le complément naturel et, si vous respectez bien les indications données, sans danger.

Concerne plus spécifiquement l'enfant.

Vous devez impérativement consulter un médecin en urgence.

Une consultation chez le médecin est indispensable.

Abattement

Une personne qui est abattue semble ne plus avoir goût à rien. Cet état, lorsqu'il accompagne une fièvre ou une maladie infectieuse (grippe par exemple), est tout à fait normal et passager ; en revanche, s'il perdure, il peut être le signe avant-coureur d'une dépression, qui nécessite de consulter.

En cas d'abattement passager, vous pouvez suivre l'un ou l'autre des traitements proposés.

Phytothérapie

Par voie interne :

- **INFUSION**

  coriandre (fruits séchés, 40 g) et
  véronique (fleurs séchées, 25 g)
  Mettez les plantes dans 1 litre d'eau bouillante et laissez infuser 10 minutes. Prenez 3 fois par jour après le repas une tasse de cette tisane, jusqu'à amélioration.

- **DÉCOCTION**

  raifort (poudre de plante, 20 g) et
  gentiane jaune (poudre de plante, 20 g)
  Mettez les poudres de plantes dans 1 litre d'eau froide, faites bouillir 10 minutes puis laissez infuser 7 minutes hors du feu. Prenez 3 fois par jour après le repas une tasse de cette tisane, jusqu'à amélioration.

- **GÉLULES**

  ginseng
  Prenez midi et soir au moment des repas 2 gélules jusqu'à amélioration.

Aromathérapie

Par voie interne (chez l'adulte et l'enfant de plus de 5 ans) :

HE de cannelle de Ceylan (3 gouttes),
HE de citron (4 gouttes) et
HE de sauge (4 gouttes)
Prenez les huiles essentielles, séparément ou ensemble, 3 fois par jour, sur un sucre ou dans de la tisane, après les repas ou à tout autre moment de la journée.

Complément en oligoéléments

Prenez le matin à jeun, pendant le temps nécessaire, 1 dose de **cuivre-or-argent** *(séparés ou associés), en alternance avec 1 dose de* **lithium** *s'il y a une note dépressive ou 1 dose de* **magnésium** *si l'abattement est surtout physique.*

CONSEIL

Un abattement qui persiste plus d'un mois nécessite une consultation médicale. Dans le même temps, réduisez votre consommation d'excitants (alcool, tabac, café, etc.), qui pris à fortes doses accentuent l'apathie. Dans la majorité des cas, l'association de ginseng rouge et d'oligoéléments en complément d'une alimentation riche en vitamines (fruits et légumes) permet de résoudre le problème.

■ *Voir Dépression et état dépressif*

Abcès

Il s'agit d'une collection de pus, le plus souvent douloureuse, qui se forme soit sous la peau, soit plus en profondeur. Lorsque l'abcès est externe, la peau est rouge, chaude, tuméfiée et enflammée à l'endroit de l'affection, et peut même s'accompagner de fièvre.

Attention, n'essayez jamais de percer un abcès : l'infection risquerait – ce qui est très grave – de passer dans le sang et de se généraliser (septicémie).

Si, en dépit du traitement, il n'y a pas d'amélioration au bout de 48 heures, consultez rapidement un médecin.

Pour soulager la douleur et résorber un abcès, vous pouvez suivre l'un ou l'autre des traitements proposés.

PHYTOTHÉRAPIE

Par voie externe :

- **COMPRESSE AVEC DÉCOCTION**

  bétoine (poudre de plante, 30 g)

  Mettez la poudre de plante dans 1 litre d'eau froide, faites bouillir 10 minutes puis laissez infuser 15 minutes. Appliquez ensuite une compresse imbibée de cette décoction sur l'abcès et laissez-la de 15 à 20 minutes en place. Renouvelez l'application de 3 à 4 fois par jour, jusqu'à guérison.

- **PANSEMENT AVEC POMMADE**

  pommade de calendula

  Appliquez sur l'abcès, 2 fois par jour, un pansement avec un peu de pommade, en veillant à ce qu'il soit complètement couvert (pansement occlusif), jusqu'à guérison.

- **COMPRESSE AVEC TEINTURE MÈRE**

  TM de calendula

  Mélangez la teinture mère dans la même quantité d'eau bouillie ou minérale. Appliquez sur l'abcès une compresse imbibée de ce mélange et laissez-la en place de 15 à 20 minutes. Renouvelez l'application de 3 à 4 fois par jour jusqu'à guérison.

- **CATAPLASME**

  oignon (10 tranches de bulbe cru), **ail** (suc, 3 gousses) et **lis candide** (1 bulbe cuit)

  Écrasez l'oignon avec l'ail et le lis. Appliquez un peu de cette pâte sur l'abcès et laissez ce cataplasme en place de 15 à 20 minutes. Faites de 3 à 4 applications par jour jusqu'à guérison.

AROMATHÉRAPIE

Par voie externe :

HE de camomille (5 gouttes), **HE de balsamier** (5 gouttes) et **HE d'arbre à thé** (5 gouttes)

Mélangez une ou plusieurs de ces huiles essentielles dans 1 cuillerée à soupe d'eau bouillie ou minérale. Appliquez une compresse tiède imbibée de cette préparation sur l'abcès. Renouvelez le traitement 3 fois par jour. Consultez en l'absence d'amélioration au bout de 48 heures.

CONSEIL

Ne traitez que les abcès superficiels, c'est-à-dire ceux que vous pouvez voir ou toucher (panaris, abcès à l'aisselle, etc.).

Abcès dentaire

Cette poche de pus qui s'est formée au niveau de la gencive se traduit par une douleur souvent lancinante et peut s'accompagner de fièvre.

Une consultation chez le dentiste dans les plus brefs délais est indispensable.

En attendant de consulter, vous pouvez suivre l'un ou l'autre des traitements proposés.

PHYTOTHÉRAPIE

Par voie interne :

- **DÉCOCTION**

  prêle (poudre de plante entière)
  Comptez 1 cuillerée à soupe par tasse à tisane. Jetez la quantité nécessaire dans l'eau froide, faites bouillir 3 minutes et laissez infuser 10 minutes. Prenez 1 tasse de cette décoction 3 fois par jour après le repas, jusqu'à guérison de l'abcès.

- **GÉLULES**

  prêle
  Prenez 2 gélules au déjeuner et au dîner, jusqu'à guérison de l'abcès.

Par voie externe :

- **BAINS DE BOUCHE**

  grand plantain (feuilles, 100 g)
  Mettez les feuilles dans 1 litre d'eau bouillante et laissez infuser 10 minutes. Faites un bain de bouche avec cette infusion, de 4 à 5 fois par jour, jusqu'à guérison de l'abcès.

AROMATHÉRAPIE

Par voie interne (chez l'adulte et l'enfant de plus de 5 ans) :

HE de girofle (3 gouttes)
Prenez, matin, midi et soir, l'huile essentielle dans 1 cuillerée à café de miel, un verre d'eau ou une tasse de tisane.

Par voie externe :

HE de girofle (3 gouttes) et
HE de sauge (3 gouttes)
Mélangez les huiles essentielles dans 50 ml d'eau bouillie. Imbibez de cette préparation un petit coton, posez-le sans frotter sur l'abcès et laissez-le en place jusqu'à 30 minutes. Renouvelez l'application de 4 à 6 fois par jour jusqu'à guérison.

Aboulie

■ *Voir Abattement*

Acétone (crise d')

Fréquente chez les enfants, sa cause en est le plus souvent une erreur du régime alimentaire. L'haleine a une odeur très caractéristique, semblable à celle des pommes reinettes. La crise d'acétone se traduit quelquefois par des douleurs au niveau du ventre et des vomissements.

Lorsqu'elle survient de manière répétitive chez un adolescent ou un adulte, elle peut être le signe d'un diabète et nécessite de consulter.

PHYTOTHÉRAPIE

Par voie interne (chez l'enfant de plus de 5 ans) :

- **INFUSION**

  angélique (racines, 5 g),
  menthe poivrée (feuilles, 5 g) et
  artichaut (feuilles, 5 g)
  Mettez les plantes dans 1 litre d'eau bouillante et laissez infuser 10 minutes. Donnez 1 tasse de cette infusion, 3 fois par jour, jusqu'à amélioration.

AROMATHÉRAPIE

Par voie interne (chez l'enfant de plus de 5 ans) :

HE de citron (5 gouttes)
Donnez, matin, midi et soir, l'huile essentielle sur un sucre ou mélangée à 1 cuillerée à café de miel ou dans un verre d'eau, jusqu'à guérison.

CONSEIL

Donnez à l'enfant une alimentation végétarienne pendant 2 ou 3 jours et faites-le boire abondamment. S'il l'accepte, donnez-lui à boire de la tisane de romarin.

Acné

Il s'agit d'une inflammation des follicules pilo-sébacés, petits sacs entourant la base des poils. Lorsque la sécrétion de sébum est trop importante, les pores de la peau se bouchent et les follicules s'enflamment donnant lieu à une infection locale. Avant d'atteindre le stade de pustule, le bouton d'acné débute par un comédon, appelé plus communément « point noir ».
L'acné, qui se manifeste très fréquemment à l'adolescence, au moment de la puberté, se localise le plus souvent sur le visage ou le haut du dos. Comme elle laisse souvent des cicatrices disgracieuses, il importe de la traiter le plus tôt possible.
Vous pouvez adopter l'un ou l'autre des traitements suivants.

PHYTOTHÉRAPIE

Par voie interne :

- **INFUSION**

  violette (fleurs, 5 g),
  bourdaine (écorces, 10 g),
  aspérule odorante (sommités, 10 g),
  noyer (feuilles, 20 g),
  souci (fleurs, 20 g),
  bardane (racine, 30 g),
  pensée (sommités, 30 g) et
  pissenlit (feuilles et racines, 30 g)
  Mettez 20 g de ce mélange dans 1 litre d'eau bouillante et laissez infuser 10 minutes. Prenez 1 tasse de cette infusion 3 fois par jour, après le repas, jusqu'à nette amélioration.

Par voie externe :

- **BAIN DE VAPEUR DU VISAGE**

  rassoul (poudre, 40 g),
  pin sylvestre (bourgeons, 40 g),
  bardane (racine, 40 g),
  patience crépue (racine, 40 g) et
  chicorée sauvage (racine, 40 g)
  Mettez 20 g de ce mélange dans un

grand bol d'eau bouillante, placez votre tête au-dessus du bol en ayant soin de la recouvrir d'une serviette et laissez agir 20 minutes. Pratiquez ce bain de vapeur du visage de 1 à 2 fois par semaine.

AROMATHÉRAPIE

Par voie externe :

• **BAINS**

HE d'arbre à thé (5 gouttes), **HE de lavande** (5 gouttes), **HE de géranium vivace** (5 gouttes) et **HE de romarin** (5 gouttes)

Mélangez les huiles essentielles dans 2 cuillerées à soupe d'huile d'amande douce. Versez ce mélange dans l'eau à bonne température, remuez et glissez-vous dans le bain, restez-y environ 10 minutes. Faites 2 bains par jour.

• **MASSAGES**

HE d'arbre à thé (5 gouttes), **HE de lavande** (5 gouttes), **HE de géranium vivace** (5 gouttes) et **HE de romarin** (5 gouttes)

Diluez les huiles essentielles dans 2 cuillerées à soupe d'huile d'amande douce. Massez les régions atteintes (dos, épaules, fesses) avec ce mélange, plusieurs fois par semaine.

COMPLÉMENT EN OLIGOÉLÉMENTS

Prenez le matin à jeun ou le soir (1/2 heure avant le dîner ou 2 heures après) 1 dose de **cuivre-or-argent** *pendant le temps nécessaire.*

CONSEIL

Bannissez les charcuteries et les sucreries. Utilisez un savon surgras pour la toilette quotidienne (visage et parties atteintes). Enfin, évitez les expositions au soleil : dans un premier temps, elles provoquent une amélioration, mais ensuite elles entraînent une réelle aggravation.

Acné rosacée

Cette affection de la peau, qui n'a rien de commun avec l'acné, se traduit par une sorte de couperose, accompagnée de pustules siégeant le plus souvent sur le nez et les joues. Elle atteint surtout les femmes.

TRAITEMENTS

L'homéopathie peut être bénéfique.

Acouphène

■ *Voir Bourdonnement d'oreille, Ménière (maladie de)*

Adénome de la prostate

■ *Voir Prostate (troubles de la)*

Aérophagie

Avaler de l'air provoque un ballonnement de l'estomac et des renvois. Bénigne en soi, l'aérophagie n'en est pas moins fort déplaisante et il convient pour l'éviter de prendre l'habitude de s'alimenter lentement. Les bébés trop goulus avalent souvent de l'air lorsqu'ils prennent leurs biberons ; c'est une des raisons pour lesquelles

votre enfant peut pleurer après son repas. Dans ce cas, faites-lui faire de courtes pauses au cours de la tétée et essayez d'obtenir qu'il fasse un rot.
En cas d'aérophagie, vous pouvez prendre l'un des traitements suivants.

PHYTOTHÉRAPIE

Par voie interne (réservé à l'adulte) :

• **INFUSION**

basilic (plante entière, 20 g),
marjolaine (fleurs et feuilles, 30 g),
robinier (fleurs, 40 g),
anis vert (grains, 15 g),
carvi (graines, 10 g),
coriandre (graines, 10 g) et
menthe poivrée (feuilles, 10 g)
Mettez 20 g de ce mélange dans 1 litre d'eau bouillante et laissez infuser 10 minutes. Prenez 1 tasse de cette infusion, 3 fois par jour après le repas, jusqu'à amélioration des symptômes.

AROMATHÉRAPIE

Par voie interne (réservé à l'adulte) :

HE de coriandre (1 goutte),
HE de fenouil (1 goutte),
HE de menthe poivrée (1 goutte) et
HE de carvi (1 goutte)
Prenez matin, midi et soir une ou plusieurs de ces huiles essentielles mélangées à 1 cuillerée à café de miel, ou dans un verre d'eau ou une tasse de tisane, jusqu'à amélioration des symptômes.

Chez l'enfant jusqu'à 13 ans, il est préférable d'entreprendre un traitement homéopathique.

CONSEIL

L'aérophagie survient souvent chez des personnes nerveuses. On pourra associer le traitement choisi à la prise de remèdes homéopathiques (*Passiflora* composée) 3 fois par jour à distance des repas.

Agitation, agressivité

Ces manifestations traduisent le plus souvent un état d'anxiété.

TRAITEMENTS

■ *Voir Anxiété*

Agoraphobie

Il s'agit de la peur de traverser des espaces vides ou de se retrouver au milieu d'une foule. Chez certaines personnes qui en sont victimes, ce trouble peut se traduire par une forte angoisse. Outre les traitements relatifs à celle-ci, des séances de relaxation ou une psychothérapie comportementale pourront aider une personne à mieux gérer sa phobie.

TRAITEMENTS

■ *Voir Anxiété*

Aigreurs d'estomac

■ *Voir Estomac (troubles de l'), Gastrite*

Alcoolisme

Il existe deux types d'alcoolisme : aigu et chronique. Le premier se traduit par une prise d'alcool trop importante à un moment donné, entraînant une agitation physique et psychique ainsi qu'une altération passagère de toutes les fonctions ; la crise s'accompagne le plus souvent de vomissements. L'alcoolisme chronique, lui, se caractérise par la prise d'alcool pendant de longues périodes, engendrant une dégradation progressive des fonctions, notamment hépatiques ; il rend la personne dépendante et nécessite une prise en charge médicale. En cas de crise d'alcoolisme aigu ou pour réduire une consommation un peu trop importante d'alcool, vous pouvez prendre l'un ou l'autre des traitements proposés.

PHYTOTHÉRAPIE

Par voie interne (réservé à l'adulte) :

- **INFUSION**

  angélique (racines, 5 g) et
  artichaut (feuilles, 5 g)
  Mettez les plantes dans 1 litre d'eau bouillante et laissez infuser 10 minutes. Prenez 1 tasse de cette infusion 3 fois par jour, après le repas, jusqu'à amélioration.

- **GÉLULES**

  chardon-marie
  Prenez 2 gélules au moment des repas, 3 fois par jour, jusqu'à amélioration.

AROMATHÉRAPIE

Par voie interne (réservé à l'adulte) :

HE de citron (5 gouttes) et
HE de menthe poivrée (3 gouttes)
Prenez matin, midi et soir, une ou plusieurs de ces huiles essentielles mélangées à 1 cuillerée à café de miel, ou dans un verre d'eau ou une tasse de tisane, jusqu'à amélioration.

CONSEIL

Veillez à avoir un régime équilibré riche en fruits, viande et légumes, et n'hésitez pas à parler avec votre médecin d'une éventuelle cure de désintoxication.

Allergie

Réaction anormalement forte de l'organisme en réponse à l'agression d'un agent extérieur, l'allergie peut prendre des formes très différentes selon les individus. Ainsi, chez certains, une banale piqûre de moustique se traduira non par un petit bouton mais par un gonflement anormal de la peau. Les manifestations les plus caractéristiques sont cutanéo-muqueuses et respiratoires.

TRAITEMENTS

Selon les manifestations allergiques,

■ *Voir Asthme,*
Eczéma,
Rhinite allergique,
Urticaire

Alopécie

La chute des cheveux, ou alopécie, affecte plus particulièrement les hommes. Lorsqu'elle survient prématurément, elle peut être secondaire à une maladie générale, une maladie de peau, un traitement inapproprié du cuir chevelu ou encore un traitement médicamenteux. En revanche, perdre ses cheveux à l'automne et au printemps n'a rien d'anormal.
Si elle n'est pas soignée, l'alopécie peut déboucher sur une calvitie (absence totale de cheveux).

En cas de doute sur l'origine de ce trouble, il est conseillé de consulter un médecin.
Si vous perdez vos cheveux, vous pouvez prendre l'un ou l'autre des traitements proposés.

PHYTOTHÉRAPIE

Par voie externe :

- **MASSAGE AVEC DÉCOCTION**

  millefeuille (sommités fleuries, 100 g),
  grande ortie (feuilles, 100 g) et
  gentiane (racines, 70 g)
  Mettez 20 g de ce mélange dans 1 litre d'eau froide, faites bouillir 15 minutes et filtrez avant usage. Procédez matin et/ou soir à un massage doux du cuir chevelu avec un peu de décoction, jusqu'à amélioration.

AROMATHÉRAPIE

Par voie externe :

HE de lavande (4 gouttes),
HE de sauge (4 gouttes) et
HE de thym (4 gouttes)
Diluez ces huiles essentielles dans 2 cuillerées à soupe d'huile d'amande douce, puis procédez à un massage doux du cuir chevelu. Attendez 1/2 heure avant de faire un shampooing alcalin (pH élevé). Continuez jusqu'à amélioration.

COMPLÉMENT EN OLIGOÉLÉMENTS

Prenez à jeun, le matin ou le soir (1/2 heure avant le dîner ou 2 heures après), 1 dose de **soufre** *en alternance avec 1 dose de* **manganèse***, pendant le temps nécessaire.*

CONSEIL

Parfois la chute de cheveux est localisée en plaques comme dans la pelade nerveuse. Il convient dans ce cas d'ajouter au traitement choisi celui de l'anxiété, sans omettre le lithium en oligoélément.

Amaigrissant (traitement)

Un traitement amaigrissant consiste avant tout à respecter un bon équilibre entre les apports caloriques (nombre de calories fournies par l'alimentation) et les dépenses énergétiques (nombre de calories perdues à la suite d'un effort de l'organisme). Il est sans aucun doute plus judicieux de manger de manière plus équilibrée que de s'astreindre à un régime draconien ! Attention, tout régime qui préconise une ration calorique journalière inférieure à 1200 calories par jour doit être conduit par un médecin. Enfin, il est conseillé de pratiquer une activité physique régulière. Pour vous aider à perdre quelques kilos, vous pouvez adopter le traitement suivant.

PHYTOTHÉRAPIE

Par voie interne (réservé à l'adulte) :

- **INFUSION**

  reine des prés (fleurs et feuilles, 20 g),
  pissenlit (feuille, 20 g),
  arbousier (feuilles, 10 g),
  varech vésiculeux (thalle,10 g),
  cannelle de Ceylan (écorce, 10 g),
  fenouil (graines, 10 g) et
  cumin (graines, 10 g)
  Mettez 20 g de ce mélange dans 1 litre d'eau bouillante et laissez infuser 10 minutes. Prenez 1 tasse

de cette infusion, 3 fois par jour après le repas, pendant le temps nécessaire.

En complément à cette infusion, vous pouvez ajouter :

POUR MIEUX URINER

• **TM**

piloselle

Prenez 50 gouttes par jour dans un grand verre d'eau, jusqu'à obtention du poids désiré.

POUR RÉDUIRE L'ASSIMILATION DES GRAISSES ET DES SUCRES

• **GÉLULES**

nopal

Prenez 3 gélules le matin et le soir au moment du repas, jusqu'à obtention du poids désiré.

AROMATHÉRAPIE

Par voie interne :

HE d'oignon (2 gouttes)

Prenez 3 fois par jour avant les repas l'huile essentielle sur un peu de mie de pain ou mélangée à 1 cuillerée à café de miel ou encore dans un yaourt.

Par voie externe :

HE de bergamote (3 gouttes)

Chaque fois que vous avez faim, versez l'huile essentielle sur un mouchoir et respirez.

COMPLÉMENT EN OLIGOÉLÉMENTS

Prenez le matin à jeun 1 dose de **zinc**, *de* **nickel** *et de* **cobalt** *en alternance, pendant le temps nécessaire.*

CONSEIL

Vous pouvez également remplacer le sucre par des substituts en vente dans le commerce ou les pharmacies et prendre l'habitude de boire votre café ou votre thé nature. Évitez, bien évidemment, les mets trop riches et préférez les légumes aux féculents. Pensez à boire suffisamment mais pas trop : les besoins journaliers de l'organisme en eau sont de 2 à 3 litres, y compris l'eau contenue dans l'alimentation (légumes, fruits, etc.).

Aménorrhée

C'est l'arrêt des règles. Les causes peuvent être multiples, la plus courante étant la grossesse. Hormis le fait d'être enceinte, un arrêt des règles de plusieurs mois nécessite une consultation médicale chez le médecin ou le gynécologue.

TRAITEMENTS

Ils seront fonction de la cause du trouble.

Ampoule

Il s'agit d'une cloque sur le dessus de la peau dans laquelle baigne un liquide clair, qui se forme consécutivement à un frottement, en général au niveau des pieds ou des mains. Ne cherchez surtout pas à la percer, vous risqueriez une infection. La meilleure façon pour qu'elle se résorbe d'elle-même est d'éliminer la cause du frottement.

Avant toute chose, appliquez à l'aide d'un coton propre un peu de Mercurochrome sur l'ampoule non crevée. Vous pouvez suivre l'un ou l'autre des traitements proposés.

PHYTOTHÉRAPIE

Par voie externe :

- **POMMADE OU TM**

  calendula

  Appliquez sur l'ampoule 2 fois par jour un peu de teinture mère ou de pommade, jusqu'à guérison.

AROMATHÉRAPIE

Par voie externe :

HE de camomille (4 gouttes) et
HE de lavande (4 gouttes)
Mélangez les huiles essentielles avec 1 cuillerée à soupe d'huile d'amande douce, imbibez une gaze de cette préparation et appliquez-la brièvement sur l'ampoule. Procédez ainsi 2 fois par jour jusqu'à guérison.

Amygdalite aiguë

■ *Voir Angine*

Amygdalite chronique

Cette inflammation chronique des amygdales tient au fait que celles-ci sont cryptiques, c'est-à-dire pourvues de petits trous dans lesquels les microbes prolifèrent, formant un dépôt de pus épais et blanchâtre. L'infection, quand elle se réveille, peut parfois se manifester par de la fièvre. L'amygdalite est malaisée à soigner et nécessite dans certains cas l'ablation chirurgicale des amygdales.

En cas d'amygdalite chronique, vous pouvez prendre l'un ou l'autre des traitements suivants (pour l'adulte comme pour l'enfant).

PHYTOTHÉRAPIE

Par voie externe :

- **GARGARISMES AVEC TM**

  calendula (10 gouttes)

  Mélangez 10 gouttes de teinture mère dans 1 grand verre d'eau tiède bouillie ou minérale et gargarisez-vous. Faites 3 gargarismes par jour, jusqu'à amélioration.

AROMATHÉRAPIE

Par voie externe :

HE de basilic (1 goutte),
HE d'arbre à thé (1 goutte) et
HE de lavande (1 goutte)
Versez les huiles essentielles dans un verre d'eau tiède, puis gargarisez-vous. Faites de 2 à 3 gargarismes par jour, jusqu'à amélioration.

COMPLÉMENT EN OLIGOÉLÉMENTS

Prenez le matin à jeun 1 dose de **cuivre-or-argent**, *pendant le temps nécessaire.*

Anémie

La diminution du nombre de globules rouges dans le sang n'est pas une maladie en soi mais un signe qui peut accompagner un autre trouble.

Si des examens sanguins révèlent une anémie, consultez un médecin.

En attendant de consulter votre médecin ou en complément du traitement prescrit, vous pouvez prendre l'un des traitements suivants.

PHYTOTHÉRAPIE

Par voie interne :

- **INFUSION**

  fenugrec (graines, 30 g),
  aigremoine (feuilles, 30 g),
  patience crépue (fleurs, 20 g) et
  romarin (feuilles, 20 g)
  Mettez 20 g de ce mélange dans 1 litre d'eau bouillante et laissez infuser 10 minutes. Prenez 1 tasse de cette infusion 3 fois par jour, après le repas, jusqu'à amélioration.

- **VIN**

  patience crépue (racine, 10 g),
  orange amère (écorces, 10 g),
  quinquina (écorces, 5 g),
  gentiane (racine, 5 g),
  mélisse (sommités fleuries, 5 g),
  cannelle de Ceylan (écorces, 5 g) et
  1 gousse de vanille fendue en deux
  Mettez les plantes dans 1 litre de bon vin rouge (bordeaux, par exemple) et laissez macérer 10 jours. Prenez-en 1 verre à liqueur en apéritif avant le déjeuner et le dîner. Attention, néanmoins, à ce que l'absorption d'alcool ne soit pas une contre-indication à un traitement en cours.

On préférera un traitement homéopathique chez l'enfant.

CONSEIL

Une alimentation variée, riche en fruits et légumes crus de préférence, et la consommation régulière de foie de veau peu cuit, associée à la prise habituelle d'un complément nutritionnel, polyvitaminique et riche en oligoéléments, permet d'améliorer la situation dans les cas bénins.

Angine

Il s'agit d'une inflammation aiguë et douloureuse des amygdales, le plus souvent d'origine virale, qui peut se traduire par des ganglions au niveau du cou. Une angine s'accompagne souvent d'une forte fièvre et doit impérativement être soignée. Il existe plusieurs formes d'angine, dont l'angine rouge et l'angine blanche (angine de Vincent). Certaines maladies éruptives, par exemple la scarlatine, comptent cette affection parmi leurs symptômes.

Si en dépit de l'un ou l'autre traitement proposé vous ne constatez pas d'amélioration dans les 24 heures, consultez un médecin.

PHYTOTHÉRAPIE

Par voie interne :

- **INFUSION**

  guimauve (fleurs et feuilles, 50 g)
  Mettez les fleurs et les feuilles dans 1 litre d'eau bouillante et laissez infuser 10 minutes. Prenez 1 tasse de cette infusion 3 fois par jour, après le repas, pendant 24 heures.

Par voie externe :

- **GARGARISME**

  ronce (feuilles, 15 g) et
  noyer (feuilles, 35 g)
  Mettez les plantes dans 1 litre d'eau froide, faites bouillir 3 minutes puis laissez infuser 20 minutes hors du feu. Filtrez et gargarisez-vous pendant plusieurs minutes avec un peu de cette décoction. Faites de 2 à 3 gargarismes par jour, pendant 24 heures.

AROMATHÉRAPIE

Par voie externe :

HE de cannelle (4 gouttes),
HE d'oignon (4 gouttes) et
HE de sarriette (4 gouttes)
Versez les huiles essentielles dans un verre d'eau tiède et gargarisez-vous plusieurs minutes. Faites de 2 à 3 gargarismes par jour, pendant 24 heures.

COMPLÉMENT EN OLIGOÉLÉMENTS

Prenez le matin à jeun 1 dose de **bismuth** *et 1 dose de* **cuivre** *en alternance, jusqu'à guérison.*

On préférera un traitement homéopathique chez l'enfant.

CONSEIL

Mangez légèrement et surtout buvez abondamment. Prenez également l'habitude de consommer le matin au petit déjeuner un agrume (orange, pamplemousse), en jus ou entier, pour la vitamine C qu'il contient.

Angine de poitrine

Il s'agit d'une douleur constrictive qui irradie au niveau de la cage thoracique en remontant vers le bras gauche et la mâchoire. L'angine de poitrine survient le plus souvent à la suite d'un effort.

L'angine de poitrine, ou angor pectoris, traduit une souffrance du cœur alors mal irrigué et constitue une urgence médicale. Elle peut être le signe avant-coureur d'un infarctus du myocarde. Consultez un médecin très rapidement.

COMPLÉMENT EN OLIGOÉLÉMENTS

En complément du traitement allopathique prescrit par le médecin, vous pouvez prendre le matin à jeun ou le soir (1/2 heure avant le dîner ou 2 heures après) 1 dose de **manganèse-cobalt***, pendant le temps nécessaire.*

CONSEIL

Adoptez un régime pauvre en graisses et, si vous êtes fumeur, éliminez le tabac. Dans ce dernier cas, vous pouvez, pour vous aider, prendre l'un des traitements phytothérapiques ou aromathérapiques indiqués à *Tabagisme*.

Angoisse

L'angoisse est une sensation d'oppression qui, selon les individus, se traduit par une impression de gorge nouée, de boule à l'estomac, s'accompagnant parfois de vertiges et de nausées. Une personne très fortement angoissée peut être en proie à une sensation de mort imminente ou avoir l'impression d'être séparée d'elle-même. Ce phénomène est souvent incontrôlable et survient sans qu'il y ait véritablement de cause réelle.

Si ce genre de sensations revient de façon fréquente, consultez un médecin. Peut-être vous orientera-t-il vers un spécialiste pour suivre une psychothérapie.

Pour atténuer les troubles, vous pouvez prendre l'un ou l'autre des traitements suivants.

PHYTOTHÉRAPIE

Par voie interne :

- **INFUSION**

  aubépine (fleurs, 50 g),
  ballote noire (fleurs, 40 g),
  lotier corniculé (fleurs, 40 g),
  passiflore (fleurs, 30 g) et
  tilleul (fleurs et bractées, 20 g)
  Mettez 20 g de ce mélange dans 1 litre d'eau bouillante et laissez infuser 10 minutes. Prenez 1 tasse de cette infusion 3 fois par jour, après le repas.

- **TM**

  lavande
  Prenez 20 gouttes de teinture mère mélangées dans un verre d'eau, midi et soir au moment du repas.

AROMATHÉRAPIE

Par voie interne :

HE de basilic (2 gouttes) et
HE de marjolaine (3 gouttes)
Prenez, matin, midi et soir, les huiles essentielles mélangées à 1 cuillerée à café de miel, ou dans un verre d'eau ou une tasse de tisane, jusqu'à amélioration.

CONSEIL

D'autres traitements comme des massages ou des séances de relaxation peuvent être indiqués en compléments des traitements susmentionnés. Veillez à ne pas trop consommer d'excitants (café, thé, alcool, tabac, etc.) et privilégiez l'exercice physique.

Angor

■ *Voir Angine de poitrine*

Anorexie

■ *Voir Appétit (troubles de l')*

Anthrax

Placard infectieux formé de plusieurs furoncles au niveau de la peau, l'anthrax peut avoir des conséquences extrêmement graves, notamment s'il est situé sur le visage.

Si tel est le cas, une consultation médicale s'impose en urgence. De même, s'il n'y a pas d'amélioration rapide avec les traitements proposés, consultez impérativement un médecin.

PHYTOTHÉRAPIE

Par voie interne :

- **INFUSION**

  souci (fleurs, 25 g),
  violette (fleurs, 25 g) et
  scrofulaire noueuse (racine, 50 g)
  Mettez 20 g de ce mélange dans 1 litre d'eau bouillante et laissez infuser 15 minutes. Prenez 1 tasse de cette infusion 3 fois par jour, après le repas, jusqu'à régression des symptômes.

- **DÉCOCTION**

  salsepareille (racines, 30 g)
  Mettez les racines dans 1 litre d'eau froide, faites bouillir 10 minutes puis laissez infuser 10 minutes hors du feu, filtrez. Prenez 3 fois par jour, après le repas, 1 tasse de cette

décoction, jusqu'à régression des symptômes.

Par voie externe :

- **CATAPLASME**

  oignon (10 tranches de bulbe cru),
  ail (suc, 3 gousses) et
  lis candide (1 bulbe cuit)
  Écrasez les plantes, mélangez-les et appliquez-les en cataplasme sur l'anthrax. Laissez en place pendant 30 minutes. Faites de 3 à 4 cataplasmes par jour, jusqu'à régression des symptômes.

AROMATHÉRAPIE

Par voie interne :

HE de camomille romaine (2 gouttes) et
HE de citron (3 gouttes)
Prenez 3 fois par jour à la fin du repas les huiles essentielles, seules ou associées, dans une tasse de tisane, jusqu'à guérison.

COMPLÉMENT EN OLIGOÉLÉMENTS

Prenez le matin à jeun, ou 1/2 heure avant le repas du soir ou 2 heures après, 1 dose de **cuivre-magnésium-manganèse**, *pendant le temps nécessaire.*

CONSEIL

Privilégiez une alimentation avec des fruits riches en vitamine C (agrumes, kiwi, etc.).

Anxiété

Contrairement à l'angoisse, l'anxiété a le plus souvent une cause réelle, même si celle-ci diffère d'un individu à l'autre. Elle se traduit par des troubles physiques tels que palpitations, diarrhée, accélération du rythme cardiaque, mains moites, etc. Si vous êtes anxieux, vous pouvez prendre l'un ou l'autre des traitements suivants.

PHYTOTHÉRAPIE

Par voie interne :

- **INFUSION**

  aubépine (fleurs, 50 g),
  ballote noire (fleurs, 40 g) et/ou
  lotier corniculé (fleurs, 40 g),
  passiflore (fleurs, 30 g) et
  tilleul (fleurs et bractées, 20 g)
  Mettez 20 g de ce mélange dans 1 litre d'eau bouillante et laissez infuser 10 minutes. Prenez 1 tasse de cette infusion 3 fois par jour, après le repas.

- **TM**

  lavande
  Prenez 20 gouttes de teinture mère mélangées dans un verre d'eau, 2 fois par jour au moment du repas.

AROMATHÉRAPIE

Par voie interne (réservé à l'adulte) :

HE de basilic (2 gouttes) et
HE de marjolaine (3 gouttes)
Prenez, matin, midi et soir, les huiles essentielles, seules ou associées, mélangées à 1 cuillerée à café de miel, ou dans un verre d'eau ou une tasse de tisane, jusqu'à amélioration.

Par voie externe :

- **MASSAGES**

  HE de camomille (3 gouttes),
  HE de lavande (3 gouttes),
  HE de marjolaine (3 gouttes) et
  HE d'ylang-ylang (5 gouttes)
  Mélangez les huiles essentielles avec 2 cuillerées à soupe d'huile d'amande douce. Puis, procédez de 1 à 2 fois par jour à un massage assez doux du thorax, des épaules et de tout le dos.

- **DIFFUSEUR**

  HE d'ylang-ylang (10 gouttes)
  Mettez l'huile essentielle dans un diffuseur et allumez celui-ci dans la chambre quelques heures avant de vous coucher.

On préférera un traitement homéopathique chez l'enfant.

CONSEIL

D'autres traitements comme des séances de relaxation ou de yoga peuvent être indiqués en compléments des traitements indiqués. Veillez à ne pas consommer d'excitants (café, thé, alcool, tabac etc.) et faites de l'exercice physique.

Apathie

Souvent signe avant-coureur d'un état dépressif, l'apathie, ou aboulie, est un état d'abattement où la personne n'a plus goût à rien. En proie à une perte de volonté qui l'empêche de vivre normalement, toute activité physique ou intellectuelle lui demande alors un effort qu'elle est incapable de fournir.

TRAITEMENTS

■ *Voir Abattement*

Aphonie

■ *Voir Extinction de voix*

Aphtes

Ces petites ulcérations qui constituent des petites cloques dans la cavité buccale se rencontrent le plus souvent à l'intérieur des joues, sur les côtés de la langue ou encore sur les gencives.
L'ingestion de certains aliments – gruyère, noix, noisettes, etc. – peut en être responsable. Les aphtes, douloureux mais sans danger, disparaissent habituellement d'eux-mêmes en quelques jours.
Pour atténuer la douleur et résorber un aphte, prenez le traitement suivant.

AROMATHÉRAPIE

Par voie externe :

HE de géranium vivace (2 gouttes) et
HE de balsamier (2 gouttes)
Mélangez les huiles essentielles dans un verre d'eau tiède et faites un bain de bouche ou gargarisez-vous. Procédez ainsi après chaque repas jusqu'à cicatrisation.

On préférera un traitement homéopathique chez l'enfant.

CONSEIL

Ce traitement, en association avec une prescription homéopathique, permet de lutter efficacement contre ce trouble.

Apnées du sommeil

Certaines personnes, notamment celles qui ronflent ou qui souffrent d'un surpoids, peuvent manifester des pauses respiratoires lors du sommeil. Quand ces apnées sont trop nombreuses et reviennent de manière régulière, l'oxygénation du cerveau n'est plus aussi bien assurée, ce qui risque d'altérer l'activité cérébrale.

TRAITEMENTS

Il n'existe pas de traitements phythothérapiques ou aromathérapiques efficaces.

Consultez un médecin, car un traitement doit être mis en place rapidement.

Appendicite (suites d')

Après une appendicectomie, c'est-à-dire l'ablation de l'appendice du cæcum en raison d'une inflammation et/ou d'une infection de celui-ci, il est fréquent d'être fatigué pendant plusieurs semaines.

TRAITEMENTS

■ *Voir Fatigue*

Appétit (pertes d')

Certaines pertes d'appétit à la suite d'une période de travail intense ou de grand stress sont sans gravité. En revanche, une perte ou un manque d'appétit quasi quotidien, qui s'accompagne d'une perte de poids importante, peut être le symptôme d'une affection grave. Il est alors indispensable de consulter un médecin.

Si vous manquez d'appétit, vous pouvez suivre l'un ou l'autre des traitements proposés.

PHYTOTHÉRAPIE

Par voie interne :

- **INFUSION**

  fenugrec (graines, 20 g),
  houblon (cônes séchés, 15 g) et
  origan (fleurs, 20 g)
  Mettez les plantes dans 1 litre d'eau bouillante et laissez infuser 10 minutes. Prenez 1 tasse de cette infusion 3 fois par jour, après le repas, jusqu'à restauration de l'appétit.

- **VIN**

  patience crépue (racine, 10 g),
  orange amère (écorces, 10 g),
  quinquina (écorces, 5 g),
  gentiane (racine, 5 g),
  mélisse (sommités fleuries, 5 g),
  cannelle de Ceylan (écorce, 5 g) et
  1 **gousse de vanille** fendue en deux
  Mettez les plantes et la vanille dans 1 litre de bon vin rouge (bordeaux) et laissez macérer 10 jours. Prenez-en un verre à liqueur en apéritif avant le déjeuner et le dîner, jusqu'à restauration de l'appétit.

- **DÉCOCTION**

  aunée officinale (poudre de racine, 20 g) et
  véronique (fleurs, 80 g)
  Mettez 20 g de ce mélange dans 1 litre d'eau froide, faites bouillir 10 minutes puis laissez infuser 7 minutes hors du feu, filtrez. Prenez 1 tasse de cette décoction 3 fois par jour à la fin du repas, jusqu'à restauration de l'appétit.

• **GÉLULES**

gentiane

Prenez 2 gélules au moment du déjeuner et du dîner, jusqu'à restauration de l'appétit.

AROMATHÉRAPIE

Par voie interne :

HE de camomille romaine (2 gouttes),
HE de carvi (1 goutte),
HE de citron (3 gouttes) et
HE de coriandre (1 goutte)

Prenez, matin, midi et soir, une ou plusieurs des huiles essentielles, mélangées à 1 cuillerée à café de miel, ou dans un verre d'eau ou une tasse de tisane, jusqu'à restauration de l'appétit.

COMPLÉMENT EN OLIGOÉLÉMENTS

Prenez le matin à jeun 1 dose de **cuivre-or-argent** *pendant le temps nécessaire.*

On préférera un traitement homéopathique chez l'enfant.

CONSEIL

Ayez une alimentation la plus variée et la plus riche possible en vitamines pour éviter les carences. Chaque matin, mangez un fruit ou buvez un jus de fruit.

Artériosclérose

Cette affection se caractérise par une altération des fibres élastiques et musculaires des artères.

■ *Voir Athérosclérose*

Artérite

Conséquence de l'artériosclérose, l'artérite se traduit par un rétrécissement du diamètre des artères ; le sang ne circule plus aussi facilement, les muscles sont mal irrigués, provoquant la survenue de crampes à l'effort : celle qui survient dans le mollet lorsque la personne marche en est un symptôme classique.

L'artérite nécessite de consulter impérativement un médecin.

TRAITEMENTS

■ *Voir Athérosclérose*

Arthrite

Aiguë ou chronique, cette affection inflammatoire ou infectieuse, qui engendre des douleurs le plus souvent nocturnes, peut toucher une ou plusieurs articulations. Ses causes étant multiples (germes infectieux, maladie du système nerveux, acide urique, etc.), il est impératif de consulter. Seul un médecin pourra déterminer le traitement qui convient.

Pour soulager les douleurs, prenez l'un ou l'autre traitement, l'aromathérapie étant plus particulièrement réservée aux moments de crise et la phytothérapie aux formes chroniques.

PHYTOTHÉRAPIE

Par voie interne :

• **DÉCOCTION**

Harpagophytum (racines, 10 g)

Mettez les racines dans 1 litre d'eau froide, faites bouillir 10 minutes puis laissez infuser 10 minutes hors du feu. Prenez 1 tasse de cette décoction 3 fois par jour après le repas, jusqu'à stabilisation.

- **GÉLULES**

  reine-des-prés

  Prenez 2 gélules, le midi et le soir au moment du repas.

AROMATHÉRAPIE

Par voie externe :

- **FRICTIONS**

  HE d'origan (6 gouttes),
  HE de genièvre (6 gouttes) et
  HE de cyprès d'Italie (3 gouttes)

  Mélangez les huiles essentielles avec 2 cuillerées à soupe d'huile d'amande douce et frictionnez 3 fois par jour la zone douloureuse, jusqu'à amélioration.

COMPLÉMENT EN OLIGOÉLÉMENTS

Prenez le matin à jeun 1 dose de **phosphore** *et 1 dose de* **soufre** *en alternance, pendant le temps nécessaire.*

CONSEIL

Évitez l'humidité. Consommez modérément les produits laitiers et prenez l'habitude de boire un jus de citron chaque matin.

Arthrose

Cette affection chronique des articulations se traduit par des lésions dégénératives et une augmentation du tissu osseux au niveau de celles-ci. Il s'agit d'un phénomène mécanique, qui ne trouve donc pas son origine dans une quelconque inflammation. L'âge en est souvent responsable. L'arthrose peut engendrer des douleurs et une gêne fonctionnelle empêchant certains mouvements.

TRAITEMENTS

■ *Voir Arthrite*

Arythmie

Ce trouble du cœur se traduit par une irrégularité du rythme cardiaque. Les causes peuvent être multiples, certaines sans gravité (excès de café ou de tabac, nervosité...), d'autres risquant de s'avérer plus sérieuses (maladies cardiaques).

Si vous êtes sujet à l'arythmie, il est prudent de consulter un médecin.

En attendant de consulter, vous pouvez suivre l'un ou l'autre des traitements proposés.

PHYTOTHÉRAPIE

Par voie interne :

- **INFUSION**

  aubépine (fleurs, 15 g) et
  pivoine (fleurs, 50 g)

  Mettez 20 g de ce mélange dans 1 litre d'eau bouillante et laissez infuser 10 minutes. Prenez 1 tasse de cette infusion, 3 fois par jour après le repas.

- **DÉCOCTION**

  chicorée sauvage (racines, 20 g)

  Mettez les racines dans 1 litre d'eau froide, faites bouillir 10 minutes puis laissez infuser 10 minutes hors du feu, filtrez. Prenez 1 tasse de cette décoction 3 fois par jour après le repas.

• **GÉLULES**

aubépine, olivier

Prenez 2 gélules de chaque au moment des repas, 3 fois par jour.

AROMATHÉRAPIE

Par voie interne (réservé à l'adulte) :

HE de romarin (3 gouttes)

Prenez, matin, midi et soir, l'huile essentielle mélangée à 1 cuillerée à café de miel, ou dans un verre d'eau ou une tasse de tisane, pendant le temps nécessaire.

COMPLÉMENT EN OLIGOÉLÉMENTS

Prenez le matin à jeun 1 dose de **cobalt**, *pendant le temps nécessaire.*

Ascaridiose

■ *Voir Vers (infestation par les)*

Asthénie

■ *Voir Fatigue*

Asthénie sexuelle

La diminution du désir sexuel ou de la fréquence des rapports peut avoir une origine psychologique ou physique. Le plus difficile, bien souvent, est de parvenir à parler de cette perte de libido.

S'il s'agit d'un état passager, il n'y a pas lieu de s'inquiéter. En revanche, si l'asthénie sexuelle s'installe de manière prolongée (plusieurs mois), il importe de consulter pour déterminer quelle est sa cause réelle. En cas de baisse de libido, vous pouvez prendre l'un ou l'autre des traitements proposés.

PHYTOTHÉRAPIE

Par voie interne :

• **NECTAR**

céleri (têtes)

Broyez quelques têtes de céleri à l'aide d'un mixeur puis ajoutez 100 g de sucre en poudre et 1 litre de vin blanc. Versez le mélange dans une carafe et laissez reposer 48 heures, filtrez avant utilisation. Prenez un verre à liqueur en apéritif avant le déjeuner et le dîner, jusqu'à amélioration. (Le nectar se conserve 24 heures au réfrigérateur.)

• **GÉLULES**

ginseng

Prenez 2 gélules, midi et soir au moment du repas, jusqu'à amélioration.

AROMATHÉRAPIE

Par voie interne :

HE de romarin (3 gouttes) et

HE de gingembre (2 gouttes)

Prenez 2 fois par jour, midi et soir avant le repas, les huiles essentielles sur un peu de mie de pain, un sucre ou mélangées dans un peu de jus de fruit, jusqu'à amélioration.

COMPLÉMENT EN OLIGOÉLÉMENTS

Prenez le matin à jeun 1 dose de **lithium**, *pendant le temps nécessaire.*

Asthme

L'asthme, qui a un caractère souvent très familial, est une hyperréactivité des bronches due à une intolérance de l'organisme qui se trouve mis en contact avec certains allergènes, les principaux étant la poussière, les pollens, les poils d'animaux, les acariens… Elle se traduit par un spasme des bronches qui donne lieu à une respiration sifflante et une difficulté à expirer.

Une crise peut être plus ou moins forte ; si elle est sévère, elle nécessite une hospitalisation d'urgence.

Si vous savez ce qui déclenche vos crises d'asthme, évitez, autant que faire se peut, tout contact avec l'allergène incriminé. En période de forte réactivité, vous pouvez suivre l'un des traitements proposés.

PHYTOTHÉRAPIE

Par voie interne :

- **INFUSION**

  ache (racines et feuilles, 30 g),
  bouillon-blanc (feuilles et fleurs, 40 g),
  coquelicot (fleurs, 20 g) et
  mélisse (feuilles, 30 g)
  Mettez 20 g de ce mélange dans 1 litre d'eau bouillante et laissez infuser 10 minutes. Prenez 1 tasse de cette infusion 3 fois par jour, après le repas, jusqu'à amélioration.

- **DÉCOCTION**

  ail (bulbe, 10 g) et
  polygala de Virginie (racines, 50 g)
  Mettez l'ail épluché dans 1 litre d'eau froide, faites bouillir 15 minutes puis ajoutez le polyga de Virginie et laissez bouillir encore 2 minutes, filtrez. Prenez 1 tasse de cette décoction 3 fois par jour à la fin du repas, jusqu'à amélioration.

- **GÉLULES**

  fenouil ou fumeterre
  Prenez 2 gélules au moment des repas, 3 fois par jour, jusqu'à amélioration.

AROMATHÉRAPIE

Par voie interne (réservé à l'adulte) :

HE d'ail (2 gouttes),
HE d'anis vert (1 goutte),
HE de citron (3 gouttes) et
HE de lavande (2 gouttes)
Prenez, matin, midi et soir, une ou plusieurs de ces huiles essentielles mélangées à 1 cuillerée à café de miel, dans un verre d'eau ou une tasse de tisane, jusqu'à amélioration.

COMPLÉMENT EN OLIGOÉLÉMENTS

Prenez le matin à jeun 1 dose de **magnésium**, *pendant le temps nécessaire.*

On préférera un traitement homéopathique chez l'enfant.

Athérosclérose

Cette affection se traduit par un dépôt de mauvais cholestérol sur les parois des artères, provoquant un rétrécissement du diamètre des artères et une diminution du flux sanguin. Une alimentation trop riche, le tabac et une mauvaise hygiène de vie en sont souvent la cause.

Si vous souffrez d'arthérosclérose, vous pouvez prendre l'un ou l'autre des traitements proposés, en complément d'un traitement classique ou en attendant de consulter.

PHYTOTHÉRAPIE

Par voie interne :

- **INFUSION**
  bouleau (feuilles, 50 g),
  pissenlit (racines, 60 g) et
  reine-des-prés (feuilles et fleurs, 30 g)
  Mettez 20 g de ce mélange dans 1 litre d'eau bouillante et laissez infuser 10 minutes. Prenez 1 tasse de cette infusion 3 fois par jour, après le repas.
- **DÉCOCTION**
  ballote noire (tiges, 30 g) et
  olivier (feuilles, 40 g)
  Mettez 20 g de ce mélange dans 1 litre d'eau froide, faites bouillir 10 minutes puis laissez infuser 7 minutes hors du feu, filtrez. Prenez 1 tasse de cette décoction 3 fois par jour, après le repas.
- **GÉLULES**
  olivier
  Prenez 2 gélules au moment des repas, 3 fois par jour.

AROMATHÉRAPIE

Par voie interne :

HE d'ail (1 goutte),
HE de citron (3 gouttes) et
HE d'oignon (2 gouttes)
Prenez matin, midi et soir, une ou plusieurs de ces huiles essentielles mélangées à 1 cuillerée à café de miel, dans un verre d'eau ou une tasse de tisane.

COMPLÉMENT EN OLIGOÉLÉMENTS

Prenez le matin à jeun 1 dose de **cuivre-or-argent**, *pendant le temps nécessaire.*

CONSEIL

Respectez les règles d'hygiène et de diététique élémentaires, en évitant les charcuteries, les plats en sauce et, de manière générale, les aliments trop gras ou trop sucrés. Luttez contre la sédentarité en faisant de l'exercice et, si possible, arrêtez-vous de fumer.

Attention (troubles de l')

■ *Voir Hyperactivité*

Avaler (difficulté à)

L'origine de ce trouble peut être de nature très variée : affection ORL, spasme nerveux, diverticule de l'œsophage, etc.

Si la gêne persiste plus de 3 ou 4 jours, consultez un médecin, qui déterminera sa cause exacte.

TRAITEMENTS

Ils dépendent de la cause (angine, amygdalite, etc.).

Ballonnements abdominaux

Les ballonnements abdominaux sont principalement dus à une accumulation de gaz dans les intestins, consécutive à une fermentation excessive de certains aliments, soit parce qu'ils n'ont pas été digérés complètement, soit parce que la personne est particulièrement réactive. Les douleurs tiennent à la dilation de la paroi intestinale par excès de gaz.

Si vous êtes sujet aux ballonnements, évitez de manger trop de féculents (lentilles, haricots, fèves, flageolets...) ou d'autres légumes (choux, oignons...), chacun sachant la plupart du temps quels sont aliments qui ne lui conviennent pas.

Pour diminuer les ballonnements et la douleur consécutive, et en même temps les prévenir, vous pouvez suivre l'un ou l'autre des traitements proposés.

Phytothérapie

Par voie interne :

- **INFUSION**

  anis vert (graines, 30 g),
  basilic (fleurs et feuilles, 40 g) et
  menthe poivrée (50 g)
  Mettez 20 g de ce mélange dans 1 litre d'eau bouillante et laissez infuser 10 minutes. Prenez 1 tasse de cette infusion, 3 fois par jour après le repas, jusqu'à amélioration des symptômes.

- **DÉCOCTION**

  serpolet (poudre de plante, 20 g)
  Mettez la poudre de plante dans 1 litre d'eau froide, faites bouillir 1 minute puis laissez infuser 10 minutes. Prenez 1 tasse de cette décoction 3 fois par jour après le repas, jusqu'à amélioration des symptômes.

- **GÉLULES**

  menthe poivrée, coriandre, badiane (au choix)
  Prenez 2 gélules au moment des repas, 3 fois par jour, aussi longtemps que nécessaire.

Aromathérapie

Par voie interne (chez l'adulte et l'enfant de plus de 5 ans) :

HE de carvi (1 goutte),
HE de camomille romaine (2 gouttes),
HE de coriandre (2 gouttes) et
HE de lavande (2 gouttes)
Prenez matin, midi et soir, une ou plusieurs des huiles essentielles mélangées à 1 cuillerée à café de miel, ou dans un verre d'eau ou une tasse de tisane, jusqu'à amélioration des symptômes.

Complément en oligoéléments

Prenez le matin à jeun, ou le soir 1/2 heure avant le repas ou 2 heures après, 1 dose de **manganèse**, *1 dose de* **cobalt** *et 1 dose de* **soufre**, *pendant le temps nécessaire.*

On préférera un traitement homéopathique chez l'enfant.

CONSEIL

Chacun doit régler son alimentation en fonction de sa propre sensibilité alimentaire. Dans la majorité des cas, l'usage régulier d'une tisane digestive et l'usage occasionnel des huiles essentielles permet d'éviter ce trouble.

Bartholinite

L'inflammation des glandes de Bartholin, qui servent à la lubrification du vagin et permettent une pénétration aisée de la verge, se traduit par un gonflement douloureux et rouge avec fièvre.

La bartholinite nécessite de consulter un médecin.

TRAITEMENTS

L'homéopathie peut être bénéfique.

Basedow (maladie de)

Cette affection de la glande thyroïde est responsable d'une élévation du taux d'hormones thyroïdiennes dans le sang (hyperthyroïdie) et se traduit par différents symptômes : perte de poids, fatigue générale anormale et augmentation du volume de la glande thyroïde (goitre), parfois même par des troubles oculaires comme une exophtalmie (yeux globuleux semblant sortir de leur orbite).

Si vous présentez de tels symptômes, consultez impérativement un médecin. Il vous prescrira les examens à faire (sanguins, échographie, scintigraphie). La scintigraphie impliquant une injection d'iode, n'oubliez pas de signaler si vous êtes allergique à ce produit.

TRAITEMENTS

Les médecines alternatives sont souvent bénéfiques en complément d'un traitement des troubles de la thyroïde, mais seul le médecin est à même de les choisir et de les prescrire.

Bégaiement

Il se traduit par une difficulté à s'exprimer en butant sur les mots. Le bégaiement manifeste souvent un trouble d'ordre psychique. Une psychothérapie ou des séances de sophrologie peuvent apporter une amélioration.

TRAITEMENTS

Il n'existe pas de traitement spécifique.

Blennorragie

Il s'agit d'une maladie sexuellement transmissible, couramment appelée chaude-pisse, dont les symptômes sont des brûlures lors de la miction et des écoulements purulents de la verge ou du vagin.

Le germe responsable de ce trouble nécessitant un traitement antibiotique, vous devez consulter impérativement un médecin, en n'oubliant pas que chacun des partenaires doit être traité.

Blépharite

Cette inflammation des paupières, qui peut devenir chronique, se traduit le plus souvent par une rougeur, accompagnée de squames blanches sur le bord libre des paupières. Celles-ci peuvent être collées le matin ou enflammées, voire tombantes.

Ce trouble pouvant avoir des origines très variées, il convient de consulter un médecin, qui déterminera la cause et prescrira le traitement approprié. Dans tous les cas, vous pouvez prendre l'un ou l'autre des traitements proposés.

PHYTOTHÉRAPIE

Par voie externe :

- **BAINS OCULAIRES AVEC INFUSION**

  sureau (fleurs, 50 g),
  alchémille (plante, 100 g)
  Mettez 20 g de ce mélange dans 1 litre d'eau bouillante et laissez infuser 15 minutes hors du feu. Quand l'infusion a bien refroidi, procédez à un bain d'œil avec une œillère. Faites de 2 à 3 bains d'œil par jour, jusqu'à amélioration.
- **BAINS OCULAIRES AVEC DÉCOCTION**

  bleuet (fleurs, 40 g) et
  euphraise (fleurs, 30 g)
  Mettez 20 g de ce mélange dans 1 litre d'eau froide, faites bouillir 15 minutes et laissez infuser 10 minutes hors du feu, filtrez. Faites un bain d'œil avec cette décoction refroidie, de 2 à 3 fois par jour, jusqu'à amélioration.
- **GÉLULES**

  harpagophytum ou cassis
  Prenez 2 gélules au moment des repas, matin, midi et soir, jusqu'à amélioration.

COMPLÉMENT EN OLIGOÉLÉMENTS

Prenez le matin à jeun, ou le soir 1/2 heure avant le dîner ou 2 heures après, 1 dose de **manganèse**, *1 dose de* **cuivre** *et 1 dose de* **soufre** *en alternance.*

Blessures cutanées

■ *Voir Coupure*

Bleu

■ *Voir Contusion*

Bosse

Souvent quand il y a eu chute ou coup, une bosse apparaît à l'endroit de l'impact. C'est fréquemment le cas chez les enfants. Une bosse en soi n'a rien d'alarmant, elle disparaît spontanément au bout de quelques jours. Cependant, si elle est volumineuse et située à la tête, il convient de consulter un médecin, qui prescrira peut-être une radiographie du crâne.

Un enfant qui s'est fait une bosse à la tête doit être particulièrement surveillé. S'il vomit ou perd connaissance ou encore se trouve dans un état de somnolence, conduisez-le immédiatement à l'hôpital.

TRAITEMENTS

■ *Voir Contusion*

Bouche (sécheresse de la)

La sensation de manquer de salive et d'avoir la bouche sèche apparaît en cas de fièvre, au cours de certaines maladies (anémie, diabète, artériosclérose) ou encore de certaines formes de dépression nerveuse. Certains traitements, notamment à base de neuroleptiques ou d'antihistaminiques, peuvent aussi être responsables de ce trouble.

Si la cause n'est pas déterminée, consultez un médecin ; la sécheresse de la bouche peut en effet être le symptôme d'une maladie fonctionnelle. Si vous avez la bouche sèche, vous pouvez suivre le traitement proposé.

PHYTOTHÉRAPIE

Par voie externe :

Mâchez 1 bâtonnet de **racine** *d'***angélique** *plusieurs fois par jour, jusqu'à amélioration.*

Bouffées de chaleur

Il s'agit d'une impression de chaleur intense qui envahit le haut du corps et le visage de façon soudaine, accompagnée généralement de sueur. Les bouffées de chaleur relèvent des symptômes typiques de la ménopause et témoignent d'un dysfonctionnement hormonal.

TRAITEMENTS

■ *Voir Ménopause (troubles de la)*

Boule dans la gorge

Cette sensation désagréable de spasme, au niveau de l'œsophage, est souvent d'origine nerveuse. Ce trouble peut apparaître après une contrariété ou chez une personne anxieuse. L'impression de boule dans la gorge peut augmenter lorsque la personne boit ou au contraire diminuer lorsqu'elle mange.

TRAITEMENTS

■ *Voir Anxiété*

Boulimie

Il s'agit d'un trouble du comportement alimentaire, véritable pulsion qui conduit à manger de façon excessive. Souvent, une période de boulimie alterne avec une période d'anorexie, au cours de laquelle la personne restreint son alimentation de façon tout aussi excessive.

Les adolescents, et plus particulièrement les jeunes filles, sont touchés par ce trouble d'ordre psychique, qui nécessite impérativement de consulter un médecin.

TRAITEMENTS

■ *Voir Amaigrissant (traitement)*

Bourdonnement d'oreille

Il peut, en fonction des personnes, être perçu au fond d'une ou des deux oreilles. Les causes sont multiples, certaines bénignes, comme un bouchon de cérumen, d'autres plus graves, allant jusqu'à une atteinte partielle du nerf auditif.

Si le trouble survient brutalement, il est nécessaire de consulter rapidement un médecin pour en connaître l'origine.

TRAITEMENTS

L'homéopathie peut être bénéfique.

Bouton de fièvre

Cette petite vésicule de couleur jaunâtre située au niveau de la lèvre ou près d'une narine est due à un virus, notamment *Herpes simplex*. Le bouton de fièvre provoque au début des picotements, des démangeaisons et un suintement, puis forme une croûte avant de disparaître sans laisser de trace.

Cette affection contagieuse et parfois récurrente accompagne le plus souvent des états de fatigue générale, grippaux ou encore de stress.

En cas de bouton de fièvre, qu'il s'agisse d'une première apparition ou bien de récurrences multiples, consultez un médecin qui évaluera votre état général.

Dans tous les cas, vous pouvez prendre l'un ou l'autre des traitements proposés.

PHYTOTHÉRAPIE

Par voie externe :

- **POMMADE**

  calendula

  Appliquez de 4 à 5 fois par jour un peu de pommade, jusqu'à guérison.

COMPLÉMENT EN OLIGOÉLÉMENTS

Prenez le matin à jeun 1 dose de **manganèse-cobalt***, de façon répétée.*

Bradycardie

Ce trouble du rythme cardiaque se caractérise par des contractions du cœur ralenties.

Si votre cœur se met à battre trop lentement, consultez un médecin.

Bronchiolite

Il s'agit d'une inflammation des bronchioles (les plus petites bronches), d'origine virale. Aujourd'hui, la bronchiolite concerne un grand nombre de nourrissons et de bébés et doit toujours être prise au sérieux, car elle peut entraîner une détresse respiratoire. Elle succède souvent à une rhinopharyngite et est aggravée par la pollution et le tabagisme passif.

Si votre nourrisson tousse beaucoup, présente des difficultés à respirer et est fiévreux, consultez immédiatement un médecin, qui décidera peut-être d'une hospitalisation.

CONSEIL

La bronchiolite se contractant par la salive et les mains, veillez à bien vous laver les mains avant de vous occuper de votre enfant et à porter un masque si vous êtes atteint d'un trouble respiratoire (rhume, rhinopharyngite, etc.).

Bronchite

Le plus souvent d'origine virale, cette affection courante de l'hiver se caractérise par une inflammation aiguë ou chronique des bronches. Elle se manifeste par une toux grasse et s'accompagne généralement de fièvre. La bronchite chronique est avant tout une des complications du tabagisme ; son apparition est favorisée par la pollution.

En cas de bronchite à répétition ou chronique, consultez un médecin, qui vous prescrira un traitement individualisé.

Chez l'enfant, la bronchite survient souvent à la suite d'une rhinopharyngite, d'où l'importance de bien soigner les petits rhumes et de ne pas les laisser traîner.

En cas de toux, vous pouvez prendre l'un ou l'autre des traitements proposés.

PHYTOTHÉRAPIE

Par voie interne :

• **INFUSION**

cerfeuil (plante, 40 g),
pin sylvestre (bourgeons, 80 g) et
sureau noir (fleurs, 50 g)

Mettez 20 g de ce mélange dans 1 litre d'eau bouillante et laissez infuser 10 minutes. Prenez 1 tasse de cette infusion 3 fois par jour, après le repas, jusqu'à amélioration des symptômes.

• **DÉCOCTION**

orge (10 g) et
mauve (fleurs, 15 g)

Mettez les plantes dans 1 litre d'eau froide, faites bouillir 15 minutes puis laissez infuser 5 minutes, filtrez. Prenez 1 tasse de cette décoction 3 fois par jour, après le repas, jusqu'à amélioration des symptômes.

AROMATHÉRAPIE

Par voie interne :

HE d'ail (1 goutte),
HE de cajeput (2 gouttes),
HE de citron (2 gouttes) et
HE de lavande (2 gouttes)

Prenez, matin, midi et soir, une ou plusieurs des huiles essentielles mélangées à 1 cuillerée à café de miel, dans un verre d'eau ou une tasse de tisane, jusqu'à amélioration des symptômes.

Par voie externe :

HE d'origan (3 gouttes),
HE de thym (3 gouttes) et
HE de sarriette (3 gouttes)

Versez les huiles essentielles sur un mouchoir et respirez celui-ci le plus souvent possible.

COMPLÉMENT EN OLIGOÉLÉMENTS

Prenez le matin à jeun 1 dose de **cuivre-or-argent**, *le temps nécessaire.*

Vous pouvez donner à un enfant de plus de 6 ans l'un ou l'autre des traitements ci-dessous.

PHYTOTHÉRAPIE

Par voie interne :

• **INFUSION**

pin sylvestre (bourgeons, 80 g),
thym (plante, 40 g) et
serpolet (plante, 30 g)

Mettez 20 g de ce mélange dans 1 litre d'eau bouillante et laissez infuser 10 minutes. Donnez 1 tasse de cette infusion 3 fois par jour, après le repas, jusqu'à amélioration des symptômes.

AROMATHÉRAPIE

Par voie externe :

- **DIFFUSEUR**

  HE d'origan (3 gouttes),
  HE de thym (3 gouttes) et
  HE de sarriette (3 gouttes)
  Mettez les huiles essentielles dans un diffuseur et allumez celui-ci 30 minutes avant de coucher votre enfant.

Broncho-pneumonie

Cette infection des alvéoles pulmonaires et des bronchioles s'accompagne d'une fièvre importante, d'une toux grasse et d'une gêne respiratoire manifeste.

Consultez impérativement au plus vite un médecin.

Brûlures

Il s'agit d'une lésion de la peau après contact avec une source de chaleur (liquides, soleil, électricité), une source de froid (glace, neige, neige carbonique) ou encore un produit toxique (produit ménager, soude caustique, etc.). Il existe trois degrés de gravité selon la profondeur et la taille de la brûlure. En cas d'atteinte du derme, les douleurs peuvent être très vives.

Toute brûlure étant une porte d'entrée aux infections, désinfectez-la avant toute chose. Si elle n'est pas superficielle (deuxième ou troisième degré), consultez tout de suite un médecin.

Si la brûlure est légère, vous pouvez suivre le traitement ci-dessous.

PHYTOTHÉRAPIE

Par voie externe :

- **COMPRESSES AVEC TM**

  calendula
  Diluez 20 gouttes de teinture mère dans un verre d'eau bouillie ou minérale et imbibez-en une compresse, posez-la sur la brûlure et laissez-la en place 15 minutes. Renouvelez l'application de 3 à 4 fois par jour, jusqu'à guérison.

AROMATHÉRAPIE

Par voie externe :

HE de lavande (5 gouttes) et
HE de camomille (5 gouttes)
Vous pouvez ajouter ces huiles essentielles au mélange précédent avant de poser la compresse, son efficacité sera augmentée.

Brûlures d'estomac

■ *Voir Estomac (troubles de l')*

Brûlures urinaires

■ *Voir Cystite*

Bursite

■ *Voir Hygroma*

Calcul de la vésicule biliaire

Il se forme parfois dans les voies hépatiques une ou plusieurs concrétions (amas de petits cailloux) provenant de la bile. Tant que ce calcul ne s'engage pas dans le canal qui relie la vésicule à l'intestin (canal cholédoque), aucun symptôme ne révèle sa présence. Mais quand il vient se loger dans le canal cholédoque, il provoque de vives douleurs : ce sont les coliques hépatiques. Elles peuvent être à l'origine de complications (cholécystite) qui nécessitent un acte chirurgical.

Consultez un médecin.

TRAITEMENTS

Le traitement est uniquement allopathique ou chirurgical.

Calcul rénal

Parfois, il se forme à l'intérieur du rein un « gravier », concrétion d'éléments contenus dans les urines (carbonate de calcium, urate, oxalate). Quand ce calcul vient se loger dans l'uretère (canal allant du rein à la vessie), d'importantes douleurs à caractère spasmodique apparaissent qui ne cessent que lorsque le calcul arrive dans la vessie : ce sont les coliques néphrétiques. Si le calcul n'est pas évacué, il peut occasionner des troubles fonctionnels ou des lésions graves au rein, aussi est-il nécessaire de le faire enlever. Deux méthodes sont possibles : l'intervention chirurgicale ou l'éclatement du calcul à l'aide d'un lithotripteur (appareil produisant une onde de choc).

Un calcul nécessite de consulter le plus rapidement possible.

Le traitement préventif, chez les personnes sujettes à ce trouble, consiste à boire abondamment de l'eau ou, ce qui est mieux, la tisane ci-dessous.

PHYTOTHÉRAPIE

Par voie interne :

- **INFUSION**

  cerise (queues, 30 g)

  Mettez les queues dans 1 litre d'eau bouillante et laissez infuser 10 minutes. Prenez 1 tasse de cette infusion 3 fois par jour, après le repas, jusqu'à amélioration.

Calvitie

■ *Voir Alopécie*

Candidose

Il s'agit d'une inflammation à l'intérieur de la bouche due au développement du *Candida albicans* (levure). La candidose se traduit par des taches blanches et petites, qui peuvent s'étendre n'importe où sur la muqueuse (langue, palais, intérieur des joues, voire gorge) et gêner l'absorption de nourriture.

Chez l'enfant, la candidose est appelée muguet. Hormis la bouche, cette mycose peut également se constater au niveau des plis cutanés et des ongles.

Si votre enfant à un muguet buccal, il est normal qu'il ait du mal à manger. Aussi, ne laissez pas l'affection s'installer, sans quoi l'enfant risque de refuser toute alimentation.
Consultez rapidement un médecin, qui vous prescrira un traitement. Pensez également à supprimer la carotte des menus : elle favorise le développement du *Candida albicans*.
En attendant de consulter, vous pouvez suivre l'un ou l'autre des traitements ci-dessous.

PHYTOTHÉRAPIE

Par voie externe (chez l'enfant de plus de 3 ans) :

- **BAINS**

  noyer (extrait de feuilles de noyer)
  Prenez ou donnez à votre enfant 3 ou 4 fois par semaine un bain dans lequel vous aurez versé de 2 à 3 bouchons d'extrait de feuilles de noyer acheté dans une herboristerie.

AROMATHÉRAPIE

Par voie externe (chez l'enfant de plus de 5 ans) :

  HE d'arbre à thé (4 gouttes)
  Mélangez cette huile essentielle à 1 cuillerée à soupe d'huile d'amande douce et appliquez 3 fois par jour un peu de ce mélange sur les zones à traiter, jusqu'à amélioration.

Carie dentaire

C'est une atteinte de la dent entraînant une lésion de sa structure. La carie attaque d'abord l'émail – un petit point noir apparaît – puis, si elle n'est pas soignée, la pulpe. Une alimentation riche en sucres de tout genre (boissons sucrées, confiseries, etc.) ainsi qu'une mauvaise hygiène de la bouche en sont responsables.

Une dent cariée est sensible au chaud et au froid. La présence d'une carie nécessite de consulter un dentiste.

Pour prévenir la formation de caries, il est indispensable d'apprendre à votre enfant, dès l'âge de deux ans et demi, à bien se laver les dents et d'éviter une consommation excessive d'aliments sucrés. Emmenez-le une fois par an chez le dentiste pour vérifier sa dentition.
Si vous souffrez d'une carie, vous pouvez, en attendant de voir le dentiste, suivre l'un ou l'autre des traitements proposés.

PHYTOTHÉRAPIE

Par voie interne :

- **GÉLULES**

  prêle
  Prenez 2 gélules le midi et le soir au moment des repas.

Par voie externe :

- **BAINS DE BOUCHE AVEC INFUSION**

  tanaisie (fleurs, 50 g) et
  grand plantain (feuilles, 50 g)
  Mettez 20 g de ce mélange dans 1 litre d'eau bouillante et laissez infuser 10 minutes. Pratiquez un bain de bouche avec 1 tasse de cette infusion, 3 fois par jour.

AROMATHÉRAPIE

Par voie externe :

HE de girofle (3 gouttes) et
HE de sauge (3 gouttes)
Posez sur la dent douloureuse un petit coton imbibé des huiles essentielles. Laissez en place une dizaine de minutes et renouvelez l'application aussi souvent que possible.

COMPLÉMENT EN OLIGOÉLÉMENTS

Prenez le matin à jeun 1 dose de **fluor***, jusqu'à l'adolescence.*

Chez l'enfant, c'est le médecin qui, en fonction de l'âge, pourra prescrire le bon dosage.

Cataracte

Cette affection des yeux, qui se traduit par une opacité du cristallin, vient le plus souvent avec l'âge.

Ce trouble ophtalmologique nécessite une consultation spécialisée.

TRAITEMENTS

Il est le plus souvent chirurgical.

Cauchemar et terreurs nocturnes

Le cauchemar et les terreurs nocturnes, plus spécifiques à l'enfant, sont des mauvais rêves pouvant interrompre le sommeil. S'alimenter légèrement au dîner ou ne pas avoir de discussions stressantes juste avant le coucher sont des règles simples qui permettent de les éviter.

Lorsqu'ils sont anxieux (entrée à l'école, période de contrôle, climat familial agité), les enfants sont souvent sujets aux cauchemars. Si le vôtre se réveille en pleine nuit à la suite d'un mauvais rêve et vient vous voir, surtout ne le grondez pas, mais faites-lui raconter sa peur et rassurez-le en lui parlant doucement. Évitez cependant qu'il finisse sa nuit dans votre lit, car il risquerait d'y prendre goût !

Si la période de réveils nocturnes perdure, consultez un médecin.

Si les cauchemars sont fréquents, prenez l'un ou l'autre des traitements proposés.

PHYTOTHÉRAPIE

Par voie interne :

- **INFUSION**

aubépine (fleurs, 50 g),
ballote noire (fleurs, 40 g),
lotier corniculé (fleurs, 40 g),
passiflore (fleurs, 30 g) et
tilleul (fleurs et bractées, 20 g)
Mettez 20 g de ce mélange dans 1 litre d'eau bouillante et laissez infuser 10 minutes. Donnez 1 tasse de cette infusion 3 fois par jour, après le repas.

- **TM**

lavande
Prenez 2 fois par jour au moment du repas 20 gouttes de teinture mère diluées dans un grand verre d'eau minérale, jusqu'à amélioration.

AROMATHÉRAPIE

Par voie externe :

HE de marjolaine (4 gouttes) et
HE de basilic (4 gouttes)
Versez les huiles essentielles dans le diffuseur et allumez-le 30 minutes avant de vous coucher.

Si l'enfant traverse une période de terreurs nocturnes, adoptez le traitement suivant.

PHYTOTHÉRAPIE

Par voie interne :

- **SIROP**
  fleur d'oranger
  De 3 à 6 ans, donnez 2 cuillerées à café de sirop (3 cuillerées au-dessus de 6 ans) 1/2 heure avant le coucher.

Cellulite

Cette inflammation du tissu sous-cutané entraîne une augmentation du volume du tissu graisseux et une rétention d'eau, conférant un aspect de peau d'orange. Une mauvaise circulation sanguine est le plus souvent en cause, mais il existe des facteurs aggravants (vie sédentaire, mauvaise alimentation, tabac, alcool, etc.). La cellulite vient souvent se loger sur les hanches, à l'intérieur des genoux, sur le haut des bras, et surtout à l'extérieur des cuisses formant la fameuse culotte de cheval, véritable hantise des femmes. Une fois installée, elle est très difficile à faire partir et une liposuccion (aspiration de la graisse par un acte chirurgical) peut, dans certains cas, être envisagée.
Si vous constatez un début de cellulite, prenez l'un ou l'autre des traitements proposés.

PHYTOTHÉRAPIE

Par voie interne :

- **INFUSION**
  pissenlit (feuilles, 30 g),
  piloselle (plante, 60 g),
  achillée millefeuille (fleurs, 50 g) et
  artichaut (feuilles, 10 g)
  Mettez 20 g de ce mélange dans 1 litre d'eau bouillante et laissez infuser 10 minutes. Prenez 1 tasse de cette infusion 3 fois par jour, après le repas, jusqu'à amélioration.
- **DÉCOCTION**
  vigne rouge (feuilles, 50 g) et
  renouée-des-oiseaux (plante, 40 g)
  Mettez 20 g de ce mélange dans 1 litre d'eau froide, faites bouillir 20 minutes puis laissez infuser 5 minutes, filtrez. Prenez 1 tasse de cette décoction 3 fois par jour, après le repas, jusqu'à amélioration.
- **GÉLULES**
  marc de raisin ou pissenlit
  Prenez 2 gélules le midi et le soir au moment du repas, jusqu'à amélioration.

Par voie externe :

- **COMPRESSES**

  lierre commun (feuilles, 300 g)
  Hachez les feuilles, posez-les comme une compresse sur les parties concernées et laissez-les en place au moins 30 minutes. Faites 3 applications par jour, jusqu'à amélioration.

AROMATHÉRAPIE

Par voie interne :

HE d'origan (3 gouttes) et
HE de citronnelle (2 gouttes)
Prenez, matin, midi et soir, les huiles essentielles mélangées à 1 cuillerée à café de miel, ou dans un verre d'eau ou une tasse de tisane, jusqu'à amélioration.

COMPLÉMENT EN OLIGOÉLÉMENTS

Prenez le matin à jeun 1 dose de **fluor**, *pendant le temps nécessaire.*

CONSEIL

Procédez à des drainages lymphatiques des jambes et des cuisses et à des massages avec des crèmes phytocosmétiques à base notamment de lierre, vigne rouge et plantes riches en caféine.
D'un point de vue alimentaire, veillez à ne pas trop saler les aliments, buvez abondamment et bannissez le grignotage.

Céphalée

Couramment appelé mal de tête, ce trouble résulte d'une alimentation déséquilibrée, d'une vie trop agitée ou stressante.

Si vous êtes sujet à des céphalées de façon fréquente et sans cause évidente, consultez un médecin, elles peuvent être le symptôme d'un autre trouble. Pour faire disparaître un mal de tête, prenez l'un ou l'autre des traitements proposés.

PHYTOTHÉRAPIE

Par voie interne :

- **INFUSION**

  livèche (graines, 30 g),
  menthe poivrée (feuilles, 50 g),
  passiflore (fleurs, 30 g) et
  romarin (sommités fleuries, 30 g)
  Mettez 20 g de ce mélange dans 1 litre d'eau bouillante et laissez infuser 10 minutes. Donnez 1 tasse de cette infusion 3 fois par jour, après le repas, jusqu'à amélioration.

- **GÉLULES**

  pavot de Californie
  Prenez 2 gélules le midi et le soir, au moment du repas.

AROMATHÉRAPIE

Par voie interne (chez l'adulte et l'enfant de plus de 5 ans) :

HE de basilic (2 gouttes) et
HE de citron (3 gouttes)
Prenez, matin, midi et soir, les huiles essentielles mélangées à 1 cuillerée à café de miel, ou dans un verre d'eau ou une tasse de tisane, jusqu'à amélioration.

Complément en oligoéléments

Prenez le matin à jeun 1 dose de **lithium***, pendant le temps nécessaire.*

CONSEIL

Veillez à avoir une alimentation équilibrée et évitez les excitants.

Cernes

Marques de couleur bleuâtre entourant les yeux, les cernes traduisent souvent un état de fatigue générale ou tout simplement un manque de sommeil.
Si vous avez des cernes, suivez le traitement ci-dessous.

Phytothérapie

Par voie externe :

- **COMPRESSES AVEC INFUSION**
  romarin (sommités, 60 g), **bleuet** (fleurs, 60 g) et **rose** (pétales, 60 g)
  Mettez 20 g de ce mélange dans 1 litre d'eau bouillante et laissez infuser 8 minutes. Imbibez une compresse de cette infusion tiédie, puis posez-la sur l'œil fermé et laissez-la en place environ 20 minutes. Faites 2 applications de compresse par jour, matin et soir, jusqu'à disparition des cernes.

Chalazion

C'est un petit kyste qui se forme au niveau du bord de la paupière, plus exactement à la racine d'un cil.

Un chalazion, lorsqu'il est constitué, nécessite une ablation par un acte chirurgical. Consultez un ophtalmologiste.
Si un chalazion commence à se former, vous pouvez, pour le résorber, suivre l'un ou l'autre des traitements proposés.

Phytothérapie

Par voie externe :

- **POMMADE**
  calendula
  Appliquez 3 fois par jour un peu de pommade sur la paupière, jusqu'à disparition.
- **BAINS D'ŒIL AVEC INFUSION**
  alchémille (plante, 20 g)
  Mettez la plante dans 1 litre d'eau bouillante et laissez infuser 15 minutes. Imbibez une compresse de cette infusion tiédie et posez-la sur la paupière. Laissez-la en place environ 20 minutes. Faites 3 applications de compresse par jour, jusqu'à régression.

Complément en oligoéléments

Prenez le matin à jeun 1 dose de **cuivre***, pendant le temps nécessaire.*

Chaude-pisse

■ *Voir Blennorragie*

Cheveux cassants/gras/secs

Les cheveux peuvent être de différentes natures, cassants, gras ou secs. Dans tous les cas, il importe de faire des soins adaptés à la nature des cheveux, et s'ils sont fragiles, de prendre systématiquement un shampooing pour bébé.
Selon le type de vos cheveux, vous pouvez prendre l'un des traitements suivants.

CHEVEUX CASSANTS/NORMAUX

La fragilité du cheveu peut être due à un mauvais état général (fatigue, maladies, traitements médicamenteux, etc.).

sauge (feuilles, 50 g),
romarin (feuilles, 50 g),
camomille (fleurs, 50 g) et
grande ortie (feuilles, fruits et racines, 50 g)

Mettez les plantes dans 1 litre d'eau bouillante, laissez infuser 30 minutes hors du feu, filtrez et laissez tiédir avant utilisation. Faites 2 fois par semaine un shampooing doux en rinçant avec cette infusion.

CHEVEUX GRAS

C'est surtout au moment de la puberté que les cheveux sont gras, en raison, comme pour l'acné, d'une sécrétion excessive de sébum.

rassoul (1 cuillerée à soupe),
HE de cèdre (10 gouttes) et
HE de lavande (8 gouttes)

Diluez les huiles essentielles et la poudre dans un bol rempli aux deux tiers d'eau bouillante. Laissez tiédir avant utilisation. Faites 2 fois par semaine un shampooing avec cette préparation, jusqu'à amélioration.

CHEVEUX SECS

À l'inverse du cheveu gras, le cheveu sec traduit un manque d'activité des glandes sébacées du cuir chevelu.

HE de romarin (10 gouttes) et
HE de citron (6 gouttes)

Procédez 1 fois par semaine à un shampooing avec la préparation suivante :
Faites fondre une poignée de paillettes de savon de Marseille dans un bol rempli aux deux tiers d'eau bouillante puis diluez-y les huiles essentielles. Laissez tiédir avant utilisation. Faites 1 shampooing par semaine avec cette préparation, jusqu'à amélioration.

CONSEIL

Méfiez-vous des teintures et faites toujours un essai au préalable, un œdème de Quincke étant à craindre en cas d'allergie.

Cheveux (chute des)

■ *Voir Alopécie,*
Pelade nerveuse

Cholestérol (excès de)

■ *Voir Cholestérolémie*

Cholestérolémie

Un taux élevé de mauvais cholestérol dans le sang est souvent responsable de maladies cardio-vasculaires. Ce mauvais cholestérol, en se déposant sur les parois des artères, les bouche peu à peu. Il importe donc de faire régulièrement des examens sanguins pour surveiller son évolution.

Si vos analyses sanguines montrent un taux de cholestérol élevé, consultez un médecin.

TRAITEMENTS

■ *Voir Athérosclérose*

CONSEIL

Évitez les graisses, l'alcool, le tabac, le beurre cuit et préférez les margarines et les huiles. Mangez des poissons (même très gras) le plus souvent possible, car ils sont riches en oméga-3, des substances qui favorisent l'augmentation du bon cholestérol (HDL) dans l'organisme au détriment du mauvais (LDL).

Cicatrices

Lorsque la peau a subi une lésion (blessure, opération chirurgicale, etc.), une zone de tissu fibreux se forme à l'endroit où la plaie se referme. Chez certaines personnes, en cicatrisant, la peau bourgeonne, provoquant ainsi un bourrelet disgracieux : c'est une cicatrice vicieuse, ou chéloïde.

TRAITEMENTS

L'homéopathie propose des remèdes en prévention des cicatrices disgracieuses.

CONSEIL

Une cicatrice récente ne doit jamais être exposée au soleil. Protégez-la toujours soit par une couche de crème écran total soit par un petit pansement si elle n'est pas trop importante.

Cinquième maladie

Cette affection enfantine sans gravité particulière se traduit par une éruption de petits boutons rouges, semblable à ceux de la rubéole, parfois accompagnée de fièvre.

La cinquième maladie est contagieuse : aussi, gardez votre enfant au chaud quelques jours en évitant qu'il ne soit au contact d'autres enfants.

TRAITEMENTS

L'homéopathie peut être bénéfique.

Circulation sanguine (troubles de la)

Ils peuvent être variés : varices, hémorroïdes, artérite, athérosclérose, etc., avec des origines multiples (cholestérolémie, artériosclérose, troubles respiratoires, tabagisme, etc.).

Consultez un médecin, qui recherchera la cause et prescrira les examens nécessaires ou le traitement adapté.

Claquage musculaire

Lors d'un effort physique intense, les fibres musculaires peuvent se distendre (tendinite) ou se rompre : il s'agit alors d'un claquage, parfois très douloureux, qui impose de mettre le muscle au repos pendant quelque temps. Les muscles les plus souvent concernés sont ceux des membres, parfois du ventre.

Pour soulager la douleur, vous pouvez adopter l'un ou l'autre des traitements proposés.

PHYTOTHÉRAPIE

Par voie externe :

- **CATAPLASME**

  lierre commun (feuilles hachées, 100 g),
  chou (feuilles froissées, 100 g)
  Mélangez toutes les feuilles ensemble et appliquez-les en cataplasme sur le muscle malade. Laissez-les en place environ 30 minutes. Procédez à 3 applications par jour, jusqu'à guérison.

AROMATHÉRAPIE

Par voie externe :

- **MASSAGES**

  HE de marjolaine (8 gouttes),
  HE d'eucalyptus (8 gouttes) et
  HE de romarin (8 gouttes)
  Diluez les huiles essentielles dans 2 cuillerées à soupe d'huile d'amande douce et massez doucement la zone douloureuse avec ce mélange. Procédez ainsi 3 fois par jour, jusqu'à guérison.

Claustrophobie

C'est la peur d'être enfermé. En milieu clos (avion, cinéma, pièce fermée, etc.), certaines personnes sont assaillies par une sensation d'angoisse extrêmement forte. Outre les traitements relatifs à l'angoisse, des séances de relaxation ou une psychothérapie comportementale peuvent aider à mieux gérer cette phobie.

TRAITEMENTS

■ *Voir Anxiété, Angoisse*

Colère et irritabilité

La colère ou l'irritabilité en certaines circonstances n'ont rien d'anormal. En revanche, si elles se manifestent sans aucun motif ou encore de manière disproportionnée, elles doivent inciter à consulter : ces sautes d'humeur intempestives risquent en effet de gâcher la vie de leur auteur et de son entourage.
Si vous êtes colérique ou irritable, vous pouvez suivre l'un ou l'autre des traitements ci-dessous.

PHYTOTHÉRAPIE

Par voie interne :

- **INFUSION**

  tilleul (bractées, 20 g),
  aubépine (fleurs, 40 g),
  passiflore (fleurs, 30 g) et
  aspérule odorante (fleurs, 40 g)
  Mettez 20 g de ce mélange dans 1 litre d'eau bouillante et laissez infuser 10 minutes. Prenez 1 tasse de cette infusion 3 fois par jour, après le repas.

- **GÉLULES**

  aubépine
  Prenez 2 gélules le midi et le soir, au moment du repas, jusqu'à amélioration.

AROMATHÉRAPIE

Par voie externe :

HE de lavande (8 gouttes)
Diluez l'huile essentielle dans 2 cuillerées à soupe d'huile d'amande douce. Procédez matin et soir à un massage des épaules et du dos avec cette préparation.

COMPLÉMENT EN OLIGOÉLÉMENTS

Prenez le matin à jeun 1 dose de **lithium***, pendant le temps nécessaire.*

CONSEIL

Veillez à avoir une alimentation équilibrée riche en fruits frais et secs, et évitez les excitants et les épices. Vous pouvez par ailleurs essayer des séances de gymnastique douce ou de relaxation, comme le yoga. Si cela reste sans effets, consultez votre médecin : une psychothérapie est peut-être à envisager.

On préférera un traitement homéopathique chez l'enfant.

Colique

Les douleurs spasmodiques au niveau du ventre sont la conséquence d'une distension, de contractions ou d'irritations importantes des intestins. Elles peuvent avoir des origines multiples (diarrhée, constipation, gastro-entérite, mais aussi occlusion intestinale, etc.) et constituent parfois une urgence.

Si vous ignorez la cause de vos coliques et ne constatez aucune amélioration rapide, consultez impérativement un médecin.

TRAITEMENTS

Ils sont ceux de la cause.

On préférera un traitement homéopathique chez l'enfant.

Colique néphrétique

■ *Voir Calcul rénal*

Colique du nourrisson

Comme pour l'adulte, il s'agit de douleurs spasmodiques au niveau du ventre, avec ou sans fièvre, accompagnant souvent une diarrhée plus ou moins abondante. Elle apparaît brutalement lors d'une poussée dentaire ou d'un coup de chaleur, par exemple.

Lorsque la diarrhée est forte, il y a risque de déshydratation : consultez impérativement un médecin.

TRAITEMENTS

L'homéopathie peut être bénéfique.

CONSEIL

Un bébé qui pleure sans avoir de diarrhée peut avoir simplement mal au ventre. Cela peut se produire après le biberon ; dans ce cas, massez-lui doucement le ventre ou installez-le dans la position qui lui convient le mieux (à plat ventre sur vos genoux, par exemple).

Colite

Cette inflammation du côlon s'exprime généralement par des douleurs spasmodiques, une alternance d'épisodes de diarrhée et de constipation, accompagnés de ballonnements intestinaux.

Bien que bénigne, une colite nécessite de consulter un médecin si vous ne constatez pas d'amélioration malgré le traitement.

La colite chronique nécessite un traitement médical de fond que le médecin seul peut prescrire, au cas par cas.

TRAITEMENTS

■ *Voir Ballonnements abdominaux, Constipation, Diarrhée*

CONSEIL

Une alimentation adaptée à la sensibilité intestinale de chacun est la meilleure garantie.

Comédons

■ *Voir Acné*

Compère-loriot

■ *Voir Orgelet*

Condylome génital

Il s'agit d'excroissances de la peau ou des muqueuses au niveau des parties anales et génitales (anus, vulve, vagin, col de l'utérus, verge, testicules). Ces petites tumeurs, totalement indolores et le plus souvent sans gravité, sont sexuellement transmissibles.

En raison de la nature contagieuse du condylome, une consultation chez un médecin s'impose.

TRAITEMENTS

Le médecin prescrira le traitement adéquat : laser, électrocoagulation.

Conjonctivite

D'origine virale, bactérienne ou allergique ou bactérienne, cette affection touche la conjonctive (partie blanche qui recouvre l'œil), et se traduit par une rougeur de l'œil, une sensation de grain de sable, des démangeaisons, parfois un écoulement purulent au coin de l'œil. Elle peut accompagner des troubles ORL (rhinopharyngite, rhinite, etc.).

Si votre enfant présente les signes d'une conjonctivite, avec des paupières collées le matin, consultez un médecin qui lui prescrira un collyre et l'orientera si nécessaire vers un spécialiste. Pensez à vous faire établir un certificat médical : en raison du caractère parfois contagieux de ce trouble, l'enfant peut se voir refuser l'accès à l'école ou à la crèche jusqu'à la fin de sa maladie.

La conjonctivite peut se guérir avec l'un ou l'autre des traitements proposés.

PHYTOTHÉRAPIE

Par voie externe :

- **BAINS OCULAIRES AVEC INFUSION**
  alchémille (plante, 100 g) et
  sureau (fleurs, 50 g)
  Mettez 20 g de ce mélange dans 1 litre d'eau bouillante et laissez infuser 15 minutes. Quand l'infusion a refroidi, faites un bain d'œil avec une œillère pendant environ 15 minutes 3 fois par jour, jusqu'à amélioration.

• **BAINS OCULAIRES AVEC DÉCOCTION**

bleuet (fleurs, 40 g) et
euphraise (fleurs, 40 g)
Mettez 20 g de ce mélange dans 1 litre d'eau froide, faites bouillir 15 minutes puis laissez infuser 5 minutes, filtrez. Quand l'infusion a refroidi, faites un bain d'œil avec une œillère pendant environ 15 minutes 3 fois par jour, jusqu'à amélioration.

• **GÉLULES (réservé à l'adulte)**

harpagophytum ou cassis
Prenez 2 gélules, 2 fois par jour au moment du repas, jusqu'à guérison.

COMPLÉMENT EN OLIGOÉLÉMENTS

Prenez le matin à jeun 1 dose de **cuivre**, *pendant le temps nécessaire.*

CONSEIL

Lors des soins, veillez à nettoyer doucement au préalable chaque œil avec du sérum physiologique ou de l'eau bouillie et tiède. Utilisez impérativement un nouveau coton pour chaque œil afin de ne pas passer l'infection d'un œil à l'autre.

Constipation

Elle se traduit par des selles rares, dures et non quotidiennes. Une constipation chronique résulte souvent d'une vie trop sédentaire et d'une alimentation déséquilibrée (manque de légumes verts et de fibres).

Si malgré une alimentation riche en fibres et cellulose (fruits, légumes verts, etc.) et la reprise d'une activité physique, la constipation ne cède pas, consultez un médecin, qui déterminera la cause. Pour combattre une constipation occasionnelle, vous pouvez adopter l'un ou l'autre des traitements proposés.

PHYTOTHÉRAPIE

Par voie interne (réservé à l'adulte) :

• **INFUSION**

framboisier (feuilles, 30 g),
serpolet (sommités fleuries, 20 g)
Mettez les plantes dans 1 litre d'eau bouillante et laissez infuser 15 minutes. Prenez 1 tasse de cette infusion, 3 fois par jour après le repas, jusqu'à amélioration.

• **DÉCOCTION**

aigremoine (sommités fleuries, 15 g) et **sureau** (baies, 15 g)
Mettez les plantes dans 1 litre d'eau froide, faites bouillir 3 minutes puis laissez infuser 5 minutes, filtrez. Prenez 1 tasse de cette décoction 3 fois par jour après le repas, jusqu'à amélioration.

• **GÉLULES**

artichaut
Prenez 2 gélules le midi et le soir, au moment du repas, jusqu'à amélioration.

AROMATHÉRAPIE

Par voie interne (chez l'adulte et l'enfant de plus de 5 ans) :

HE de romarin (2 gouttes)
Prenez 4 fois par jour l'huile essentielle mélangée à 1 cuillerée à café de miel, ou dans un verre d'eau ou une tasse de tisane, jusqu'à amélioration.

COMPLÉMENT EN OLIGOÉLÉMENTS

Prenez le matin à jeun 1 dose de **nickel-cobalt**, *pendant le temps nécessaire.*

CONSEIL

Buvez abondamment et mangez de la salade et des pommes en grande quantité ainsi que de la compote mixte de pruneaux et de rhubarbe, assaisonnez les plats d'huile d'olive et proscrivez le chocolat.

Le traitement de la constipation chez l'enfant est essentiellement alimentaire. Donnez du jus d'orange et proscrivez les boissons gazeuses et sucrées, notamment le Coca-Cola. Veillez à ce que l'enfant mange suffisamment de légumes verts et proposez-lui une pomme au goûter. Consultez si le trouble persiste.

Contracture

■ *Voir Crampe musculaire*

Contusion

Ce petit traumatisme consécutif à un coup se traduit par un bleu ou une bosse. La peau d'abord rouge vire au bleu, puis selon l'importance du choc peut devenir violette. La contusion disparaît spontanément au bout de quelques jours.

Par ailleurs, si le coup a été reçu à la tête et qu'il s'accompagne de somnolence et de vomissements, consultez d'urgence un médecin.

Pour soigner une contusion, adoptez l'un ou l'autre des traitements ci-dessous.

PHYTOTHÉRAPIE

Par voie externe :

- Si l'endroit de la contusion ne présente ni plaie ni écorchure :

• **POMMADE OU GEL**

arnica

Massez doucement la zone contusionnée 3 fois par jour avec un peu de pommade ou de gel, jusqu'à guérison.

- Si la contusion est importante :

• **COMPRESSES**

TM d'arnica (40 gouttes) et
TM de rue (40 gouttes)

Dans un verre d'eau bouillie, mélangez les teintures mères indiquées, imbibez une compresse de cette préparation et posez-la sur la zone contusionnée. Laissez-la en place environ 20 minutes. Renouvelez l'application 3 fois par jour, jusqu'à guérison.

Convalescence

Cette période intermédiaire entre la maladie et le retour à une santé générale satisfaisante se traduit par un état de grande fatigue.

Pour vous aider à récupérer plus vite, vous pouvez prendre l'un ou l'autre des traitements proposés.

Phytothérapie

Par voie interne :

- **INFUSION**

  calament (fleurs, 20 g),
  coriandre (graines, 40 g) et
  églantier (feuilles et fleurs, 50 g)
  Mettez 20 g de ce mélange dans 1 litre d'eau bouillante et laissez infuser 10 minutes. Prenez 1 tasse de cette infusion, 3 fois par jour après le repas, pendant la période de convalescence.

- **DÉCOCTION**

  raifort (racines broyées, 15 g) et
  gentiane jaune (racines broyées, 15 g)
  Mettez les racines dans 1 litre d'eau froide, faites bouillir 10 minutes puis laissez infuser 10 minutes, filtrez. Prenez 1 tasse de cette décoction 3 fois par jour après le repas, pendant la période de convalescence.

- **VIN**

  patience crépue (racine, 10 g),
  orange amère (écorces, 10 g),
  quinquina (écorces, 5 g),
  gentiane jaune (racine, 5 g),
  mélisse (sommités fleuries, 5 g),
  cannelle de Ceylan (écorces, 5 g) et
  1 **gousse de vanille** fendue en deux
  Mettez les plantes dans 1 litre de bon vin rouge (bordeaux) et laissez macérer 10 jours. Prenez 1 verre à liqueur en apéritif avant le déjeuner et le dîner, pendant la période de convalescence.

- **GÉLULES**

  cerfeuil ou menthe poivrée
  Prenez 2 gélules au moment des repas, matin, midi et soir, pendant la période de convalescence.

Aromathérapie

Par voie interne (chez l'adulte et l'enfant de plus de 5 ans) :

HE de cannelle de Ceylan (2 gouttes),
HE de citron (3 gouttes) et
HE de sarriette (2 gouttes)
Prenez, matin, midi et soir, les huiles essentielles mélangées à 1 cuillerée à café de miel, ou dans un verre d'eau ou une tasse de tisane, pendant la période de convalescence.

Complément en oligoéléments

Prenez le matin à jeun 1 dose de **manganèse-cuivre**, *pendant le temps nécessaire.*

CONSEIL

Veillez à avoir une alimentation bien équilibrée et riche en fruits frais et secs.

Convulsions

Les jeunes enfants jusqu'à 3 ans environ peuvent être sujets à ce trouble grave, se traduisant par une série de contractions brutales et involontaires, avec ou sans perte de connaissance. Les convulsions peuvent survenir à l'occasion une forte fièvre (40 °C) ou lors d'un traumatisme ou d'un épisode de déshydratation.

Si votre enfant fait des convulsions, appelez un médecin en urgence.

CONSEIL

En attendant l'arrivée du médecin, mettez l'enfant dans un endroit calme et installez-le sur le côté pour l'aider à mieux respirer. S'il a de la fièvre, découvrez-le et enveloppez-le dans un linge humide et frais.

Coqueluche

Cette maladie infantile, très contagieuse, se traduit par une toux ressemblant au « chant du coq », avec des quintes suffocantes qui peuvent aller jusqu'à faire vomir l'enfant. La coqueluche en soi n'est pas grave mais peut néanmoins entraîner des séquelles pulmonaires.

Une consultation chez le médecin est plus prudente.

Aujourd'hui, les bébés sont généralement vaccinés contre la coqueluche, le vaccin étant associé à celui du tétanos et de la diphtérie.

PHYTOTHÉRAPIE

Par voie interne (à partir de 6 ans) :

- **INFUSION**

  ballote noire (fleurs, 30 g) et
  basilic (feuilles et fleurs, 40 g)
  Mettez 20 g de ce mélange dans 1 litre d'eau bouillante et laissez infuser 10 minutes. Donnez 1 tasse de cette infusion 3 fois par jour, après le repas, jusqu'à guérison.

CONSEIL

Pour éviter les vomissements qui peuvent survenir lors d'une quinte de toux, il est préférable de donner à l'enfant des petites rations alimentaires, en plusieurs fois.

Cor au pied

Cette callosité sur l'orteil est due au frottement de la chaussure. Elle peut susciter une vive douleur quand on appuie dessus. Si vous avez un cor au pied, suivez l'un des traitements ci-dessous.

PHYTOTHÉRAPIE

Par voie externe :

- **TM**

  thuya du Canada
  Appliquez le matin un peu de teinture mère, puis procédez à un massage doux.

AROMATHÉRAPIE

Par voie externe :

HE d'ail (5 gouttes)
Le soir, appliquez un peu d'huile essentielle pure sur le cor, en massant légèrement.

CONSEIL

Éliminez la cause du frottement.

Coryza

■ *Voir Rhinite*

Coup

■ *Voir Contusion*

Coup de chaleur

Secondaire à une exposition prolongée au soleil, à la réverbération ou à la chaleur dans un endroit clos en été (voiture), le coup de chaleur se traduit par une forte fièvre, une déshydratation et parfois des vomissements. Chez les bébés, les enfants et les personnes âgées, il peut avoir de lourdes conséquences.

Chez l'enfant de moins de 2 ans, la régulation thermique du corps est encore mal assurée. Le coup de chaleur est donc à redouter car il y a un risque de déshydratation extrêmement important. Quand il fait chaud, veillez à mettre votre enfant dans un endroit frais et aéré et à le faire boire abondamment.

Un bébé victime d'un coup de chaleur doit immédiatement être conduit à l'hôpital. En attendant, donnez-lui abondamment à boire.

Coup de soleil

Il s'agit d'une brûlure plus ou moins forte, suite à une exposition au soleil. Le coup de soleil se traduit par une peau rouge, parfois avec des cloques. Toutes les peaux ne réagissent pas de la même manière, les blanches étant plus fragiles que les mates. Prenez l'habitude d'utiliser une crème solaire filtrante à indice maximal, qui assure normalement une bonne protection de la peau, et de vous abriter sous un parasol à la plage.

Les bébés et les enfants ne doivent en aucun cas être exposés ; les coups de soleil attrapés dans l'enfance peuvent favoriser les cancers de la peau (mélanome) à l'âge adulte.

Si votre enfant présente des cloques sur la peau et a de la fièvre, consultez un médecin, un coup de chaleur n'étant pas non plus à exclure.

TRAITEMENTS

■ *Voir Brûlures*

Couperose

Dilatation inesthétique des capillaires (petits vaisseaux de la peau) au niveau du visage (pommettes, joues et ailes du nez), la couperose atteint plus particulièrement les femmes. Le tabac et des changements brusques de température favorisent son apparition.

Quand elle est déjà formée, la couperose est définitive et ne peut être traitée que par laser.

Si vous constatez un début de couperose, suivez l'un ou l'autre des traitements ci-dessous.

PHYTOTHÉRAPIE

Par voie interne :

• **GÉLULES**

hamamélis

Prenez 2 gélules le midi et le soir, au moment du repas, jusqu'à amélioration.

Par voie externe :

- **COMPRESSES AVEC DÉCOCTION**

  vigne rouge (feuilles, 100 g) et
  mauve (feuilles, 50 g)
  Mettez 20 g de ce mélange dans 1 litre d'eau froide, faites bouillir 15 minutes puis laissez infuser 5 minutes, filtrez. Imbibez une compresse de cette décoction, appliquez-la sur la zone couperosée et laissez-la en place 30 minutes. Faites 3 applications par jour, jusqu'à amélioration.

- **CATAPLASMES**

  aigremoine (feuilles, 40 g),
  myrtille (feuilles, 40 g),
  marronnier d'Inde (feuilles, 40) et
  guimauve (fleurs, 40 g)
  Écrasez les plantes, mélangez-les et posez-les en cataplasme sur la zone couperosée. Laissez-les en place 30 minutes. Faites un cataplasme 1 fois par jour, jusqu'à amélioration.

AROMATHÉRAPIE

Par voie externe :

HE de menthe poivrée (3 gouttes) et
HE d'immortelle des sables (3 gouttes)
Diluez les huiles essentielles dans 2 cuillerées à soupe d'huile d'amande douce et appliquez matin et soir un peu de ce mélange sur les zones atteintes, en massant doucement. Continuez le traitement jusqu'à amélioration.

CONSEIL

Évitez l'alcool et le tabac.

Coupure

C'est une plaie dans la peau, plus ou moins profonde, faite par un objet tranchant.

Avant toute chose, désinfectez la coupure et vérifiez que vous êtes à jour dans votre vaccination antitétanique.

Si elle est profonde (notamment à la main ou au pied), consultez un médecin, qui s'assurera que les tendons n'ont pas été touchés. Si nécessaire, il fera des points de suture.

PHYTOTHÉRAPIE

Par voie externe :

- **CATAPLASME**

  chou (feuilles, 20 g),
  citrouille (pulpe, 20 g),
  carotte (râpée, 20 g) et
  souci (fleur hachée, 20 g)
  Mélangez les plantes et posez-les en cataplasme sur la coupure. Laissez-les 20 minutes en place. Faites 3 applications par jour, jusqu'à guérison.

AROMATHÉRAPIE

Par voie externe :

HE de camomille (2 gouttes),
HE de lavande (2 gouttes) et
HE de balsamier (2 gouttes)
Diluez les huiles essentielles avec 2 cuillerées à soupe d'huile d'amande douce. Imbibez une compresse de ce mélange et posez-la sur la coupure. Laissez-la en place 10 minutes. Renouvelez 3 fois par jour, jusqu'à guérison.

Courbatures

C'est une sensation douloureuse au niveau d'un ou de plusieurs muscles, généralement après un effort physique. Les courbatures peuvent aussi apparaître en cas de fièvre ou de maladies comme la grippe.
Si vous avez des courbatures, quelle qu'en soit l'origine, adoptez l'un ou l'autre des traitements proposés.

PHYTOTHÉRAPIE

Par voie interne :

- **INFUSION**

  cassis (feuilles, 20 g)

  Mettez les plantes dans 1 litre d'eau bouillante et laissez infuser 10 minutes. Prenez 1 tasse de cette infusion 3 fois par jour, après le repas, jusqu'à amélioration.

AROMATHÉRAPIE

Par voie externe :

- **MASSAGES**

  HE de marjolaine (8 gouttes),
  HE d'eucalyptus (8 gouttes) et
  HE de romarin (8 gouttes)

  Diluez les huiles essentielles avec 2 cuillerées à soupe d'huile d'amande douce et procédez, 2 fois par jour, à un massage du dos, des épaules et des jambes avec ce mélange, jusqu'à disparition des courbatures.

- **BAINS ET/OU COMPRESSES**

  HE de camomille (20 gouttes),
  HE de romarin (20 gouttes) et
  HE lavande (20 gouttes)

  Diluez les huiles essentielles dans un verre à vin d'huile d'amande douce. Versez ce mélange dans l'eau à bonne température, remuez et glissez-vous dans le bain. Restez-y environ 20 minutes. Vous pouvez aussi imbiber des compresses chaudes de ce mélange et les appliquer sur les zones courbaturées 2 fois par jour, jusqu'à amélioration.

CONSEIL

Lorsque vous faites du sport, veillez à boire beaucoup pendant l'activité physique afin d'éviter la concentration d'acide urique dans les muscles.

Crampe musculaire

Cette contraction douloureuse, involontaire et soudaine d'un muscle, peut survenir aussi bien au repos que lors d'un effort physique. Une carence en certains minéraux (calcium, magnésium, etc.) en est souvent responsable.
Si vous avez une crampe musculaire, suivez le traitement ci-dessous.

AROMATHÉRAPIE

Par voie externe :

- **MASSAGES**

  HE de marjolaine (8 gouttes),
  HE d'eucalyptus (8 gouttes) et
  HE de romarin (8 gouttes)

Diluez les huiles essentielles dans 2 cuillerées à soupe d'huile d'amande douce. Puis massez le muscle douloureux avec cette préparation, jusqu'à disparition de la crampe.

COMPLÉMENT EN OLIGOÉLÉMENTS

Prenez le matin à jeun 1 dose de **magnésium**, *pendant le temps nécessaire.*

CONSEIL

Pour certains, la présence d'un savon de Marseille au pied du lit (entre les draps) est souveraine contre les crampes ; pour d'autres, ce sont les marrons qui remplissent le même office. Mais rien ne vaut une alimentation riche en magnésium (chocolat, fruits secs, bigorneaux, etc.).

Crevasses

Cette affection bénigne bien que douloureuse, généralement due au froid, se traduit par une fissure de la peau au niveau des mains, des pieds et des lèvres. En cas d'allaitement au sein, il est également possible d'avoir des crevasses au niveau du mamelon.

TRAITEMENTS

■ *Voir Engelures*

CONSEIL

Désinfectez toujours une crevasse avec soin pour éviter une infection. Si elle se situe au niveau d'une lèvre, évitez les aliments acides (citron, vinaigre, etc.).

Crise d'acétone

■ *Voir Acétone (crise d')*

Crise de foie

Un état nauséeux et parfois des vomissements résultent souvent d'une nourriture plus riche et plus importante qu'à l'ordinaire. Par ailleurs, certains aliments comme les œufs ou le chocolat peuvent, chez certaines personnes qui y sont particulièrement sensibles, déclencher une crise de foie.

TRAITEMENTS

■ *Voir Digestion difficile*

Croissance (troubles de la)

Durant les premières années de vie, l'enfant se développe de manière considérable en poids et en taille. Ensuite, à partir de 6 ans environ, il grandit au rythme de 5 centimètres par an environ, jusqu'à la puberté, où intervient un nouveau pic de croissance.

Surveiller le poids et la taille de l'enfant tous les 6 ou 12 mois permet de s'assurer qu'il se développe normalement.

Si vous avez un doute et trouvez que votre enfant ne grandit ou ne grossit pas assez, consultez un médecin.

Pour favoriser la croissance de votre enfant, adoptez l'un des traitements ci-dessous.

PHYTOTHÉRAPIE

Par voie interne (chez l'enfant à partir de 6 ans) :

- **INFUSION**

  églantier (baies, 50 g) et
  prunellier (fruits, 50 g)

Mettez 20 g de ce mélange dans 1 litre d'eau froide et faites bouillir 5 minutes, filtrez. Donnez 1 tasse de cette tisane 2 fois par jour, après le repas, le temps nécessaire.

COMPLÉMENTS EN OLIGOÉLÉMENTS

Donnez à l'enfant le matin à jeun 1 dose de **manganèse** *pendant le temps nécessaire.*
Vous pouvez également lui donner 2 gélules de **coquilles d'huître** *3 fois par jour, au moment des repas, jusqu'à amélioration.*

CONSEIL

Donnez-lui du miel le matin et au goûter. Lors des repas, privilégiez les carottes, les épinards et les salsifis, et ne lésinez pas sur les laitages et les produits laitiers.

Croûtes de lait

Les tout-petits ont souvent sur le crâne des petites rougeurs qui évoluent en croûtes jaunâtres. Ces croûtes de lait sont très courantes et tout à fait bénignes.
Pour les résorber, suivez le traitement ci-dessous.

PHYTOTHÉRAPIE

Par voie externe :

- **COMPRESSE AVEC INFUSION**

pensée (fleurs et feuilles, 30 g)
Mettez les fleurs et les feuilles dans 1 litre d'eau bouillante et laissez infuser 10 minutes. Imbibez une compresse de cette infusion tiédie et posez-la quelques minutes sur les croûtes. Renouvelez l'application 3 fois par jour, jusqu'à guérison.

Cystite

Cette infection urinaire, qui touche plus particulièrement les femmes, est due le plus souvent à un colibacille. Elle est souvent précédée d'un épisode de constipation. Elle se traduit par une envie fréquente d'uriner, avec émission de quelques gouttes seulement, et des douleurs (type brûlures) remontant vers le haut du bas-ventre lors de la miction. La cystite peut s'accompagner de fièvre et de fatigue.

Cette affection souvent à répétition peut devenir chronique et déboucher sur un trouble rénal plus grave (pyélonéphrite). Il convient donc de consulter un médecin, qui prescrira un examen cytobactériologique des urines (E.C.B.U.), indolore, afin de mettre en évidence le germe incriminé et d'adapter le traitement. En attendant le résultat de l'examen, buvez abondamment pour accélérer l'élimination. Les médecines alternatives, seules ou associées à un traitement classique, peuvent permettre d'éviter la chronicité.
En cas de cystite, suivez l'un ou l'autre des traitements proposés.

PHYTOTHÉRAPIE

Par voie interne :

- **INFUSION**

bruyère (fleurs, 30 g),
millefeuille (sommités fleuries, 40 g) et
sureau (fleurs, 30 g)

Mettez 20 g de ce mélange dans 1 litre d'eau bouillante et laissez infuser 10 minutes. Prenez 1 tasse de cette infusion 3 fois par jour, après le repas, jusqu'à guérison.

- **DÉCOCTION**
  bouleau (écorce, 20 g)
  Mettez l'écorce dans 1 litre d'eau froide, faites bouillir 5 minutes et filtrez. Prenez 1 tasse de cette décoction 3 fois par jour, après le repas, jusqu'à guérison.
- **GÉLULES**
  bouleau
  Prenez 2 gélules le midi et le soir, au moment du repas, jusqu'à guérison.

AROMATHÉRAPIE

Par voie interne (chez l'adulte et l'enfant de plus de 5 ans) :

HE de cannelle de Ceylan
(4 gouttes)
Prenez, matin, midi et soir, l'huile essentielle mélangée à 1 cuillerée à café de miel, ou dans un verre d'eau ou une tasse de tisane, jusqu'à guérison.

COMPLÉMENT EN OLIGOÉLÉMENTS

Prenez le matin à jeun 1 dose de **cuivre-or-argent**, *pendant le temps nécessaire.*

CONSEIL

Privilégiez une alimentation riche en fibres (carottes, poireaux, navets), en évitant certains aliments acides comme la tomate ou certaines boissons (bière, vin blanc, champagne). Mangez de la salade à chaque repas pour éviter la constipation.

Dartres

Ce sont de petites plaques rouges et croûteuses au niveau du visage, qui se desquament en très petites écailles. Elles sont fréquentes en hiver.
Si vous avez des dartres, suivez l'un ou l'autre des traitements proposés.

PHYTOTHÉRAPIE

Par voie interne :

- **INFUSION**

  peuplier noir (bourgeons, 50 g) et **pensée** (sommités fleuries, 30 g)
  Mettez 20 g de ce mélange dans 1 litre d'eau bouillante et laissez infuser 10 minutes. Prenez 1 tasse de cette infusion 3 fois par jour, après le repas, jusqu'à guérison.

- **DÉCOCTION**

  patience crépue (racine, 30 g)
  Mettez la racine dans 1 litre d'eau froide, faites bouillir 5 minutes puis laissez infuser 15 minutes. Prenez 1 tasse de cette décoction 3 fois par jour après le repas, jusqu'à guérison.

- **GÉLULES**

  menthe poivrée
  Prenez 2 gélules le midi et le soir, au moment du repas, jusqu'à guérison.

Par voie externe :

- **LOTION AVEC INFUSION**

  véronique (fleurs et feuilles, 50 g) et **anémone pulsatille** (fleurs et feuilles, 50 g)
  Mettez les plantes dans 1 litre d'eau bouillante, laissez infuser 15 minutes et filtrez. À l'aide d'un petit coton, appliquez, matin et soir, un peu de cette lotion sur les dartres, jusqu'à guérison.

COMPLÉMENT EN OLIGOÉLÉMENTS

Prenez le matin à jeun 1 dose de **soufre**, *pendant le temps nécessaire.*

Décalage horaire

Si, à la suite d'un voyage, vous vous trouvez en décalage horaire, essayez autant que faire se peut de rester éveillé et de vous coucher à l'heure habituelle ; sinon, essayez de retomber sur votre rythme en une semaine. Un médicament est disponible dans certains pays, mais il n'est pour le moment pas autorisé en France (son évaluation est en cours).

TRAITEMENTS

■ *Voir Insomnies*

CONSEIL

Évitez de prendre des somnifères au moment du coucher, vous devez retrouver un rythme de sommeil naturel.

Décalcification

La diminution du taux de calcium dans l'organisme peut se traduire notamment par des atteintes au niveau des dents (caries) et une fragilité des os entraînant des fractures, par exemple du col du fémur, fréquentes chez la personne âgée.

La décalcification se rencontre principalement chez la femme après la ménopause.

Toute femme ménopausée devrait procéder à une ostéodensiométrie (examen médical indolore) pour évaluer l'importance de la décalcification ; selon le résultat, le médecin appréciera la nécessité de prescrire un traitement.

Si vous faites de la décalcification, suivez l'un ou l'autre des traitements proposés.

PHYTOTHÉRAPIE

Par voie interne :

- **DÉCOCTION**

  prêle (tiges, 50 g)

  Mettez les tiges dans 1 litre d'eau froide, faites bouillir 30 minutes, puis filtrez. Prenez 1 tasse de cette décoction 3 fois par jour, après le repas, jusqu'à amélioration.

- **GÉLULES**

  prêle

  Prenez 2 gélules le midi et le soir, au moment du repas.

AROMATHÉRAPIE

Par voie interne :

HE de citron (4 gouttes)

Prenez, matin, midi et soir, l'huile essentielle mélangée à 1 cuillerée à café de miel, dans un verre d'eau ou une tasse de tisane, jusqu'à amélioration.

COMPLÉMENT EN OLIGOÉLÉMENTS

Prenez le matin à jeun 1 dose de **manganèse**, *pendant le temps nécessaire.*

CONSEIL

Veillez à avoir une alimentation riche en produits laitiers, en fruits et légumes frais, ainsi qu'en fruits secs.

Déchaussement dentaire

Une mauvaise hygiène de la bouche entraîne un dépôt de tartre sur les dents et des inflammations répétées des structures qui les relient aux maxillaires (parodontites). Les dents se mettent à bouger, sont douloureuses puis se déchaussent.

Si vous faites un déchaussement dentaire, vous pouvez, pour améliorer les symptômes et en attendant de consulter un dentiste, appliquer l'un ou l'autre des traitements proposés.

PHYTOTHÉRAPIE

Par voie interne :

- **GÉLULES**

  prêle

  Prenez 2 gélules le midi et le soir, au moment du repas, jusqu'à amélioration.

Par voie externe :

- **BAINS DE BOUCHE AVEC INFUSION**

  tanaisie (fleurs, 50 g) et

  grand plantain (feuilles, 50 g)

  Mettez les plantes dans 1 litre d'eau bouillante et laissez infuser 10 minutes. Faites un bain de bouche avec cette infusion 3 fois par jour, jusqu'à amélioration.

AROMATHÉRAPIE

Par voie externe :

HE de girofle (3 gouttes) et
HE de sauge (3 gouttes)
Posez sur la dent douloureuse un petit coton imbibé des huiles essentielles. Laissez-le en place 10 minutes environ. Renouvelez l'application de 3 à 4 fois par jour, jusqu'à amélioration.

COMPLÉMENT EN OLIGOÉLÉMENTS

Prenez le matin à jeun 1 dose de **phosphore**, *pendant le temps nécessaire.*

CONSEIL

Une bonne hygiène dentaire commence par un lavage des dents après chaque repas. Choisissez une brosse à dents aux poils pas trop durs, pour pouvoir également masser doucement les gencives. Un détartrage annuel chez le dentiste prévient le déchaussement.

Démangeaisons

Les démangeaisons, qui poussent à se gratter, sont les symptômes de certaines maladies cutanées ou plus générales, comme la varicelle.

De quelque nature qu'elles soient, elles nécessitent une consultation chez un médecin qui en diagnostiquera l'origine.

Pour atténuer des démangeaisons, vous pouvez prendre l'un ou l'autre des traitements ci-dessous.

PHYTOTHÉRAPIE

Par voie interne :

- **INFUSION**

  artichaut (feuilles, 30 g),
  cassis (feuilles, 30 g),
  pissenlit (feuilles, 30 g) et
  romarin (plantes, 30 g)
  Mettez 30 g de ce mélange dans 1 litre d'eau bouillante et laissez infuser 15 minutes. Prenez 1 tasse de cette infusion 3 fois par jour, après le repas, jusqu'à amélioration.

- **GÉLULES**

  menthe poivrée ou thé de Java
  Prenez 2 gélules le midi et le soir, au moment du repas, jusqu'à amélioration.

AROMATHÉRAPIE

Par voie externe :

HE de citron (2 gouttes) et
HE de menthe poivrée (2 gouttes)
Diluez les huiles essentielles dans 2 cuillerées à soupe d'huile d'amande douce. Appliquez un peu de cette préparation matin et soir sur les régions qui démangent, en massant doucement.

COMPLÉMENT EN OLIGOÉLÉMENTS

Prenez le matin à jeun 1 dose **zinc-nickel-cobalt**, *pendant le temps nécessaire.*

On préférera un traitement homéopathique chez l'enfant.

Dentition (troubles de la)

Chez l'enfant, préférez un traitement homéopathique pour tout ce qui concerne douleur, fièvre et troubles digestifs associés à la sortie d'une dent, ou encore pour les retards de dentition.

■ *Voir Abcès dentaire,*
Carie,
Déchaussement dentaire,
Douleur après une extraction dentaire,
Douleurs dentaires

Dépression et état dépressif

La dépression doit être distinguée de l'état dépressif. C'est un état qui dure, alors que le second est consécutif à un choc émotionnel (deuil, déception sentimentale, divorce, etc.) ou à une période de stress, de grande fatigue (déménagement, problèmes financiers ou surcharge de travail, etc.).

Une dépression dont le facteur déclenchant n'est pas connu doit impérativement faire l'objet d'une consultation médicale, chez le médecin traitant ou chez un spécialiste.

Vous pouvez, en complément du traitement allopathique prescrit par le médecin, suivre l'un ou l'autre de ceux proposés ci-dessous.

PHYTOTHÉRAPIE

Par voie interne :

• **INFUSION**

camomille romaine (plante, 15 g), **lotier corniculé** (fleurs, 80 g) et **coquelicot** (fleurs, 20 g)

Mettez 30 g de ce mélange dans 1 litre d'eau bouillante et laissez infuser 15 minutes. Prenez 1 tasse de cette infusion 3 fois par jour, après le repas, jusqu'à amélioration.

• **GÉLULES**

carotte ou passiflore

Prenez 2 gélules le midi et le soir, au moment du repas, jusqu'à amélioration.

AROMATHÉRAPIE

Par voie interne :

HE de camomille romaine (2 gouttes) et **HE de sauge** (2 gouttes)

Prenez, matin, midi et soir, les huiles essentielles mélangées à 1 cuillerée à café de miel, ou dans un verre d'eau ou une tasse de tisane, jusqu'à amélioration.

COMPLÉMENT EN OLIGOÉLÉMENTS

Prenez le matin à jeun 1 dose de **lithium**, *pendant le temps nécessaire.*

CONSEIL

Ayez une alimentation riche en fruits et en vitamines et bannissez les excitants (thé, tabac, café).

Déshydratation

Une transpiration excessive, des vomissements ou une diarrhée sont responsables d'une perte d'eau importante. La déshydratation atteint plus particulièrement les personnes âgées et les très jeunes enfants, chez qui elle constitue une urgence médicale.

La déshydratation du nourrisson, quand elle est importante, se traduit par une dépression de la fontanelle, des yeux creux et parfois une peau qui garde un pli quand on la pince. Tout nourrisson qui se déshydrate est sujet à une perte de poids rapide.

Si votre enfant souffre d'un coup de chaleur, d'une diarrhée aiguë (selles très liquides et fréquentes) ou de vomissements répétés, conduisez-le en urgence à l'hôpital.

Diabète

Le diabète est lié à un problème d'assimilation des glucides, ce qui provoque un excès de sucre dans le sang (hyperglycémie) et parfois la présence de sucre dans les urines. Il existe deux sortes de diabète : gras et maigre. Le diabète gras est souvent l'une des complications de l'obésité et le résultat d'erreurs alimentaires. Il se soigne avec un traitement approprié associé à un régime alimentaire. Le diabète maigre, qui peut survenir à tout âge, est dû à un dysfonctionnement du pancréas, qui ne fabrique pas assez d'insuline. Son traitement consiste en l'injection régulière d'insuline.

Quel que soit le type de diabète (maigre ou gras) que vous avez, consultez un médecin, qui déterminera le régime et le traitement adaptés à votre cas.

Diarrhée

Émission fréquente de selles (liquides ou non) accompagnée le plus souvent de douleurs spasmodiques au niveau du côlon et des intestins, la diarrhée peut être d'origine virale, bactérienne ou encore secondaire à un stress.

Généralement bénigne, elle doit, si elle devient chronique, inciter à consulter un médecin car elle peut être le symptôme d'un trouble plus grave.

Chez le nourrisson ou l'enfant, une diarrhée, quand elle n'est pas trop forte, peut être stoppée par un régime à base de carottes et de riz. Parallèlement, supprimez le lait, les laitages et le jus d'orange jusqu'à l'arrêt du trouble (pour les petits, il existe des laits spéciaux contre la diarrhée vendus en pharmacie) et donnez abondamment à boire (eau et eau du riz) à l'enfant pour éviter tout risque de déshydratation.

Si la diarrhée est importante, appelez un médecin.

Chez l'adulte, en cas de diarrhée passagère, vous pouvez prendre l'un ou l'autre des traitements proposés.

PHYTOTHÉRAPIE

Par voie interne (réservé à l'adulte) :

• **INFUSION**

grande consoude (racines, 50 g),
benoîte (racines, 50 g) et
grande ortie (tige et feuilles, 30 g)
Mettez 30 g de ce mélange dans 1 litre d'eau bouillante et laissez infuser 15 minutes. Prenez 1 tasse de cette infusion 3 fois par jour, après le repas, jusqu'à disparition du trouble.

- **DÉCOCTION**

  arbousier (feuilles, 50 g) et
  fraisier des bois (racines, 30 g)
  Mettez 20 g de ce mélange dans 1 litre d'eau froide, faites bouillir 15 minutes puis laissez infuser 10 minutes. Prenez 1 tasse de cette décoction 3 fois par jour, après le repas, jusqu'à disparition du trouble.

- **GÉLULES**

  menthe poivrée ou cassis
  Prenez 2 gélules le midi et le soir au moment du repas, jusqu'à disparition du trouble.

AROMATHÉRAPIE

Par voie interne :

HE de coriandre (2 gouttes),
HE de sauge (3 gouttes) et
HE de cajeput (2 gouttes)
Prenez, matin, midi et soir, les huiles essentielles mélangées à 1 cuillerée à café de miel, ou dans un verre d'eau ou une tasse de tisane, jusqu'à disparition du trouble.

COMPLÉMENT EN OLIGOÉLÉMENTS

Prenez le matin à jeun 1 dose de **lithium**, *pendant le temps nécessaire.*

CONSEIL

Mangez du riz, des carottes, de la compote de coings et buvez abondamment.

Difficulté à avaler

■ *Voir Avaler (difficulté à)*

Difficulté à respirer

■ *Voir Respirer (difficultés à)*

Difficulté à uriner

■ *Voir Uriner (difficulté à)*

Digestion difficile

Une sensation de poids sur l'estomac après le repas ou un état de somnolence révèlent une digestion difficile. Des aliments trop riches ou une alimentation trop abondante peuvent en être la cause.

Si vous digérez mal de manière chronique, consultez un médecin ; peut-être souffrez-vous d'un trouble gastrique ou hépatique qu'il y a lieu de dépister.

L'homéopathie peut apporter des remèdes propres à chacun des troubles : aliments difficiles à digérer, pesanteur, somnolence, etc.

De manière plus globale, en cas de digestion difficile, vous pouvez prendre l'un ou l'autre des traitements proposés.

PHYTOTHÉRAPIE

Par voie interne :

- **INFUSION**

  basilic (feuilles, 30 g),
  sarriette (feuilles, 10 g),
  thym (feuilles, 10 g) et
  badiane (fruits, 30 g)
  Mettez 30 g de ce mélange dans 1 litre d'eau bouillante et laissez infuser 10 minutes. Prenez 1 tasse de cette infusion 3 fois par jour, après le repas, jusqu'à amélioration.

• **DÉCOCTION**

réglisse (feuilles, 60 g) et
véronique (plante entière, 100 g)
Mettez 30 g de ce mélange dans 1 litre d'eau froide, faites bouillir 10 minutes puis laissez infuser 10 minutes, filtrez. Prenez 1 tasse de cette décoction 3 fois par jour, après le repas, jusqu'à amélioration.

• **GÉLULES**

menthe poivrée ou saule
Prenez 2 gélules, midi et soir au moment du repas, jusqu'à amélioration.

AROMATHÉRAPIE

Par voie interne :

HE de cannelle (2 gouttes),
HE d'origan (2 gouttes),
HE de badiane (2 gouttes) et
HE de carvi (2 gouttes)
Prenez, matin, midi et soir, les huiles essentielles mélangées à 1 cuillerée à café de miel, ou dans un verre d'eau ou une tasse de tisane, jusqu'à amélioration.

COMPLÉMENT EN OLIGOÉLÉMENTS

Prenez le matin à jeun 1 dose de **manganèse-cobalt**, *pendant le temps nécessaire.*

CONSEIL

Privilégiez les viandes à fibres courtes (volaille, agneau, steak haché), les poissons maigres et les légumes cuits, et évitez le vin et les alcools.

Dos (mal de)

Les douleurs plus ou moins importantes ressenties au niveau du dos sont le plus souvent d'origine rhumatismale ou musculaire. Une malformation de la colonne vertébrale, du bassin, voire des jambes, peut aussi être en cause.

Si le mal de dos est chronique, consultez un médecin, qui vous prescrira des séances de kinésithérapie.

TRAITEMENTS

■ *Voir Courbatures*

CONSEIL

Veillez à avoir un couchage de préférence dur. Si possible, évitez de porter des choses lourdes et habituez-vous à vous baisser en pliant les genoux et non en vous penchant en avant.

Douleur abdominale

Une douleur abdominale se traduit par des spasmes au niveau du côlon et de l'intestin, et peut être l'expression de maladies très diverses.

Si vous ou votre enfant souffrez de douleurs abdominales sans cause définie ou qui persistent en dépit d'un traitement adapté, consultez impérativement un médecin, qui déterminera la cause exacte.

TRAITEMENTS

Ils dépendent de la cause.

Douleur dentaire après une extraction

L'extraction d'une dent peut provoquer un gonflement des chairs du côté traité et des douleurs d'intensité variable.

Respectez les consignes d'hygiène buccale que vous a données le dentiste. Si malgré tout une fièvre survenait ou si les douleurs persistaient plus de quelques heures, recontactez-le dans les plus brefs délais. Il y a peut-être un début d'abcès à l'endroit tuméfié.
Pour atténuer la douleur et en attendant de revoir le dentiste, appliquez le traitement suivant.

PHYTOTHÉRAPIE

Par voie externe :

- **COMPRESSES**

  TM d'arnica (40 gouttes) et
  TM de rue (40 gouttes)
  Mélangez les teintures mères dans un verre d'eau bouillie, imbibez une compresse de cette préparation et posez-la sur la joue gonflée. Laissez-la en place environ 30 minutes. Renouvelez l'application 3 fois par jour, pendant le temps nécessaire à la résolution des signes.

Douleurs dentaires

Les dents peuvent être le siège de diverses affections plus ou moins importantes (carie, abcès dentaire, etc.), entraînant des douleurs parfois vives et le plus souvent lancinantes. En cas de douleurs et sans cause connue, consultez un dentiste.

TRAITEMENTS

■ *Voir Abcès dentaire,*
Carie dentaire,
Rage de dent

Dupuytren (maladie de)

Sans origine particulière, souvent héréditaire, cette maladie se caractérise par la rétraction et le durcissement des tendons responsables du fléchissement des doigts. Progressivement, ces derniers se paralysent et se figent en crochets. Quand la maladie atteint ce stade, seule une opération chirurgicale est efficace.

Durillon

Épaississement de la peau dû au frottement, le durillon siège le plus souvent au niveau du dessous du pied (gros orteil ou plante). Ce trouble bénin est fréquent chez les personnes qui marchent pieds nus.
Si vous avez un durillon, adoptez l'un ou l'autre des traitements suivants.

PHYTOTHÉRAPIE

Par voie externe :

- **TM**

  thuya du Canada
  Appliquez tous les matins un peu de teinture mère sur le durillon, jusqu'à guérison.

AROMATHÉRAPIE

Par voie interne :

• **MASSAGES**

HE d'ail (2 gouttes)

Tous les soirs, massez légèrement le durillon avec l'huile essentielle pure, jusqu'à guérison.

Dysménorrhée

Ce trouble des règles se caractérise par des douleurs pelviennes et/ou au bas du dos (douleurs sacro-lombaires), parfois violentes et que le moindre mouvement aggrave.

TRAITEMENTS

■ *Voir Règles (troubles des)*

CONSEIL

Pour soulager la douleur, allongez-vous à plat, sur le ventre ou sur le dos selon votre convenance.

Dyspnée

■ *Voir Respirer (difficulté à)*

Dysurie

■ *Voir Uriner (difficulté à)*

Ecchymose

Sous l'impact d'un coup, les capillaires, petits vaisseaux sanguins, éclatent, libérant un peu de sang sous la peau, qui prend un aspect rouge, puis bleu, et enfin violet. L'ecchymose disparaît d'elle-même au bout de quelques jours.

TRAITEMENTS

■ *Voir Contusion*

Écorchure, égratignure

Il s'agit d'une petite lésion de la peau faite par un objet pointu (épines de rose, fils barbelés, ronces, etc.). Avant toute chose, désinfectez bien la blessure et vérifiez que vous êtes à jour dans votre vaccination antitétanique.

TRAITEMENTS

■ *Voir Coupure*

Eczéma

Cette affection de la peau est soit allergique (après contact avec un allergène : lessive, certains métaux ou produits ménagers agressifs, poils d'animaux, etc.), soit constitutionnelle quand il n'existe pas de cause apparente.

Dans les deux cas, l'eczéma passe par des stades similaires : rougeur de la peau, démangeaisons avec petites cloques, suintement et croûtes, et enfin production de petites pellicules sèches.

S'il s'agit d'un eczéma de contact, commencez par supprimer l'allergène responsable (ce qui n'est pas toujours facile !).

L'apparition d'un eczéma nécessite de consulter.

L'homéopathie propose des remèdes appropriés selon les modalités : peau fissurée, infectée, suintante, etc.

De manière plus globale, vous pouvez, en cas d'eczéma, suivre l'un ou l'autre des traitements ci-dessous.

PHYTOTHÉRAPIE

Par voie interne :

• **DÉCOCTION**

cardère (racines, 50 g) et
carline acaule (racines, 30 g)
Mettez 20 g de ce mélange dans 1 litre d'eau froide, faites bouillir 10 minutes puis laissez infuser 10 minutes, filtrez. Prenez 1 tasse de cette décoction 2 fois par jour, après le repas, jusqu'à amélioration.

• **GÉLULES**

prêle
Prenez 2 gélules le midi et le soir, au moment du repas, jusqu'à amélioration.

Par voie externe :

• **LOTION AVEC DÉCOCTION**

myrtilles (baies et feuilles, 60 g) et
chêne (écorce, 60 g)
Mettez 30 g de ce mélange dans 1 litre d'eau froide, faites bouillir 15 minutes puis filtrez. Imbibez une compresse de cette décoction et appliquez-la sur la zone atteinte. Laissez-la en place 15 minutes. Procédez à une application matin et soir, jusqu'à amélioration.

AROMATHÉRAPIE

Par voie interne (chez l'adulte et l'enfant de plus de 5 ans) :

HE de camomille romaine (2 gouttes),
HE d'hysope (2 gouttes) et
HE de sauge (2 gouttes)
Prenez, matin, midi et soir, les huiles essentielles mélangées à 1 cuillerée à café de miel, ou dans un verre d'eau ou une tasse de tisane, jusqu'à guérison.

COMPLÉMENT EN OLIGOÉLÉMENTS

Prenez le matin à jeun 1 dose de **soufre**, *pendant le temps nécessaire.*

CONSEIL

Évitez les plats en sauce, les graisses, la charcuterie et le gibier, et nourrissez-vous de fruits et de légumes frais.

On préférera un traitement homéopathique chez l'enfant.

Emphysème

Cette affection pulmonaire est due à une dilatation permanente des alvéoles. Elle peut être une complication de la bronchite chronique, notamment chez les fumeurs. L'emphysème se traduit par une difficulté à respirer et peut être responsable d'une insuffisance respiratoire.

Vous pouvez, en complément d'un traitement classique, prendre l'un ou l'autre de ceux qui suivent.

PHYTOTHÉRAPIE

Par voie interne :

- **INFUSION**

  bouillon-blanc (écorces, 40 g) et
  pin sylvestre (bourgeons, 40 g)
  Mettez 20 g de ce mélange dans 1 litre d'eau bouillante et laissez infuser 15 minutes. Prenez 1 tasse de cette infusion 3 fois par jour, après le repas, jusqu'à amélioration.

- **DÉCOCTION**

  ail (bulbe, 15 g) et
  iris (rhizome, 30 g)
  Mettez les plantes dans 1 litre d'eau froide, faites bouillir 15 minutes puis laissez infuser 10 minutes, filtrez. Prenez 1 tasse de cette décoction 3 fois par jour après le repas, jusqu'à amélioration.

- **GÉLULES**

  ail
  Prenez 2 gélules midi et soir au moment du repas, jusqu'à amélioration.

AROMATHÉRAPIE

Par voie interne :

HE de genièvre (2 gouttes) et
HE de sassafras (2 gouttes)
Prenez, matin, midi et soir, les huiles essentielles mélangées à 1 cuillerée à café de miel, ou dans un verre d'eau ou une tasse de tisane, jusqu'à amélioration.

COMPLÉMENT EN OLIGOÉLÉMENTS

Prenez le matin à jeun 1 dose de **manganèse-soufre**, *pendant le temps nécessaire.*

CONSEIL

Une des premières choses à faire est, bien sûr, d'arrêter le tabac. Pour vous aider, n'hésitez pas à prendre un rendez-vous de consultation dans un centre antitabac. Vous pouvez également suivre les traitements indiqués à *Tabagisme*. Par ailleurs, évitez les excitants.

Engelures

Il s'agit de plaques rouges et douloureuses, le plus souvent aux pieds et aux mains, qui apparaissent après une exposition prolongée au froid ou à l'humidité. En cas de complication, l'engelure peut évoluer vers une crevasse ou une ulcération.

Si vous avez des engelures, adoptez l'un ou l'autre des traitements ci-dessous.

PHYTOTHÉRAPIE

Par voie interne :

- **DÉCOCTION**

  hamamélis (feuilles, 30 g), **petit houx** (feuilles, 50 g) et **marronnier d'Inde** (écorce, 50 g)

  Mettez 30 g de ce mélange dans 1 litre d'eau froide, faites bouillir 15 minutes puis laissez infuser 10 minutes, filtrez. Prenez 1 tasse de cette décoction 3 fois par jour, après le repas, jusqu'à guérison.

- **GÉLULES**

  vigne rouge

  Prenez 2 gélules midi et soir au moment du repas, jusqu'à guérison.

Par voie externe :

- **EMPLÂTRE**

  lis candide (2 à 3 bulbes selon la taille de l'engelure)

  Faites cuire les bulbes dans 1 litre d'eau et mixez-les en purée. Appliquez cet emplâtre sur l'engelure et laissez-le en place 20 minutes environ. Renouvelez l'application de 3 à 4 fois par jour, jusqu'à guérison.

CONSEIL

Si vous souffrez d'engelures, évitez de vous exposer à une source de chaleur, car elle aggrave la douleur. Veillez à avoir une alimentation riche en vitamines et en produits laitiers.

Enrouement

■ *Voir Laryngite*

Entorse

Cet étirement des ligaments est consécutif à un mouvement violent de torsion, entraînant un gonflement de l'articulation ainsi qu'une douleur. Les articulations les plus souvent touchées sont les chevilles et les genoux. Si l'entorse est très légère, il convient de parler de foulure.

Si l'entorse est importante, consultez un médecin, qui décidera peut-être d'immobiliser complètement l'articulation par la pose d'un plâtre.

Dans tous les cas, adoptez l'un ou l'autre des traitements suivants.

PHYTOTHÉRAPIE

Par voie interne :

- **GÉLULES**

  menthe poivrée ou alchémille

  Prenez 2 gélules le midi et le soir au moment du repas, jusqu'à guérison.

Par voie externe :

- **POMMADE OU GEL**

  arnica

  Massez doucement l'endroit contusionné 3 fois par jour, avec un peu de pommade ou de gel, jusqu'à guérison.

- **COMPRESSES**

  TM d'arnica (40 gouttes) et
  TM de rue (40 gouttes)

  Mélangez les teintures mères dans un verre d'eau bouillie, imbibez une compresse de cette préparation et posez-la sur la contusion. Laissez-la 30 minutes en place. Renouvelez l'application 3 fois par jour, jusqu'à guérison.

Énurésie

Plusieurs maladies (infection urinaire chronique, incontinence sphinctérienne) peuvent être à l'origine d'une absence de contrôle de la vessie (incontinence urinaire). Ce trouble, fréquent chez la personne âgée, se manifeste aussi chez des femmes ayant eu plusieurs grossesses, lors d'un éternuement par exemple, la cause principale étant alors le relâchement du périnée. D'où l'importance de faire des séances de kinésithérapie postnatales.

Chez l'enfant, l'énurésie, ou pipi au lit, cesse en principe vers 3 ans. Lorsqu'un petit accident survient, ne le grondez pas mais cherchez plutôt à déceler l'origine du problème. Si ce type d'incident se reproduit souvent, consultez un médecin.

Si un enfant traverse une période d'énurésie, donnez-lui l'un ou l'autre des traitements suivants.

PHYTOTHÉRAPIE

Par voie interne :

- **INFUSION**

  millepertuis (plante, 40 g)

  Mettez les plantes dans 1 litre d'eau bouillante et laissez infuser 10 minutes. Donnez 1 tasse de cette infusion 3 fois par jour, après le repas, jusqu'à amélioration.

AROMATHÉRAPIE

Par voie interne :

HE de cyprès d'Italie (2 gouttes)

Donnez à l'enfant, matin, midi et soir, l'huile essentielle sur un sucre ou mélangée à 1 cuillerée à café de miel, jusqu'à amélioration.

COMPLÉMENT EN OLIGOÉLÉMENTS

Donnez à l'enfant le matin à jeun 1 **dose de zinc**, *pendant le temps nécessaire.*

CONSEIL

Évitez de donner à boire à l'enfant juste avant qu'il se couche. En période d'énurésie, ne lui donnez pas de potages trop liquides.

Épanchement de synovie

L'épanchement de synovie, ou hydarthrose, est le plus souvent consécutif à un choc. Il se traduit par la présence d'un liquide séreux à l'intérieur d'une articulation, provoquant un gonflement et parfois des douleurs. L'épanchement peut parfois devenir chronique.

Si vous souffrez d'un épanchement de synovie, consultez un médecin, qui jugera de la nécessité de pratiquer ou non une ponction.

L'homéopathie propose des remèdes appropriés, en fonction des modalités : après un choc, sans choc, etc.

Dans tous les cas, vous pouvez suivre l'un ou l'autre des traitements ci-dessous.

PHYTOTHÉRAPIE

Par voie externe :

- **COMPRESSES**

  TM d'arnica (40 gouttes) et
  TM de rue (40 gouttes)
  Mélangez les teintures mères dans un verre d'eau bouillie, imbibez une compresse de cette préparation et posez-la sur l'articulation douloureuse. Laissez-la en place de 20 à 30 minutes environ. Renouvelez l'application 3 fois par jour, jusqu'à résorption.

- **CATAPLASMES**

  arnica (feuilles et fleurs crues, 50 g), **alchémille** (plante entière crue, 50 g), **angélique** (feuilles crues, 50 g) et **chou** (feuilles crues, 100 g)
  Hachez les plantes, mélangez-les et posez-les en cataplasme, directement sur l'articulation. Laissez-les en place 20 à 30 minutes environ. Faites 2 cataplasmes par jour, jusqu'à guérison.

Épaule (périarthrite de l')

■ *Voir Périarthrite de l'épaule*

Épicondylite (*tennis-elbow*)

Appelée plus communément *tennis-elbow* (les joueurs de tennis y étant particulièrement sujets), cette inflammation des tendons externes du coude se traduit par un gonflement et des douleurs. Dans sa forme la plus sévère, l'épicondylite gêne les mouvements naturels de l'articulation.

TRAITEMENTS

■ *Voir Périarthrite de l'épaule*

Épistaxis

■ *Voir Saignement de nez*

Éructations

Manger trop rapidement peut entraîner un rejet d'air par l'estomac. Ces éructations, plus communément appelées rots, sont parfois incontrôlables.

Parfois, pendant et toujours après la tétée, les bébés font un rot pour évacuer l'air contenu dans l'estomac, qui les gêne et peut occasionner des douleurs. Quelquefois, ce rot s'accompagne d'un petit renvoi de lait caillé ou d'un hoquet.

Un renvoi important, qui se répète souvent, doit inciter à montrer le tout-petit à un médecin, car il peut s'agir d'une affection de l'œsophage.

TRAITEMENTS

■ *Voir Aérophagie*

Érythème fessier du nourrisson

Fréquent et sans gravité, l'érythème fessier du nourrisson ou du petit enfant se traduit par des fesses rouges, parfois avec une desquamation. Il apparaît généralement quand la peau fragile des fesses est restée trop longtemps dans une couche sale, ou lors d'une poussée dentaire.

Si, en dépit du traitement et du respect des règles d'hygiène, la peau du bébé ne change pas d'aspect, voire empire (aspect boursouflé), consultez un médecin.

Il existe également un traitement homéopathique très efficace.

PHYTOTHÉRAPIE

Par voie externe :

- **POMMADE**

  calendula

  Appliquez 3 fois par jour, au moment du change, un peu de pommade, jusqu'à guérison.

CONSEIL

Changez votre tout-petit régulièrement, en veillant à toujours bien nettoyer et sécher la peau des fesses (tamponnez-les doucement avec un linge propre pour ne pas risquer de transmettre une infection) avant de lui remettre une nouvelle couche.

Par ailleurs, pendant quelques jours, supprimez des menus les aliments acides (tomates, épinards, etc.).

Érythème solaire

Certaines peaux fragiles, notamment celle des enfants, supportent mal les premiers rayons du soleil. Au lieu de bronzer, elles réagissent par un érythème, c'est-à-dire l'apparition de petits boutons, avec des démangeaisons parfois violentes, car l'érythème est souvent préliminaire au coup de soleil.

L'érythème solaire peut parfois être le signe d'une grande fatigue ou d'un organisme dont l'état général est altéré, aussi est-il plus prudent de consulter un médecin.

TRAITEMENTS

■ *Voir Coup de soleil*

CONSEIL

Pour préparer votre peau, vous pouvez prendre durant le mois qui précède votre départ en vacances un verre de jus de carotte ou 4 gélules de carotte par jour.

Essoufflement

Si votre essoufflement est important et sans motif, consultez un médecin qui en déterminera la cause.
Si vous connaissez sa cause – abus de tabac, surpoids, etc. –, vous pouvez utiliser les traitements qui suivent.

PHYTOTHÉRAPIE

Par voie interne :

- **INFUSION**

  droséra officinale (plante, 25 g) et **mélisse** (fleurs, 65 g)
  Mettez 30 g de ce mélange dans 1 litre d'eau bouillante et laissez infuser 10 minutes. Prenez 1 tasse de cette infusion 3 fois par jour, après le repas, jusqu'à amélioration.

- **DÉCOCTION**

  marrube blanc (fleurs, 20 g)
  Mettez les fleurs dans 1 litre d'eau froide, faites bouillir 2 minutes puis laissez infuser 10 minutes, filtrez. Prenez 1 tasse de cette décoction 3 fois par jour, après le repas, jusqu'à amélioration.

- **GÉLULES**

  pin sylvestre
  Prenez 2 gélules midi et soir au moment du repas, jusqu'à amélioration.

AROMATHÉRAPIE

Par voie interne :

HE de thym (2 gouttes)
Prenez, matin, midi et soir, l'huile essentielle sur un sucre ou mélangée à 1 cuillerée à café de miel, jusqu'à amélioration.

Estomac (troubles de l')

La sensation de brûlures au niveau de l'estomac peut avoir des origines diverses : stress, tabac, alcool, alimentation épicée, etc.

Si malgré le traitement les douleurs persistaient ou si vous souffrez de manière constante de brûlures à l'estomac, consultez un médecin, qui déterminera l'origine exacte.
En cas de brûlures à l'estomac, vous pouvez prendre l'un ou l'autre des traitements proposés.

PHYTOTHÉRAPIE

Par voie interne :

- **INFUSION**

  basilic (plante, 30 g), **marjolaine** (feuilles et fleurs, 30 g) et **robinier** (fleurs, 40 g)
  Mettez 20 g de ce mélange dans 1 litre d'eau bouillante et laissez infuser 15 minutes. Prenez 1 tasse de cette infusion 3 fois par jour, après le repas, jusqu'à amélioration.

- **DÉCOCTION**

  lin (graines, 40 g) et **cumin** (graines, 60 g)
  Mettez 20 g de ce mélange dans 1 litre d'eau froide, faites bouillir 3 minutes puis laissez infuser 10 minutes, filtrez. Prenez 1 tasse de cette décoction 3 fois par jour, après le repas, jusqu'à amélioration.

- **GÉLULES**

  mélisse ou menthe poivrée
  Prenez 2 gélules midi et soir, au moment du repas, jusqu'à amélioration.

AROMATHÉRAPIE

Par voie interne :

HE de citronnelle (3 gouttes)
Prenez, matin, midi et soir, l'huile essentielle mélangée à 1 cuillerée à café de miel, ou dans un verre d'eau ou une tasse de tisane, jusqu'à amélioration.

COMPLÉMENT EN OLIGOÉLÉMENTS

Prenez le matin à jeun 1 dose de **zinc**, *pendant le temps nécessaire.*

CONSEIL

Ne fumez pas à jeun, et encore mieux, cessez de fumer. Évitez les plats en sauce, les fruits et les légumes acides ainsi que les épices et les fritures, et ne buvez ni trop d'alcool, ni trop de café.

État dépressif

■ *Voir Dépression et état dépressif*

Éternuements

Généralement, les éternuements sont le signe d'un rhume ou d'un refroidissement, parfois, d'une allergie. Dans ce cas, les pollens, la poussière, les acariens ou les poils d'animaux, etc., peuvent être responsables.

Si les éternuements ont une origine allergique, essayez de déterminer quel est l'allergène en cause pour le supprimer de votre environnement.

TRAITEMENTS

■ *Voir Rhinopharyngite s'il s'agit d'un rhume ou d'un refroidissement*

Étourdissements

■ *Voir Vertiges*

Évanouissements

Une perte de conscience plus ou moins brève peut être secondaire à un choc émotionnel ou physique.

Ce trouble, s'il n'est pas expliqué, doit conduire à consulter un médecin.

TRAITEMENTS

■ *Voir Syncope*

Exanthème subit

■ *Voir Sixième maladie*

Extinction de voix

La perte de la voix est due à une irritation du laryngo-pharynx. Elle peut être plus ou moins importante, allant jusqu'à l'absence d'émission de sons.

Les enfants qui crient beaucoup peuvent avoir des extinctions de voix.

Une extinction de voix sans raison précise et qui persiste doit inciter à consulter un médecin, qui en déterminera l'origine exacte.

TRAITEMENTS

■ *Voir Laryngite*

Fatigue

Elle n'est pas une maladie mais un signe. Un état de fatigue après une période de travail intense ou en période de convalescence n'a rien d'anormal ; il n'y a lieu de s'inquiéter que lorsque l'origine de la fatigue n'est pas précise : elle peut alors être secondaire à une maladie non encore déclarée ou apparente, ou bien cacher un état dépressif non encore révélé.

Une fatigue inexpliquée et qui persiste doit vous conduire à consulter un médecin.

L'homéopathie propose des remèdes appropriés selon les modalités du trouble. Si vous êtes fatigué, vous pouvez prendre l'un ou l'autre des traitements proposés.

Phytothérapie

Par voie interne :

- **INFUSION**

  calament (fleurs, 30 g),
  coriandre (graines, 10 g) et
  églantier (feuilles et fleurs, 50 g)
  Mettez 30 g de ce mélange dans 1 litre d'eau bouillante et laissez infuser 10 minutes. Prenez 1 tasse de cette infusion 3 fois par jour, après le repas, jusqu'à récupération.

- **DÉCOCTION**

  raifort (racines broyées, 30 g) et
  gentiane jaune (racines broyées, 20 g)
  Mettez les racines dans 1 litre d'eau froide, faites bouillir 10 minutes puis laissez infuser 10 minutes, filtrez. Prenez 1 tasse de cette décoction 3 fois par jour, après le repas, jusqu'à récupération.

- **GÉLULES**

  menthe poivrée ou cerfeuil
  Prenez 2 gélules midi et soir au moment du repas, jusqu'à récupération.

Aromathérapie

Par voie interne (chez l'adulte et l'enfant de plus de 5 ans) :

HE de cannelle de Ceylan (2 gouttes),
HE de citron (2 gouttes) et
HE de sarriette (2 gouttes)
Prenez, matin, midi et soir, les huiles essentielles mélangées à 1 cuillerée à café de miel, ou dans un verre d'eau ou une tasse de tisane, jusqu'à récupération.

Complément en oligoéléments

Prenez le matin à jeun 1 dose de **manganèse-cobalt**, *pendant le temps nécessaire.*

CONSEIL

Veillez à avoir une alimentation équilibrée. Consommez le plus souvent possible des fruits frais et/ou secs.

Fatigue oculaire

Fatigue des yeux consécutive à un mauvais éclairage ou à un travail prolongé sur un écran informatique, par exemple, la fatigue oculaire se traduit par des maux de tête, des picotements dans les yeux, etc. Si vous fatiguez des yeux, vous pouvez suivre l'un ou l'autre des traitements proposés.

PHYTOTHÉRAPIE

Par voie externe :

- **BAINS OCULAIRES (AVEC COMPRESSE OU ŒILLÈRE) AVEC DÉCOCTION**

  bleuet (fleurs, 60 g) et
  euphraise (fleurs, 60 g)
  Mettez 30 g de ce mélange dans 1 litre d'eau froide, faites bouillir 15 minutes puis laissez infuser 5 minutes, filtrez. Imbibez une compresse de cette décoction, posez-la sur l'œil et laissez-la en place 15 minutes. Faites 3 applications par jour, jusqu'à amélioration.

- **GÉLULES** (réservé à l'adulte)

  myrtille ou cassis
  Prenez 2 gélules le midi et le soir au moment du repas, jusqu'à amélioration.

Fesses rouges

■ *Voir Érythème fessier du nourrisson*

Fibrome

Tumeur bénigne se développant au niveau de l'utérus, le fibrome peut occasionner des saignements plus ou moins important au moment des règles.

La présence d'un flux de sang excessif ou/et de caillots doit inciter à consulter un médecin ou un gynécologue, qui jugera de l'opportunité d'une intervention chirurgicale.

Si vous avez des saignements, vous pouvez suivre l'un ou l'autre des traitements proposés.

PHYTOTHÉRAPIE

Par voie interne :

- **INFUSION**

  livèche (graines, 10 g) et
  passiflore (fleurs, 10 g)
  Mettez les plantes dans 1 litre d'eau bouillante et laissez infuser 10 minutes. Prenez 1 tasse de cette infusion, 3 fois par jour après le repas, jusqu'à amélioration.

- **DÉCOCTION**

  carotte (graines broyées, 50 g)
  Mettez les graines broyées dans 1 litre d'eau froide, faites bouillir 1 minute puis laissez infuser 10 minutes, filtrez. Prenez 1 tasse de cette décoction 3 fois par jour, après le repas, jusqu'à amélioration.

- **GÉLULES**

  mélilot
  Prenez 2 gélules, midi et soir au moment du repas, jusqu'à amélioration.

AROMATHÉRAPIE

Par voie interne :

HE de camomille (2 gouttes),
HE de gingembre (2 gouttes) et
HE de coriandre (2 gouttes)
Prenez, matin, midi et soir, les huiles essentielles mélangées à 1 cuillerée à café de miel, ou dans un verre d'eau ou une tasse de tisane, jusqu'à amélioration.

Complément en oligoéléments

Prenez le matin à jeun 1 dose de **manganèse-cobalt***, pendant le temps nécessaire.*

Fièvre

La température normale du corps est comprise entre environ 36,5 °C le matin et 37,5 °C le soir. Lorsque le thermomètre monte au-dessus de 37,5 °C, on peut parler de fièvre. La fièvre n'est pas une maladie mais un symptôme qui accompagne un grand nombre de maladies, notamment d'origine virale ou microbienne.

Si la fièvre résiste aux antipyrétiques habituels, consultez un médecin qui en diagnostiquera l'origine.

Chez l'enfant, une fièvre très élevée nécessite une consultation médicale en raison des risques de convulsions. En attendant le médecin, enveloppez l'enfant dans un linge mouillé ou donnez-lui un bain dont l'eau sera à une température inférieure de 2 °C à celle de son corps (si l'enfant a 40 °C, la température de l'eau doit être à 38 °C). Pensez aussi à lui donner fréquemment à boire de l'eau, mais par petites quantités pour ne pas risquer de le faire vomir.

■ *Voir Convulsions*

L'homéopathie propose de nombreux remèdes adaptés selon la cause de la fièvre.

Si vous êtes fiévreux, prenez l'un ou l'autre des traitements proposés, qui ne concernent ici que l'adulte.

PHYTOTHÉRAPIE

Par voie interne :

- **INFUSION**

  chardon-bénit (sommités fleuries, 30 g), **bourrache** (fleurs fraîches, 30 g) et **marrube blanc** (sommités fleuries, 50 g)

  Mettez 30 g de ce mélange dans 1 litre d'eau bouillante et laissez infuser 10 minutes. Prenez 1 tasse de cette infusion 5 fois par jour, soit environ toutes les 2 heures, jusqu'à amélioration.

- **GÉLULES**

  saule

  Prenez 2 gélules le midi et le soir au moment du repas, jusqu'à amélioration.

AROMATHÉRAPIE

Par voie interne :

HE d'eucalyptus (3 gouttes), **HE de lavande** (3 gouttes) et **HE de citron** (3 gouttes)

Prenez, matin, midi et soir, les huiles essentielles mélangées à 1 cuillerée à café de miel, ou dans un verre d'eau ou une tasse de tisane, jusqu'à amélioration.

Flatulences

Il s'agit d'une accumulation de gaz dans l'estomac et les intestins. Certains aliments (chou, fèves, etc.) provoquent ce type de trouble, évitez-les si vous y êtes sujet.

Vous pouvez également suivre l'un ou l'autre des traitements proposés.

PHYTOTHÉRAPIE

Par voie interne (réservé à l'adulte) :

- **INFUSION**

  basilic (plante totale, 20 g),
  marjolaine (fleurs et feuilles, 30 g),
  robinier (fleurs, 40 g),
  anis vert (graines, 15 g),
  carvi (graines, 10 g),
  coriandre (graines, 10 g) et
  menthe poivrée (feuilles, 10 g)
  Mettez 20 g de ce mélange dans 1 litre d'eau bouillante et laissez infuser 10 minutes. Prenez 1 tasse de cette infusion 3 fois par jour, après le repas, aussi longtemps que nécessaire.

- **DÉCOCTION**

  raifort (poudre de plante, 20 g) et
  gentiane jaune (poudre de plante, 20 g)
  Mettez les poudres de plantes dans 1 litre d'eau froide, faites bouillir 10 minutes et laissez infuser 7 minutes. Prenez 1 tasse de cette décoction 3 fois par jour, à la fin du repas, aussi longtemps que nécessaire.

- **GÉLULES**

  ginseng
  Prenez 2 gélules midi et soir au moment du repas, jusqu'à disparition des gaz.

AROMATHÉRAPIE

Par voie interne (chez l'adulte et l'enfant de plus de 5 ans) :

HE de coriandre (2 gouttes),
HE de fenouil (1 goutte),
HE de menthe poivrée (2 gouttes) et
HE de carvi (1 goutte)
Prenez matin, midi et soir, une ou plusieurs des huiles essentielles mélangées à 1 cuillerée à café de miel, ou dans un verre d'eau ou une tasse de tisane, jusqu'à disparition des gaz.

Foie (crise de)

■ *Voir Crise de foie*

Foie (troubles du)

■ *Voir Crise de foie,*
Digestion difficile,
Hépatite

Foulure

■ *Voir Entorse*

Fracture

Si vous craignez de vous être fracturé quelque chose, consultez immédiatement un médecin.

La preuve a été faite du caractère bénéfique des médecines alternatives dans les suites de fracture, notamment du traitement homéopathique. Consultez pour le traitement.

Furoncle

C'est un tout petit abcès qui s'est développé dans le follicule pileux à la racine du poil.

TRAITEMENTS

■ *Voir Abcès*

CONSEIL

Ne cherchez jamais à percer un furoncle.

Gastrite

Cette irritation de la muqueuse de l'estomac peut devenir chronique si elle n'est pas traitée dès le début.

TRAITEMENTS

■ *Voir Estomac (troubles de l')*

CONSEIL

Veillez à ne pas abuser des condiments acides (cornichons, par exemple).

Gastro-entérite

Infection de l'appareil digestif d'origine bactérienne ou virale, la gastro-entérite se traduit le plus souvent par des vomissements et une diarrhée importante, souvent avec fièvre.

Si les troublent persistent et si vous ne constatez aucune amélioration dans les 24 heures, consultez un médecin.

En raison du risque de déshydratation possible, il est fortement conseillé de montrer l'enfant à un médecin.

TRAITEMENTS

■ *Voir, selon les troubles,*
Diarrhée,
Digestion difficile,
Vomissements

CONSEIL

Mettez-vous à la diète pendant 48 heures. Ensuite, mangez des carottes et du riz, et buvez abondamment.

Gencives (troubles des)

Les gencives sont parfois le lieu de gonflements, d'inflammation et/ou de saignements.

TRAITEMENTS

■ *Voir Gingivite*

L'homéopathie propose des remèdes adaptés selon les modalités des troubles.

CONSEIL

Les traitements phytothérapiques ne dispensent pas de consulter un dentiste et ne viennent qu'en complément.

Gerçures

Les gerçures sont des lésions de la peau, le plus souvent dues au froid, qui siègent au niveau des mains, des pieds et des lèvres. En cas de gerçures, prenez l'un ou l'autre des traitements suivants.

PHYTOTHÉRAPIE

Par voie interne :

• **DÉCOCTION**

hamamélis (feuilles, 30 g),
petit houx (feuilles, 50 g) et
marronnier d'Inde (écorce, 50 g)

Mettez 30 g de ce mélange dans 1 litre d'eau froide, faites bouillir 15 minutes puis laissez infuser 10 minutes, filtrez. Prenez 1 tasse de cette décoction 3 fois par jour, après le repas, jusqu'à guérison.

• **GÉLULES**

hamamélis

Prenez 2 gélules midi et soir au moment du repas, jusqu'à guérison.

Par voie externe :

- **EMPLÂTRE**

  lis candide (2 ou 3 bulbes selon la taille de la gerçure)

  Faites cuire les bulbes dans 1 litre d'eau et mixez-les en purée. Appliquez cette pâte sur les gerçures et laissez-la en place 20 minutes environ. Procédez à plusieurs applications par jour, jusqu'à guérison.

AROMATHÉRAPIE

Par voie externe :

HE de carotte (2 gouttes) et
HE de benjoin (2 gouttes)

Diluez les huiles essentielles dans 2 cuillerées à soupe d'huile de germe de blé. Appliquez matin, midi et soir un peu de cette préparation sur les gerçures, jusqu'à guérison.

CONSEIL

Veillez à avoir une alimentation riche en vitamines et produits laitiers.

Gingivite

Il s'agit d'une inflammation des gencives due à une mauvaise hygiène de la bouche ou à une infection. Certains médicaments peuvent aussi en être à l'origine. Une gingivite doit être soignée, sous peine d'évoluer à la longue vers un déchaussement dentaire.

Si vous avez une gingivite, prenez l'un ou l'autre des traitements suivants.

PHYTOTHÉRAPIE

Par voie externe :

- **BAINS DE BOUCHE AVEC INFUSION**

  tanaisie (fleurs, 50 g) et
  grand plantain (feuilles, 50 g)

  Mettez les plantes dans 1 litre d'eau bouillante et laissez infuser 10 minutes. Pratiquez un bain de bouche avec cette infusion tiédie 3 fois par jour, jusqu'à amélioration.

AROMATHÉRAPIE

Par voie externe :

HE de girofle (3 gouttes),
HE de sauge (3 gouttes) et
HE de cyprès d'Italie (3 gouttes)

Mélangez les huiles essentielles dans 1/2 verre d'eau tiède et faites un bain de bouche 3 fois par jour, jusqu'à amélioration.

Goutte

C'est la présence de cristaux dans les articulations, consécutive à un taux trop important d'acide urique dans le sang. Cette affection évolue par crises, qui se traduisent par un gros orteil rouge et gonflé donnant lieu à des douleurs pulsatives et souvent très gênantes.

Consultez un médecin, qui prescrira un traitement et un régime alimentaire appropriés.

En attendant la consultation, en complément du traitement allopathique ou en cas de crise de goutte, vous pouvez prendre l'un ou l'autre des traitements suivants.

PHYTOTHÉRAPIE

Par voie interne :

- **INFUSION**

bouleau (feuilles, 30 g),
reine-des-prés (fleurs et feuilles, 60 g),
cassis (feuilles, 40 g)
Mettez 30 g de ce mélange dans 1 litre d'eau bouillante et laissez infuser 10 minutes. Prenez 1 tasse de cette infusion 3 fois par jour, après le repas, jusqu'à amélioration.

- **DÉCOCTION**

salsepareille (racines, 70 g) et
bardane (racines, 50 g)
Mettez 30 g de ce mélange dans 1 litre d'eau froide, faites bouillir 15 minutes puis laissez infuser 10 minutes, filtrez. Prenez 1 tasse de cette décoction 3 fois par jour, après le repas, jusqu'à amélioration.

- **GÉLULES**

fraisier des bois ou menthe poivrée
Prenez 2 gélules midi et soir au moment du repas, jusqu'à amélioration.

AROMATHÉRAPIE

Par voie interne :

HE de gingembre (1 goutte),
HE d'origan (2 gouttes) et
HE de genièvre (3 gouttes)
Prenez, matin, midi et soir, les huiles essentielles mélangées à 1 cuillerée à café de miel, ou dans un verre d'eau ou une tasse de tisane, jusqu'à amélioration.

COMPLÉMENT EN OLIGOÉLÉMENTS

Prenez le matin à jeun 1 dose de **manganèse-cobalt**, *pendant le temps nécessaire.*

CONSEIL

Buvez abondamment, mais proscrivez l'alcool. Évitez les abats, les anchois, le gibier, les charcuteries et les légumes acides (épinards, oseille, etc.).

Grippe

Affection virale fréquente surtout l'hiver, la grippe ne doit pas être confondue avec une rhino-pharyngite ou un rhume. Elle se traduit par un début brutal avec forte fièvre et courbatures. Comme de nombreuses maladies d'origine virale, la température commence par être élevée, puis baisse avant de remonter. Ce n'est qu'après ce second pic de température élevée que l'on peut parler de guérison.
En cas de grippe, prenez les traitements ci-dessous ou ceux indiqués à *Courbatures*.

PHYTOTHÉRAPIE

Par voie interne :

- **INFUSION**

bourrache (fleurs, 40 g),
eucalyptus (feuilles, 40 g) et
thym (plante, 40 g)
Mettez 40 g de ce mélange dans 1 litre d'eau bouillante et laissez infuser 10 minutes. Prenez 1 tasse de cette infusion 3 fois par jour, après le repas, jusqu'à amélioration des symptômes.

• **DÉCOCTION**

salsepareille (racines, 40 g)
Mettez les racines dans 1 litre d'eau froide, faites bouillir 10 minutes puis laissez infuser 10 minutes, filtrez. Prenez 1 tasse de cette décoction 3 fois par jour, après le repas, jusqu'à amélioration des symptômes.

• **GÉLULES**

pissenlit ou saule
Prenez 2 gélules midi et soir au moment du repas.

AROMATHÉRAPIE

Par voie interne (chez l'adulte et l'enfant de plus de 5 ans) :

HE de cyprès d'Italie (1 goutte),
HE d'eucalyptus (2 gouttes) et
HE de lavande (4 gouttes)
Prenez, matin, midi et soir, les huiles essentielles mélangées à 1 cuillerée à café de miel, ou dans un verre d'eau ou une tasse de tisane, jusqu'à amélioration des symptômes.

COMPLÉMENT EN OLIGOÉLÉMENTS

Prenez le matin à jeun et le soir (1/2 heure avant le repas ou 2 heures après) 1 dose de ***cuivre****, pendant le temps nécessaire.*

CONSEIL

Buvez abondamment et gardez la chambre tant que vous avez de la fièvre.

Grossesse

Une grossesse normale dure neuf mois. Les trois premiers mois, certaines femmes peuvent souffrir de petits désagréments plus ou moins gênants (problèmes digestifs, nausées, dégoût de certains aliments, etc.). Les deux derniers mois, eux, peuvent être difficiles, en raison de la prise de poids, source de divers troubles (sensation de jambes lourdes, etc.). Une attention toute particulière doit être portée à l'alimentation afin qu'elle réponde aux besoins nutritionnels de la maman et du fœtus, et afin d'éviter une prise de poids trop importante.

Au début de votre grossesse, vous pouvez, selon les troubles ressentis, adopter l'un ou l'autre des traitements ci-dessous. En cas de lourdeurs dans les jambes, prenez en plus ceux indiqués à *Jambes lourdes.*

PHYTOTHÉRAPIE

Par voie interne :

CONTRE LES NAUSÉES

• **INFUSION**

mouron-des-oiseaux (fleurs et feuilles, 30 g),
reine-des-prés (fleurs et feuilles, 50 g) et
cassis (feuilles, 40 g)
Mettez 20 g de ce mélange dans 1 litre d'eau bouillante et laissez infuser 10 minutes. Prenez 1 tasse de cette infusion 3 fois par jour, après le repas, jusqu'à amélioration.

POUR LA NERVOSITÉ

• **INFUSION**

coquelicot (fleurs, 30 g) et
mélisse (plante, 20 g)
Mettez les plantes dans 1 litre d'eau bouillante et laissez infuser 10 minutes. Prenez 1 tasse de cette infusion 3 fois par jour, après le repas, jusqu'à amélioration.

• **GÉLULES**

mélisse ou carotte
Prenez 2 gélules midi et soir au moment du repas.

CONSEIL

Adoptez un régime alimentaire riche en vitamines et en fer. Évitez les sucreries et les féculents et tous les excitants (café, thé, alcool et bien évidemment tabac). Ne rajoutez pas de sel dans vos plats, mais ne le supprimez pas si le médecin ne vous l'a pas indiqué.

Haleine (mauvaise)

La mauvaise haleine peut découler d'une mauvaise hygiène de la bouche ou de la consommation d'aliments forts (ail). Elle peut également être le signe d'un trouble dentaire (carie, abcès, etc.) ou digestif (reflux, par exemple).

Si en dépit de quelques jours de traitement vous n'avez pas meilleure haleine, consultez un médecin qui en déterminera l'origine. Pensez également à vous laver régulièrement les dents après chaque repas.

TRAITEMENTS

Ils dépendent de la cause.

Hématome

Il s'agit d'une poche de sang qui, à la suite d'un choc, se forme sous la peau. Celle-ci devient violette et s'accompagne parfois d'un léger gonflement.

TRAITEMENTS

■ *Voir Contusion*

Hémorroïdes

Ce sont des varices qui siègent au niveau de l'anus ou du rectum, occasionnant des démangeaisons, des suintements ou des saignements, parfois de fortes douleurs. Une opération chirurgicale peut s'avérer nécessaire.

Si, après environ 8 jours de l'un des traitements suivants, vous ne constatez aucune amélioration, consultez un médecin ou un proctologue, car les hémorroïdes peuvent être le symptôme d'un trouble important.

L'homéopathie propose également des remèdes adaptés selon les modalités des douleurs.

PHYTOTHÉRAPIE

Par voie interne :

- **INFUSION**

  cassis (feuilles, 20 g),
  noyer (feuilles, 40 g) et
  vigne rouge (feuilles, 60 g)
  Mettez 40 g de ce mélange dans 1 litre d'eau bouillante et laissez infuser 15 minutes. Prenez 1 tasse de cette infusion 3 fois par jour, après le repas, jusqu'à amélioration.

Par voie externe :

- **COMPRESSES AVEC DÉCOCTION**

  millefeuille (sommités fleuries, 50 g) et **bistorte** (racines, 50 g)
  Mettez les plantes dans 1 litre d'eau froide, faites bouillir 20 minutes puis laissez infuser 10 minutes, filtrez. Imbibez une compresse de cette décoction, posez-la sur les hémorroïdes et laissez-la en place 30 minutes. Faites de 2 à 3 applications par jour, jusqu'à amélioration.

- **BAINS DE SIÈGE AVEC DÉCOCTION**

  marronnier d'Inde (écorce, 30 g) et
  pissenlit (plante, 40 g)
  Mettez les plantes dans 1 litre d'eau froide, faites bouillir 10 minutes puis laissez infuser 10 minutes. Faites de 2 à 3 fois par jour des bains de siège froids avec cette décoction, jusqu'à amélioration.

Aromathérapie

Par voie interne :

HE de cyprès d'Italie (3 gouttes)

Prenez, matin, midi et soir, l'huile essentielle mélangée avec 1 cuillerée à café de miel, ou dans un verre d'eau ou une tasse de tisane, jusqu'à amélioration.

Complément en oligoéléments

Prenez le matin à jeun 1 dose de **manganèse-cobalt**, *pendant le temps nécessaire.*

CONSEIL

Si vous êtes sujet aux hémorroïdes, il est préférable de ne pas être constipé. Aussi, évitez les plats épicés, les excitants (café, tabac, alcool) qui sont des facteurs favorisants. En revanche, privilégiez une alimentation riche en fibres, buvez abondamment et pratiquez une activité sportive.

Hépatite

Il s'agit d'une affection du foie, généralement due à la présence d'un calcul dans la vésicule biliaire ou à un virus, mais d'autres causes peuvent être invoquées (abus d'alcool, réaction à certains médicaments, infection par une bactérie ou un parasite, etc.). Elle se manifeste souvent au début par une grande fatigue, des maux de tête, des nausées, puis par des urines foncées et le blanc de l'œil qui devient jaune (ictère ou jaunisse).
Le principal danger d'une hépatite est sa chronicité, le foie risquant alors de ne plus pouvoir remplir ses fonctions.

Si vous souffrez d'une hépatite, consultez impérativement un médecin. Lui seul pourra poser le diagnostic et prescrire le traitement allopathique qui convient.
En complément de ce traitement, vous pouvez prendre l'un ou l'autre de ceux qui suivent.

Phytothérapie

Par voie interne :

- **INFUSION**

artichaut (feuilles, 30 g),
aspérule odorante (plante, 30 g) et
pissenlit (feuilles, 30 g)

Mettez 30 g de ce mélange dans 1 litre d'eau bouillante et laissez infuser 15 minutes. Prenez 1 tasse de cette infusion, 3 fois par jour après le repas, jusqu'à amélioration.

- **DÉCOCTION**

tilleul (aubier, 30 g)

Mettez les écorces dans 1 litre d'eau froide, faites bouillir 15 minutes puis laissez infuser 15 minutes, filtrez. Prenez 1 tasse de cette décoction 3 fois par jour après le repas, jusqu'à amélioration.

Aromathérapie

Par voie interne :

HE de romarin (3 gouttes),
HE de menthe poivrée (3 gouttes) et
HE genièvre (4 gouttes)

Prenez, matin, midi et soir, les huiles essentielles mélangées à 1 cuillerée à café de miel, ou dans un verre d'eau ou une tasse de tisane, jusqu'à amélioration.

Complément en oligoéléments

Prenez le matin à jeun 1 dose de **cuivre**, *pendant le temps nécessaire.*

CONSEIL

Pour limiter tout risque de contagion en cas d'hépatite, ayez une hygiène très stricte : lavez-vous les mains dès que vous avez été aux toilettes, veillez à ce que personne n'utilise vos couverts, votre verre, votre serviette de toilette, etc. D'un point de vue alimentaire, suivez un régime sévère sans graisses au début et bannissez l'alcool pendant plusieurs mois. Enfin, reposez-vous au maximum.

Herpès

Il s'agit d'une affection cutanée d'origine virale, qui se manifeste d'abord par une sensation de chaleur avec des démangeaisons, puis par l'apparition d'une plaque rouge comportant en son centre des petites cloques rouges remplies de liquide transparent. L'herpès est souvent consécutif à une période de fatigue, à une mala-die infectieuse, ou encore signale l'approche des règles.

Si vous faites des herpès de manière récurrente, consultez un médecin qui vous prescrira un traitement de fond.

En complément, vous pouvez prendre l'un ou l'autre de ceux qui suivent.

Phytothérapie

Par voie interne :

- **INFUSION**

  bourrache (sommités fleuries, 50 g),
  cerfeuil (plante, 40 g) et
  bardane (racines, 30 g)
  Mettez 30 g de ce mélange dans 1 litre d'eau bouillante et laissez infuser 15 minutes. Prenez 1 tasse de cette infusion 3 fois par jour, après le repas, jusqu'à guérison.

- **DÉCOCTION**

  salsepareille (racines, 50 g)
  Mettez les racines dans 1 litre d'eau froide, faites bouillir 10 minutes puis laissez infuser 15 minutes, filtrez. Prenez 1 tasse de cette décoction 3 fois par jour, après le repas, jusqu'à guérison.

- **GÉLULES**

  pissenlit
  Prenez 2 gélules à midi et le soir au moment du repas.

Par voie externe :

- **LOTION AVEC DÉCOCTION**

  saponaire (feuilles et racines, 50 g)
  Mettez la plante dans 1 litre d'eau froide, faites bouillir 10 minutes et filtrez. Imbibez une compresse de cette décoction, posez-la sur l'herpès et laissez-la en place quelques minutes. Procédez à 3 applications par jour, jusqu'à guérison.

- **TM**

  calendula
  Appliquez 2 gouttes de teinture mère 3 fois par jour sur les vésicules, jusqu'à guérison.

Complément en oligoéléments

Prenez le matin à jeun 1 dose de **cuivre**, pendant le temps nécessaire.

Hoquet

Cette contraction spasmodique et réflexe du diaphragme survient le plus souvent après une ingestion trop rapide de nourriture. Le hoquet est involontaire et rythmé, et la crise peut être plus ou moins longue.

Si le hoquet persiste ou s'il récidive souvent, consultez un médecin.

Les nourrissons ont souvent le hoquet après le biberon, et il n'y a pas lieu de s'inquiéter. Gardez alors l'enfant dans les bras et parlez-lui jusqu'à ce que ce petit désagrément cesse.
Quant aux enfants plus grands, il est bon de leur apprendre à manger lentement ; une crise de hoquet ne doit alors inquiéter que si l'enfant se plaint de douleurs au ventre, au niveau du diaphragme.
Le traitement doit être adapté à la cause.

Phytothérapie

Par voie interne :

• **INFUSION**

aneth (fruits et feuilles, 30 g),
anis vert (graines, 30 g) et
valériane (racines, 20 g)
Mettez les plantes dans 1 litre d'eau bouillante et laissez infuser 15 minutes. Prenez 1 tasse de cette infusion 3 fois par jour, après le repas, jusqu'à amélioration.

• **GÉLULES** (réservé à l'adulte)

valériane
Prenez 2 gélules à midi et le soir au moment du repas, jusqu'à amélioration.

Aromathérapie

Par voie interne (chez l'adulte et l'enfant de plus de 5 ans) :

HE d'anis vert (3 gouttes),
HE de menthe poivrée (2 gouttes) et
HE de citron (1 goutte)
Prenez, matin, midi et soir, les huiles essentielles mélangées à 1 cuillerée à café de miel, ou dans un verre d'eau ou une tasse de tisane, jusqu'à amélioration.

Complément en oligoéléments

Prenez le matin à jeun 1 dose de **zinc-nickel-cobalt**, *pendant le temps nécessaire.*

Hydarthrose

■ *Voir Épanchement de synovie*

Hygroma

Cette affection fréquente chez les carreleurs et les plâtriers se traduit par la présence d'une poche de liquide au niveau d'une articulation, le plus souvent le genou ou le coude.

TRAITEMENTS

Un hygroma ancien nécessite une intervention chirurgicale.
S'il est pris dès son apparition, l'homéopathie peut être bénéfique.

Hyperactivité

C'est l'association d'une activité physique et intellectuelle excessives, désordonnées, accompagnée d'une importante impulsivité. Un enfant hyperactif a beaucoup de mal à fixer son attention.
L'homéopathie est bénéfique.
En complément, vous pouvez donner le traitement suivant.

PHYTOTHÉRAPIE

Par voie interne :

- **INFUSION**

 tilleul (bractées, 40 g) et
 coquelicot (fleurs, 40 g)
 Mettez 50g de ce mélange dans 1 litre d'eau bouillante et laissez infuser 10 minutes. Donnez 1 tasse de cette infusion 3 fois par jour (au déjeuner, au goûter et au dîner), après le repas, jusqu'à amélioration.

CONSEIL

Il est important que l'enfant mène une vie calme et régulière. Veillez à ce qu'il ne joue pas des heures durant avec la console de jeux vidéo ou l'ordinateur, et faites en sorte que le coucher soit un moment calme.

Hypertension artérielle

Une tension trop élevée peut avoir des conséquences graves et nécessite impérativement une consultation médicale.
En complément du traitement allopathique, vous pouvez prendre l'un ou l'autre des traitements suivants.

PHYTOTHÉRAPIE

Par voie interne :

- **INFUSION**

 aubépine (fleurs, 50 g),
 berce (feuilles et racines, 25 g),
 olivier (feuilles, 50 g) et
 pâquerette vivace (feuilles et fleurs, 25 g)
 Mettez 40 g de ce mélange dans 1 litre d'eau bouillante et laissez infuser 15 minutes. Prenez 1 tasse de cette infusion 3 fois par jour, après le repas, jusqu'à amélioration.

- **DÉCOCTION**

 épine-vinette (racines, 50 g)
 Mettez les racines dans 1 litre d'eau froide, faites bouillir 10 minutes puis laissez infuser 10 minutes, filtrez. Prenez 1 tasse de cette décoction 3 fois par jour, après le repas, jusqu'à amélioration.

- **GÉLULES**

 aubépine, oignon, olivier (au choix)
 Prenez 2 gélules, midi et soir au moment du repas, jusqu'à amélioration.

AROMATHÉRAPIE

Par voie interne :

HE d'ail (3 gouttes),
HE de sauge (2 gouttes) et
HE de citron (2 gouttes)
Prenez, matin, midi et soir, les huiles essentielles mélangées à 1 cuillerée à café de miel, ou dans un verre d'eau ou une tasse de tisane, jusqu'à amélioration.

Complément en oligoéléments

Prenez le matin à jeun 1 dose de **lithium**, *pendant le temps nécessaire.*

CONSEIL

Évitez les excitants (alcool, tabac) et veillez à saler peu vos aliments. Faire de la relaxation peut également être bénéfique.

Hypotension artérielle

La baisse de la tension artérielle peut entraîner des vertiges, des bourdonnements d'oreille ou un déséquilibre. Cette hypotension peut être occasionnelle et sans gravité ; elle peut également être le signe d'une maladie.

Dans tous les cas, consultez un médecin, qui déterminera la cause et prescrira le traitement approprié.

TRAITEMENTS

Ils dépendent de la cause que seule le médecin peut déterminer.

Ictère

■ *Voir Hépatite*

Impatience

Ce besoin de bouger sans cesse les jambes est d'origine nerveuse ou circulatoire.

TRAITEMENTS

■ *Voir, dans le premier cas, Nervosité ; dans le second, Varices*

Impétigo

Cette infection cutanée particulièrement contagieuse, très fréquente chez les enfants, est due à des staphylocoques. L'impétigo, le plus souvent localisé au visage, se traduit par des plaques rouges porteuses de petites vésicules infectées et des croûtes jaunâtres et suppurantes. Ce trouble s'accompagne d'un état de fatigue générale.

Un traitement par antibiotiques étant nécessaire, consultez un médecin. En complément, vous pouvez suivre l'un ou l'autre des traitements proposés.

PHYTOTHÉRAPIE

Par voie interne (chez l'enfant à partir de 6 ans) :

• **INFUSION**

artichaut (feuilles, 30 g),
cassis (feuilles, 30 g) et
pissenlit (feuilles, 20 g)
Mettez 30 g de ce mélange dans 1 litre d'eau bouillante et laissez infuser 15 minutes. Prenez ou donnez 1 tasse de cette infusion 3 fois par jour après le repas, jusqu'à guérison.

• **GÉLULES** (réservé à l'adulte)

thé de Java
Prenez 2 gélules à midi et le soir, au moment du repas, jusqu'à guérison.

Par voie externe (chez l'enfant à partir de 6 ans) :

• **CATAPLASMES**

saponaire (feuilles, 25 g) et
bardane (feuilles, 25 g)
Mettez les feuilles dans 1 litre d'eau bouillante, faites-les bouillir doucement 15 minutes et laissez-les tiédir avant utilisation. Posez-les en cataplasme sur les vésicules et laissez-les en place quelques minutes. Renouvelez l'application 3 fois par jour, jusqu'à guérison.

AROMATHÉRAPIE

Par voie interne (réservé à l'adulte) :

HE de cajeput (3 gouttes),
HE d'hysope (3 gouttes) et
HE de sassafras (2 gouttes)
Prenez, matin, midi et soir, les huiles essentielles mélangées à 1 cuillerée à café de miel, ou dans un verre d'eau ou une tasse de tisane, jusqu'à guérison.

CONSEIL

D'un point de vue alimentaire, proscrivez les sucreries.

Lavez soigneusement l'enfant avec un savon désinfectant et veillez à ce que personne d'autre n'utilise sa serviette. La maladie étant très contagieuse, gardez-le à la maison pour éviter tout contact avec d'autres enfants.

Impuissance

La difficulté à obtenir une érection ou à avoir un rapport satisfaisant peut avoir des origines multiples : organiques (phimosis, etc.), psychologiques (stress, surmenage, etc.), pathologiques (diabète, hypertension, dépression, etc.) ou encore médicamenteuses (antidépresseurs, antihypertenseurs, etc.).
Dans tous les cas, une consultation chez un médecin est préférable, le plus difficile étant de parvenir à verbaliser son trouble.

TRAITEMENTS

■ *Voir Asthénie sexuelle*

CONSEIL

N'ayez aucune honte ou crainte à parler de vos difficultés sexuelles avec votre médecin. En exprimant et en donnant des détails précis sur les circonstances de votre impuissance, vous l'aiderez à déterminer la cause. Il suffit parfois d'en parler pour que les choses s'arrangent d'elles-mêmes.

Incontinence urinaire

■ *Voir Énurésie*

Indigestion

■ *Voir Digestion difficile*

Infection urinaire

■ *Voir Cystite*

Infections ORL

■ *Voir Laryngite,*
Otite,
Pharyngite,
Rhinite,
Rhinopharyngite

Inflammation des gencives

■ *Voir Gingivite*

Insolation

■ *Voir Coup de chaleur,*
Coup de soleil

Insomnies

C'est le fait de dormir trop peu, d'un sommeil insuffisamment réparateur, d'avoir du mal à s'endormir ou de ne pas parvenir à se rendormir vite après un réveil nocturne. L'insomnie du petit matin peut être le signe d'une dépression.
Des insomnies en période de stress, après un choc émotionnel (divorce, deuil) ou à cause d'un événement excitant (veille de départ en voyage, etc.), sont normales.
Toutefois, veillez à ne pas les laisser s'installer, car elles risquent de vous conduire à un usage régulier de somnifères dont vous aurez par la suite du mal à vous défaire. Aussi, en cas de troubles persistants, consultez un médecin.
L'homéopathie propose des remèdes adaptés selon la modalité des troubles (insomnies dues à l'alcool, au café, à une contrariété, etc.).

De manière plus globale, vous pouvez, en période d'insomnie, prendre l'un ou l'autre des traitements suivants.

PHYTOTHÉRAPIE

Par voie interne :

- **INFUSION**

  aubépine (fleurs, 30 g),
  coquelicot (fleurs, 30 g),
  mélisse (fleurs, 20 g) et
  tilleul (fleurs, 40 g)
  Mettez 40 g de ce mélange dans 1 litre d'eau bouillante et laissez infuser 15 minutes. Prenez 1 tasse de cette infusion, après le dîner et avant le coucher, jusqu'à amélioration.

- **GÉLULES**

  pavot de Californie ou valériane
  Prenez 2 gélules midi et soir au moment du repas.

AROMATHÉRAPIE

Par voie interne (chez l'adulte et l'enfant de plus de 5 ans) :

HE de basilic (3 gouttes) et
HE d'origan (3 gouttes)
Prenez, matin, midi et soir, les huiles essentielles mélangées à 1 cuillerée à café de miel, ou dans un verre d'eau ou une tasse de tisane, jusqu'à amélioration.

COMPLÉMENT EN OLIGOÉLÉMENTS

Prenez le matin à jeun 1 dose de **lithium**, *pendant le temps nécessaire.*

CONSEIL

Appliquez des règles simples d'hygiène de vie pour tenter de retrouver un sommeil normal et réparateur : repas légers, consommation modérée d'alcool, suppression des excitants. Vous pouvez aussi lire quand le sommeil ne vient pas, cela aide parfois à l'endormissement.

On préférera un traitement homéopathique chez l'enfant.

Intertrigo

Cette inflammation au niveau des plis (entre les orteils, sous les seins, dans la raie des fesses, etc.) est due à la présence de bactéries ou de petits champignons (mycose), dont le développement est favorisé par une hygiène corporelle insuffisante.

TRAITEMENTS

■ *Voir Mycose*

CONSEIL

Avant tout traitement, faites votre toilette, de préférence avec un savon alcalin, et séchez-vous soigneusement avec un linge propre.

Intestins (troubles des)

■ *Voir Ballonnement abdominaux,*
Constipation,
Diarrhée,
Digestion difficile

Intoxication alimentaire

Il s'agit d'une infection digestive provoquée par les bactéries ou les toxines d'un aliment peu ou pas frais. Les principaux aliments le plus souvent en cause sont les œufs, les fruits de mer et les produits laitiers. Ce trouble, généralement bénin, se traduit par un état nauséeux, des vomissements et/ou de la diarrhée, des douleurs abdominales, et peut s'accompagner de fièvre.

Si les troubles persistent et si vous ne constatez aucune amélioration dans les 24 heures, consultez un médecin.

TRAITEMENTS

■ *Voir Gastro-entérite*

CONSEIL

Avant tout traitement, buvez abondamment pour éliminer au maximum les bactéries.

Irritabilité

■ *Voir Colère et irritabilité*

Irritation intestinale

■ *Voir Colite*

Jambes lourdes

Ce trouble est souvent lié à une insuffisance veineuse sans autres signes apparents. Certaines femmes éprouvent cette sensation désagréable parfois juste avant leurs règles, en période de chaleur ou au cours de la grossesse.

TRAITEMENTS

■ *Voir Varices*

CONSEIL

Vérifiez que rien n'entrave la circulation du sang (chaussettes trop serrées par exemple), ne gardez jamais de chaussettes la nuit et procédez à des massages le soir, après une douche fraîche, en partant toujours des chevilles et en remontant vers les cuisses.

Jaunisse

■ *Voir Hépatite*

Jet-lag

■ *Voir Décalage horaire*

Langue chargée

■ *Voir Digestion difficile*

Laryngite

Inflammation du larynx d'origine virale ou bactérienne, la laryngite se traduit par une voix rauque, qui peut déboucher sur une extinction de voix, ainsi que par une toux. Une laryngite ne doit pas durer plus de quelques jours.

Si elle devient chronique, consultez un médecin.

Chez l'enfant, la laryngite peut occasionner un rétrécissement des voies aériennes supérieures, entraînant une gêne respiratoire importante. Un enfant atteint de laryngite a une toux caractéristique, semblable à l'aboiement d'un chien. Les crises survenant souvent la nuit, veillez à humidifier l'air de sa chambre avant de mettre l'enfant au lit.

En cas de crise aiguë et devant des signes de difficultés respiratoires, appelez immédiatement un médecin. En attendant sa venue, gardez votre calme, prenez l'enfant avec vous dans une pièce fermée (cuisine ou salle de bains) et faites bouillir de l'eau ou laissez couler le robinet l'eau chaude : l'atmosphère humide va l'aider à mieux respirer. Apaisez-le en lui parlant doucement…

L'homéopathie propose des remèdes adaptés selon les modalités : laryngite survenue à la suite d'un coup de froid, donnant lieu à une vive douleur, etc.

En cas de laryngite, suivez l'un ou l'autre des traitements proposés. Ils conviennent également à l'enfant.

PHYTOTHÉRAPIE

Par voie interne :

- **INFUSION**

  lavande (fleurs, 50 g),
  fenouil (racines, 60 g) et
  bardane (feuilles, 50 g)
  Mettez 40 g de ce mélange dans 1 litre d'eau bouillante et laissez infuser 15 minutes. Prenez 1 tasse de cette infusion 3 fois par jour, après le repas, jusqu'à guérison.

Par voie externe :

- **GARGARISMES AVEC DÉCOCTION**

  aigremoine (feuilles, 100 g) et
  ronce (feuilles, 100 g)
  Mettez les plantes dans 1 litre d'eau froide, faites bouillir 10 minutes puis laissez infuser 10 minutes, filtrez. Remplissez un verre à dents de cette décoction et gargarisez-vous. Faites 3 gargarismes par jour, jusqu'à guérison.

AROMATHÉRAPIE

Par voie interne (chez l'adulte et l'enfant de plus de 5 ans) :

HE de lavande (3 gouttes),
HE de cajeput (3 gouttes) et
HE de niaouli (1 goutte)
Prenez, matin, midi et soir, les huiles essentielles mélangées à 1 cuillerée à café de miel, ou dans un verre d'eau ou une tasse de tisane, jusqu'à guérison.

COMPLÉMENT EN OLIGOÉLÉMENTS

Donnez à l'enfant ou prenez le matin à jeun 1 dose de **manganèse-cuivre**, *pendant le temps nécessaire.*

Leucorrhées

Les pertes vaginales doivent être légères, indolores et blanches, d'où leur nom de « pertes blanches ».

Si vous constatez qu'elles sont épaisses, teintées ou malodorantes, consultez un médecin ou un gynécologue qui en déterminera la cause et prescrira le traitement approprié.

En complément, vous pouvez suivre l'un des traitements proposés.

Phytothérapie

Par voie interne :

- **INFUSION**

 eucalyptus (feuilles, 20 g),
 thym (plante, 20 g) et
 bardane (feuilles, 50 g)
 Mettez 30 g de ce mélange dans 1 litre d'eau bouillante et laissez infuser 15 minutes. Prenez 1 tasse de cette infusion 3 fois par jour, après le repas, jusqu'à guérison.

- **GÉLULES**

 coriandre ou fenouil
 Prenez 2 gélules midi et soir, au moment du repas, jusqu'à guérison.

Par voie externe :

- **INJECTIONS VAGINALES AVEC DÉCOCTION**

 bistorte (graines, 40 g),
 persil (graines, 40 g) et
 fraisier des bois (feuilles, 15 g)
 Mettez les plantes dans 1 litre d'eau froide, faites bouillir 10 minutes puis laissez infuser 10 minutes, filtrez. Une fois la décoction refroidie, remplissez-en une poire à lavement et procédez à une injection vaginale. Procédez ainsi 3 fois par jour, jusqu'à guérison.

Aromathérapie

Par voie interne :

HE de lavande (2 gouttes) et
HE de sauge (2 gouttes)
Prenez, matin, midi et soir, les huiles essentielles mélangées à 1 cuillerée à café de miel, ou dans un verre d'eau ou une tasse de tisane, jusqu'à guérison.

Complément en oligoéléments

Prenez le matin à jeun 1 dose de **cuivre**, *pendant le temps nécessaire.*

Libido (perte de)

■ *Voir Asthénie sexuelle*

Lumbago

Également appelé tour de rein, il s'exprime par une douleur vive survenant brutalement dans le bas du dos. Le lumbago est le plus souvent dû à de fortes contractures musculaires à l'occasion d'un mouvement brusque, d'un effort physique ou d'un refroidissement.

Si la douleur se prolonge, consultez un médecin, qui déterminera la cause.

Pour soulager la douleur, suivez l'un ou l'autre des traitements proposés.

PHYTOTHÉRAPIE

Par voie externe :

• **CATAPLASMES**

lierre commun (feuilles hachées, 100 g) et
chou (feuilles froissées, 100 g)
Mélangez les feuilles crues et posez-les en cataplasme sur la partie douloureuse. Laissez-les en place au moins 30 minutes. Faites 3 cataplasmes par jour, jusqu'à amélioration (au-delà de 3 jours, consultez un médecin).

AROMATHÉRAPIE

Par voie externe :

• **MASSAGES**

HE de camomille (5 gouttes),
HE d'eucalyptus (5 gouttes),
HE de lavande (5 gouttes) et
HE de romarin (5 gouttes)
Diluez les huiles essentielles dans 2 cuillerées à soupe d'huile de calendula ou d'amande douce et procédez, 3 fois par jour, à un massage du bas du dos avec un peu de cette préparation, jusqu'à amélioration.

• **BAINS**

HE de camomille (10 gouttes),
HE de lavande (10 gouttes) et
HE de romarin (10 gouttes)
Diluez les huiles essentielles dans 1/4 de verre d'huile d'amande douce, versez ce mélange dans l'eau à bonne température, remuez et glissez-vous dans le bain. Restez-y 20 minutes. Prenez un bain chaud 3 fois par jour, jusqu'à amélioration.

Luxation

■ *Voir Entorse*

Mal de dos

■ *Voir Dos (mal de)*

Mal de dent

■ *Voir Douleur dentaire*

Mal de gorge

Il peut être l'expression de diverses maladies, et doit vous inciter, si vous n'en connaissez pas la cause, à consulter un médecin.

■ *Voir Angine,*
Laryngite,
Pharyngite

Mal de tête

■ *Voir Céphalée,*
Migraine

Mal des montagnes

À la montagne, certaines personnes sont sujettes à des maux de tête, bourdonnements d'oreille, nausées, nervosité, etc. Ces troubles sont le plus souvent liés à la raréfaction de l'oxygène en altitude.

TRAITEMENTS

Ils sont fonction du trouble.

■ *Voir Anxiété,*
Bourdonnement d'oreille,
Céphalée,
Migraine,
Nausées,
Nervosité

Mal des transports

Il se traduit par des vomissements et un état nauséeux et affecte les personnes supportant mal ou pas les voyages en voiture, train, avion ou encore bateau.

Le mal des transports est fréquent chez les enfants. Auquel cas, évitez de les alimenter trop copieusement avant un voyage.

TRAITEMENTS

Pour les enfants, préférez le traitement homéopathique.

L'homéopathie propose aussi un traitement approprié pour les adultes, en complément duquel vous pouvez prendre celui qui suit.

AROMATHÉRAPIE

Par voie externe :

HE de gingembre (3 gouttes) et
HE de menthe poivrée (3 gouttes)
En prévention, 15 minutes avant le départ en voyage, versez les huiles essentielles sur un mouchoir et inhalez à plusieurs reprises.

Malaise

■ *Voir Syncope*

Mastose

■ *Voir Seins (affections des)*

Mauvaise haleine

■ *Voir Haleine (mauvaise)*

Mémoire (problèmes de)

Il est normal d'avoir par moments des trous de mémoire, notamment en période de fatigue, de stress, de surmenage, avec la prise de certains médicaments (anxiolytiques ou somnifères, par exemple). Mais oublier ce qui vient de se passer quelques instants plus tôt ou, au contraire, des événements plus lointains peut être le signe de troubles plus graves ou d'une démence sénile.

Si brutalement et sans raison votre mémoire se met à vous faire défaut de manière répétée, consultez un médecin.

Si vous avez des trous de mémoire, prenez l'un ou l'autre des traitements suivants.

PHYTOTHÉRAPIE

Par voie interne :

• **INFUSION**

mélisse (fleurs, 30 g) et
romarin (fleurs, 30 g)
Mettez 30 g de ce mélange dans 1 litre d'eau bouillante et laissez infuser 10 minutes. Prenez 1 tasse de cette infusion, 3 fois par jour après le repas, jusqu'à amélioration.

AROMATHÉRAPIE

Par voie interne :

HE de girofle (3 gouttes) et
HE de romarin (3 gouttes)
Prenez, matin, midi et soir, les huiles essentielles mélangées à 1 cuillerée à café de miel, ou dans un verre d'eau ou une tasse de tisane, jusqu'à amélioration.

COMPLÉMENT EN OLIGOÉLÉMENTS

Prenez le matin à jeun 1 dose de **manganèse-cobalt**, pendant le temps nécessaire.

CONSEIL

Pour entretenir sa mémoire, il est fortement conseillé de lire, d'apprendre par cœur de temps en temps quelques lignes qui vous plaisent, de faire des mots croisés ou des jeux de société qui nécessitent un effort de mémorisation.

Menière (maladie de)

■ *Voir Vertiges*

Ménopause (troubles de la)

La ménopause correspond à la cessation définitive de l'activité ovarienne, entre 45 et 55 ans selon les femmes. Elle est précédée de la préménopause, au cours de laquelle le cycle se dérègle, avec apparition d'un certain nombre de troubles : bouffées de chaleur, règles très ou peu abondantes, énervement, transpiration, etc.

L'homéopathie propose des remèdes adaptés selon les modalités des troubles. En complément, vous pouvez prendre l'un ou l'autre des traitements suivants.

PHYTOTHÉRAPIE

Par voie interne :

• **INFUSION**

coquelicot (fleurs, 20 g) et
passiflore (feuilles et fleurs, 40 g)
Mettez 30 g de ce mélange dans 1 litre d'eau bouillante et laissez

infuser 10 minutes. Prenez 1 tasse de cette infusion 3 fois par jour, après le repas, jusqu'à amélioration.

- **DÉCOCTION**

  chiendent (racines, 30 g)

  Mettez les racines dans 1 litre d'eau froide, faites bouillir 15 minutes puis laissez infuser 10 minutes, filtrez. Prenez 1 tasse de cette décoction 3 fois par jour, après le repas, jusqu'à amélioration.

- **GÉLULES**

  alchémille

  Prenez 2 gélules le midi et le soir au moment du repas, jusqu'à amélioration.

AROMATHÉRAPIE

Par voie interne :

HE de cyprès d'Italie (2 gouttes) et **HE de sauge** (3 gouttes)

Prenez, matin, midi et soir, les huiles essentielles mélangées à 1 cuillerée à café de miel, ou dans un verre d'eau ou une tasse de tisane, jusqu'à amélioration.

COMPLÉMENT EN OLIGOÉLÉMENTS

Prenez le matin à jeun 1 dose de **manganèse-cuivre**, *pendant le temps nécessaire.*

CONSEIL

Si vous êtes en période de préménopause, mangez équilibré, évitez les excitants et veillez à ne pas de prendre de poids. La marche ou toute autre activité physique est également bénéfique.

Migraine

Ce mal de tête, le plus souvent violent, se traduit par une douleur unilatérale (d'un seul côté), parfois accompagnée de troubles de la vision (migraine ophtalmique) et/ou de nausées. Les personnes qui y sont sujettes ressentent parfois des signes avant-coureurs, et doivent alors débuter le traitement dès que ceux-ci apparaissent. En cas de migraine, prenez l'un ou l'autre des traitements suivants.

PHYTOTHÉRAPIE

Par voie interne :

- **INFUSION**

  livèche (graines, 30 g),
  menthe poivrée (feuilles, 50 g),
  passiflore (fleurs, 30 g) et
  romarin (sommités fleuries, 30 g)

  Mettez 30 g de ce mélange dans 1 litre d'eau bouillante et laissez infuser 20 minutes. Prenez 1 tasse de cette infusion 3 fois par jour, après le repas, jusqu'à amélioration.

- **GÉLULES**

  pavot de Californie

  Prenez 2 gélules le midi et le soir au moment du repas, jusqu'à amélioration.

AROMATHÉRAPIE

Par voie interne :

HE de basilic (3 gouttes) et **HE de citron** (3 gouttes)

Prenez, matin, midi et soir, les huiles essentielles mélangées à 1 cuillerée à café de miel, ou dans un verre d'eau ou une tasse de tisane, jusqu'à amélioration.

COMPLÉMENT EN OLIGOÉLÉMENTS

Prenez le matin à jeun 1 dose de **lithium***, le temps nécessaire.*

CONSEIL

Ayez une alimentation équilibrée et évitez les excitants.

Montagne (mal des)

■ *Voir Mal des montagnes*

Muguet

■ *Voir Candidose*

Mycose

Il s'agit d'une infection cutanée par levures ou champignons. Elle se traduit par l'apparition de taches colorées, de démangeaisons, de rougeurs ou de crevasses sur la peau, parfois au niveau des ongles.

■ *Voir Pityriasis versicolor*

PHYTOTHÉRAPIE

Par voie interne :

- **INFUSION**

thym (tiges fleuries, 30 g),
sarriette (sommités fleuries, 40 g) et
menthe poivrée (feuilles, 20 g)
Mettez 30 g de ce mélange dans 1 litre d'eau bouillante et laissez infuser 15 minutes. Prenez 1 tasse de cette infusion 3 fois par jour, après le repas, jusqu'à guérison.

- **DÉCOCTION**

garance (racines, 30 g) et
primevère sauvage (racines, 70 g)
Mettez 40 g de ce mélange dans 1 litre d'eau froide, faites bouillir 10 minutes puis laissez infuser 10 minutes, filtrez. Prenez 1 tasse de cette décoction 3 fois par jour après le repas, jusqu'à guérison.

- **GÉLULES**

bourdaine ou artichaut
Prenez 2 gélules midi et soir au moment du repas, jusqu'à guérison.

AROMATHÉRAPIE

Par voie externe :

HE de lavande (3 gouttes),
HE de thym (3 gouttes) et
HE de géranium vivace (3 gouttes)
Diluez les huiles essentielles dans 1 cuillerée à soupe d'amande douce et appliquez un peu de ce mélange, matin et soir, sur les parties atteintes, jusqu'à guérison.

COMPLÉMENT EN OLIGOÉLÉMENTS

Prenez le matin à jeun 1 dose de **cuivre-or-argent***, pendant le temps nécessaire.*

On préférera un traitement homéopathique chez l'enfant.

Nausées

■ *Voir Vomissements*

Nervosité

Être plus ou moins nerveux est tout à fait normal tant que cela reste dans des proportions mesurées. Mais quand la nervosité devient trop importante, rendant la vie insupportable à son auteur comme à l'entourage, elle nécessite d'être traitée.

■ *Voir Angoisse,*
Anxiété,
Colère et irritabilité,
Dépression et état dépressif

Si vous traversez une période de nervosité particulière, vous pouvez adopter l'un ou l'autre des traitements proposés.

PHYTOTHÉRAPIE

Par voie interne :

• **INFUSION**

camomille romaine (fleurs et feuilles, 20 g),
lotier corniculé (fleurs, 80 g),
coquelicot (fleurs, 30 g) et
romarin (fleurs, 20 g)

Mettez 30 g de ce mélange dans 1 litre d'eau bouillante et laissez infuser 15 minutes. Prenez 1 tasse de cette infusion 3 fois par jour, après le repas, jusqu'à amélioration.

• **GÉLULES**

carotte ou passiflore

Prenez 2 gélules midi et soir au moment du repas, jusqu'à amélioration.

AROMATHÉRAPIE

Par voie interne :

HE de camomille (3 gouttes) et
HE de sauge (3 gouttes)

Prenez, matin, midi et soir, les huiles essentielles mélangées à 1 cuillerée à café de miel, ou dans un verre d'eau ou une tasse de tisane, jusqu'à amélioration.

COMPLÉMENT EN OLIGOÉLÉMENTS

Prenez le matin à jeun 1 dose de **lithium**, *pendant le temps nécessaire.*

CONSEIL

Si vous êtes trop nerveux, surveillez votre hygiène de vie : supprimez les excitants, dormez suffisamment, faites de l'exercice physique, etc.

On préférera un traitement homéopathique chez l'enfant.

Névralgie

Il s'agit d'une douleur vive qui suit le trajet d'un nerf et qui peut avoir une cause connue (zona, inflammation, etc.) ou non.

Si vous souffrez de névralgies sans en connaître l'origine, consultez un médecin.

L'homéopathie propose des remèdes adaptés selon les modalités de la névralgie. En complément, vous pouvez prendre l'un ou l'autre des traitements suivants.

PHYTOTHÉRAPIE

Par voie interne :

- **INFUSION**

  mélilot (sommités fleuries, 30 g)

  Mettez les plantes dans 1 litre d'eau bouillante et laissez infuser 15 minutes. Prenez 1 tasse de cette infusion 3 fois par jour, après le repas, jusqu'à amélioration.

- **DÉCOCTION**

  frêne (feuilles, 50 g)

  Mettez les feuilles dans 1 litre d'eau froide, faites bouillir 15 minutes puis laissez infuser 10 minutes, filtrez. Prenez 1 tasse de cette décoction 3 fois par jour, après le repas, jusqu'à amélioration.

AROMATHÉRAPIE

Par voie interne :

HE d'eucalyptus (2 gouttes),
HE de menthe poivrée (2 gouttes) et
HE de pin sylvestre (3 gouttes)

Prenez, matin, midi et soir, les huiles essentielles mélangées à 1 cuillerée à café de miel, ou dans un verre d'eau ou une tasse de tisane, jusqu'à amélioration.

COMPLÉMENT EN OLIGOÉLÉMENTS

Prenez le matin à jeun 1 dose de **lithium**, *le temps nécessaire.*

Nez (saignement de)

■ *Voir Saignement de nez*

Oculaire (fatigue)

■ *Voir Fatigue oculaire*

Œil (affections de l')

■ *Voir Chalazion,*
Conjonctivite,
Fatigue oculaire,
Orgelet

Oignon

■ *Voir Cor au pied*

Ongles (troubles des)

Les ongles peuvent être le siège de différentes affections qui reflètent parfois des troubles internes de l'organisme (fatigue, décalcification, etc.).

■ *Voir aussi Mycose*

L'homéopathie propose des remèdes adaptés en fonction des modalités des troubles : ongles cassants, fendillés, avec des taches blanches, etc.

De façon globale, pour tout problème aux ongles, suivez le traitement ci-dessous.

PHYTOTHÉRAPIE

Par voie interne :

• **GÉLULES**

prêle

Prenez 2 gélules, le midi et le soir au moment du repas, jusqu'à guérison.

Oppression

C'est la sensation désagréable d'avoir le thorax entouré d'un étau empêchant de respirer normalement. L'oppression peut avoir des origines multiples, aussi bien physiques (maladies respiratoires, surpoids, etc.) que psychiques (anxiété, forte émotion, etc.).

TRAITEMENTS

■ *Voir Anxiété, si la sensation d'oppression est d'origine psychique, et*
Essoufflement, pour les autres

Oreilles douloureuses

■ *Voir Otite*

Orgelet

L'orgelet est un petit furoncle situé au niveau de la base d'un cil.

TRAITEMENTS

■ *Voir Chalazion*

Ostéoporose

Il s'agit d'une fragilisation des os. L'ostéoporose est due chez la femme ménopausée à la baisse des œstrogènes, mais elle peut survenir en d'autres circonstances (diabète, etc.). Le risque principal est la fracture, notamment au niveau du col du fémur et qui se rencontre fréquemment chez la femme âgée.

TRAITEMENTS

■ *Voir Décalcification*

CONSEIL

Ayez une alimentation riche en calcium, en privilégiant les laitages et produits laitiers.

Otite

Inflammation et/ou infection de l'intérieur de l'oreille, l'otite se traduit par des douleurs vives, parfois avec une légère fièvre.

Ce trouble est courant chez l'enfant sujet aux rhinopharyngites à répétition.

Si l'otite est prise à son début, il est possible de recourir à des médecines naturelles. Mais si vous ne constatez aucune amélioration rapide au-delà de 24 heures, consultez rapidement un médecin.

TRAITEMENTS

L'homéopathie propose des remèdes adaptés selon les modalités : otite aiguë, douleurs vives.

Ovaires (troubles des)

■ *Voir Règles (troubles des)*

Oxyures

■ *Voir Vers (infestation par les)*

Palpitations

Elles se traduisent par la sensation que le cœur bat de manière anormale, s'emballe ou cogne dans la poitrine.

Si vous souffrez de ce trouble de manière occasionnelle, vous pouvez essayer l'un ou l'autre des traitements suivants. Si les palpitations reviennent fréquemment, consultez un médecin.

L'homéopathie propose également des remèdes adaptés selon les modalités des troubles : palpitations après un choc, une contrariété, l'ingestion d'alcool, etc.

Phytothérapie

Par voie interne :

- **INFUSION**

  aubépine (fleurs, 40 g),
  agripaume (sommités fleuries, 40 g) et
  coquelicot (fleurs, 40 g)
  Mettez 40 g de ce mélange dans 1 litre d'eau bouillante et laissez infuser 20 minutes. Prenez 1 tasse de cette infusion 3 fois par jour, après le repas, jusqu'à amélioration.

- **DÉCOCTION**

  chicorée sauvage (racines, 20 g)
  Mettez les racines dans 1 litre d'eau froide, faites bouillir 15 minutes puis laissez infuser 10 minutes, filtrez. Prenez 1 tasse de cette décoction 3 fois par jour après le repas, jusqu'à amélioration.

- **GÉLULES**

  marrube ou agripaume
  Prenez 2 gélules le midi et le soir, au moment du repas, jusqu'à amélioration.

Aromathérapie

Par voie interne :

HE anis vert (1 goutte),
HE d'eucalyptus (1 goutte) et
HE de santoline (4 gouttes)
Prenez, matin, midi et soir, les huiles essentielles mélangées à 1 cuillerée à café de miel, ou dans un verre d'eau ou une tasse de tisane, jusqu'à amélioration.

Complément en oligoéléments

Prenez le matin à jeun 1 dose de **manganèse-cobalt***, pendant le temps nécessaire.*

CONSEIL

En cas de palpitations, supprimez les excitants (tabac, alcool, café, thé) et les épices, ayez un régime alimentaire équilibré, et évitez dans la mesure du possible les situations stressantes. Les séances de relaxation sont tout à fait indiquées.

Panaris

Abcès situé au niveau d'un doigt qui donne lieu à des douleurs pulsatiles et à un gonflement. Il est souvent consécutif à une peau arrachée ou à une petite écorchure.

S'il n'y a pas d'amélioration rapide, consultez un médecin.

Phytothérapie

Par voie interne :

- **GÉLULES**

  ail, coriandre, pavot de Californie
  (au choix)

Prenez 2 gélules le midi et le soir, au moment du repas, jusqu'à guérison.

Par voie externe :

- **CATAPLASME FROID**
  ansérine (racines, 10 g)
  Mélangez les racines avec 1 cuillerée à soupe d'argile verte, et posez un peu de cette pâte en cataplasme sur le panaris. Laissez-la en place au moins 30 minutes. Procédez à 2 applications par jour jusqu'à guérison.
- **CATAPLASME CHAUD**
  lis candide (1 bulbe cuit) et
  oignon (2 bulbes cuits)
  Écrasez les bulbes encore chauds en purée et posez un peu de cette pâte en cataplasme sur le panaris. Laissez-la en place au moins 30 minutes. Procédez à 3 applications par jour, jusqu'à guérison.

AROMATHÉRAPIE

Par voie externe :

HE d'oignon (2 gouttes)
Diluez l'huile essentielle dans 2 cuillerées à soupe d'huile de calendula et appliquez un peu de ce mélange 2 fois par jour directement sur le panaris, jusqu'à guérison.

Parondontite

■ *Voir Déchaussement dentaire*

Peau (beauté de la)

La peau du visage et du corps est souvent le reflet du mental ou de l'état de santé général. Si le vieillissement est inexorable, un entretien quotidien avec des soins adaptés à chaque type de peau (grasse, sèche, mixte, normale) permet de retarder les effets du temps. Bien évidemment, il importe que ces soins s'accompagnent d'une bonne hygiène de vie – alimentation saine, riche en fruits, légumes et produits naturels, pratique d'une activité physique régulière. C'est la meilleure façon de garder un esprit sain dans un corps sain.

La phytothérapie est particulièrement bénéfique en ce qui concerne les soins de la peau.

■ *Voir Acné,*
Cernes,
Couperose,
Rides

Avant d'appliquer l'un ou l'autre des traitements suivants, en fonction de votre type de peau, nettoyez votre visage à l'aide d'un coton sur lequel vous aurez versé un peu de jus de cresson, de carotte ou de concombre, que vous pouvez préparer vous-même.

PEAU GRASSE

Elle résulte d'une sécrétion excessive de sébum, qui bouche les pores de la peau, entraînant la formation de comédons puis de boutons.

■ *Voir Acné*

PHYTOTHÉRAPIE

Par voie externe :

- **LOTION AVEC INFUSION**

achillée millefeuille (fleurs, 50 g),
menthe poivrée (fleurs, 50 g),
romarin (fleurs, 50 g) et
tussilage (fleurs, 50 g)
Mettez les plantes dans 1 litre d'eau bouillante et laissez infuser 10 minutes. Laissez refroidir totalement et appliquez matin et soir, à l'aide d'un coton un peu de lotion sur le visage, jusqu'à amélioration.

AROMATHÉRAPIE

Par voie externe :

HE de carotte (2 gouttes),
HE d'orange amère (2 gouttes) et
HE de marjolaine (2 gouttes)
Diluez les huiles essentielles dans quelques gouttes d'huile d'amande douce. Appliquez un peu de ce mélange sur le visage, matin et soir, en massant doucement, jusqu'à amélioration.

PEAU SÈCHE

C'est une peau la plupart du temps déshydratée, qui se traduit souvent par une sensation de tiraillement. Très vulnérable aux agressions extérieures, elle a besoin d'être bien protégée.

AROMATHÉRAPIE

Par voie externe :

- **MASSAGES**

HE de carotte (5 gouttes) et
HE d'origan (5 gouttes)
Diluez les huiles essentielles avec 5 gouttes d'huile d'amande douce et 5 gouttes d'huile d'olive, puis procédez, matin et soir, à un massage doux du visage en évitant le contour des yeux, jusqu'à amélioration.

PEAU TERNE

Elle tient souvent à une mauvaise oxygénation de la peau, en raison de la pollution, du tabac ou encore d'une alimentation trop riche.

PHYTOTHÉRAPIE

Par voie externe :

- **LOTION AVEC DÉCOCTION**

pissenlit (racines, 50 g)
Mettez les racines dans 1 litre d'eau froide, faites bouillir 10 minutes et laissez infuser 15 minutes, filtrez. Appliquez le matin et le soir, à l'aide d'un coton, un peu de cette décoction froide sur le visage, jusqu'à amélioration.

- **MASQUES**

Pour rajeunir, appliquez sur le visage des rondelles de **concombre** *et laissez-les en place 20 minutes. Procédez à 2 applications par semaine.*
Pour désincruster, appliquez sur le visage des rondelles de **citron** *et laissez-les en place 20 minutes. Procédez à 2 applications par semaine.*
Pour atténuer les rougeurs, appliquez sur le visage des rondelles de **pomme de terre** *crue et laissez-les en place 20 minutes. Procédez à 2 applications par semaine.*

Pour atténuer l'aspect gonflé, appliquez sur le visage des **feuilles de chou hachées** *et laissez-les en place 20 minutes. Procédez à 2 applications par semaine.*
Pour revitaliser, appliquez sur le visage 1 **oignon haché** *avec 1 cuillerée à soupe de* **crème fraîche** *et laissez-le en place 20 minutes. Procédez à 2 applications par semaine.*

Peau (maladies de la)

La peau peut être le siège de différentes affections virales, bactériennes, parasitaires ou allergiques.

Dans tous les cas, il convient de consulter un médecin qui déterminera la cause et prescrira le traitement adapté.

Pelade nerveuse

Il s'agit d'une chute de cheveux très localisée, laissant apparaître par endroits des plaques nues de cuir chevelu. Un grand stress (deuil, surmenage, etc.) en est souvent la cause.

TRAITEMENTS

■ *Voir Alopécie, Nervosité*

Pellicules

Ces cellules mortes qui se détachent du cuir chevelu sont le plus souvent consécutives à une sécrétion excessive de sébum. Un mauvais fonctionnement du foie, la fatigue et le stress favorisent leur apparition. Si vous avez des pellicules, suivez le traitement ci-dessous.

PHYTOTHÉRAPIE

Par voie externe :

- **MASSAGES DU CUIR CHEVELU AVEC DÉCOCTION**

  grande ortie (feuilles, 100 g)
  Mettez les feuilles dans 1 litre d'eau froide, faites bouillir 15 minutes puis filtrez. Massez doucement le cuir chevelu avec cette décoction le matin et le soir, jusqu'à amélioration. Ne rincez pas.

Périarthrite de l'épaule

Il s'agit d'une inflammation des structures entourant l'articulation de l'épaule, responsable de douleurs d'intensité variable et d'une gêne partielle ou complète (blocage de l'épaule) des mouvements. Avant d'évoluer vers une chronicité, la périarthrite se révèle lors de périodes de grande fatigue ou de changements de temps.
Si vous souffrez d'une inflammation de l'épaule, vous pouvez prendre l'un ou l'autre des traitements proposés.

PHYTOTHÉRAPIE

Par voie externe :

- **CATAPLASMES**

  cassis (feuilles, 100 g)
  Broyez les feuilles et appliquez-les en cataplasme sur l'articulation malade. Laissez-les en place au moins 1 heure. Faites 3 cataplasmes par jour, jusqu'à amélioration.

AROMATHÉRAPIE

Par voie externe :

HE de camomille (10 gouttes) et
HE de romarin (10 gouttes)
Diluez les huiles essentielles dans 2 cuillerées à soupe d'huile d'amande douce. Imbibez-en une compresse et appliquez celle-ci sur l'articulation malade. Laissez-la en place 15 minutes environ. Renouvelez l'application 3 fois par jour, jusqu'à amélioration.

COMPLÉMENT EN OLIGOÉLÉMENTS

Prenez le matin à jeun ou le soir (1/2 heure avant le dîner ou 2 heures après) 1 dose de **soufre***, pendant le temps nécessaire.*

Pertes blanches

■ *Voir Leucorrhées*

Perte de l'appétit

■ *Voir Appétit (troubles de l')*

Peurs

■ *Voir Phobies*

Pharyngite

Cette inflammation de l'ensemble de la gorge, le plus souvent virale, s'accompagne généralement d'une toux et d'une difficulté à avaler.

Si vous souffrez d'une pharyngite, prenez l'un ou l'autre des traitements proposés.

PHYTOTHÉRAPIE

Par voie externe :

- **GARGARISME AVEC INFUSION**
  châtaignier (feuilles, 40 g),
  ronce (feuilles, 40 g)
  Mettez les plantes dans 1 litre d'eau bouillante et laissez infuser 10 minutes. Gargarisez-vous avec un verre de cette infusion 3 fois par jour, jusqu'à amélioration.
- **GARGARISME AVEC DÉCOCTION**
  euphraise (plante entière, 40 g)
  Mettez la plante dans 1 litre d'eau froide, faites bouillir 10 minutes puis filtrez. Remplissez un verre de cette décoction et gargarisez-vous 3 fois par jour, jusqu'à amélioration.

COMPLÉMENT EN OLIGOÉLÉMENTS

Prenez le matin à jeun 1 dose de **cuivre***, pendant le temps nécessaire.*

On préférera un traitement homéopathique chez l'enfant.

Phobies

Une crainte exagérée par rapport à l'objet qui en est la cause peut conduire certaines personnes à modifier leur façon de vivre pour ne pas devoir y faire face : elles préféreront par exemple ne plus aller voir quelqu'un pour éviter de prendre l'ascenseur. De telles peurs doivent être traitées.

TRAITEMENTS

L'homéopathie propose des remèdes adaptés selon les modalités des troubles. En complément, vous pouvez prendre systématiquement l'un ou l'autre des traitements indiqués à *Anxiété* et *Nervosité*.

CONSEIL

Ne laissez pas les phobies envahir votre vie. Si elles deviennent trop invalidantes, une psychothérapie comportementale peut être bénéfique.

Pipi au lit

■ *Voir Énurésie*

Piqûres d'insectes

Certains insectes (guêpe, abeille, etc.), quand ils piquent, entraînent une réaction allergique : la peau gonfle et devient rouge au niveau de la piqûre. Quand elle est particulièrement forte, elle peut nécessiter de consulter un médecin en urgence.

Si vous constatez une atteinte de l'état général (nausées, vomissements, accélération du pouls, etc.), consultez impérativement un médecin.

L'homéopathie propose des remèdes adaptés selon l'insecte en cause.

En complément, et toujours après avoir soigneusement désinfecté la piqûre, vous pouvez adopter l'un ou l'autre des traitements ci-dessous.

PHYTOTHÉRAPIE

Par voie interne (quel que soit l'insecte) :

- **GÉLULES**

  pissenlit

  Prenez 2 gélules le midi et le soir au moment du repas, jusqu'à guérison.

Par voie externe :

PIQÛRES D'ABEILLE, DE GUÊPE, DE FRELON

oignon (jus, 1 cuillerée à café),
séneçon doré (plante entière, 20 g) et
ail broyé (2 gousses)

Mélangez toutes les plantes et appliquez un peu de cette préparation sur la piqûre. Laissez-la en place 10 minutes. Renouvelez l'application 3 fois par jour jusqu'à guérison.

PIQÛRES DE MOUSTIQUE

persil (feuilles, 20 g),
menthe poivrée (feuilles, 20 g) et
marjolaine (feuilles, 20 g)

Mélangez toutes les plantes et appliquez un peu de cette préparation sur la piqûre. Laissez-la en place 10 minutes. Renouvelez l'application 3 fois par jour jusqu'à guérison.

PIQÛRES D'ARAIGNÉE

ail (jus, 1 cuillerée à café) et
menthe poivrée (jus, 1 cuillerée à café)

Mélangez toutes les plantes et appliquez un peu de cette préparation sur la piqûre. Laissez-la en place 10 minutes. Renouvelez l'application 3 fois par jour, jusqu'à guérison.

AROMATHÉRAPIE

Par voie externe (quel que soit l'insecte) :

HE d'arbre à thé (2 gouttes),
HE de géranium vivace (2 gouttes) et
HE de lavande (2 gouttes)

Diluez les huiles essentielles dans 10 gouttes d'huile d'amande douce. Versez un peu de ce mélange sur une compresse, posez-la sur la piqûre et laissez-la en place 10 minutes. Renouvelez l'application 3 fois par jour.

On préférera un traitement homéopathique chez l'enfant.

Pityriasis versicolor

Cette affection cutanée est une mycose due à un champignon. Elle se traduit par une desquamation de la peau en forme d'écailles (notamment au niveau du buste) et la présence de petites taches décolorées ou brunâtres.

TRAITEMENTS

■ *Voir Mycose*

Plaie

■ *Voir Coupure*

Points noirs

■ *Voir Acné*

Prémenstruel (syndrome)

■ *Voir Syndrome prémenstruel*

Prostate (troubles de la)

La prostate est une glande sexuelle masculine située sous la vessie, qui avec l'âge peut augmenter de volume (adénome) et gêner le passage des urines. Le traitement est alors chirurgical. Toutefois, l'intervention peut être retardée grâce à des traitements naturels pris suffisamment tôt.

Un problème de prostate nécessite de consulter un médecin, qui prescrira le traitement le mieux adapté.

PHYTOTHÉRAPIE

Par voie interne :

- **GÉLULES**

  palmier de Floride, épilobe, Prunus africana, citrouille (au choix)

  Prenez 1 gélule le midi et le soir, au moment du repas, jusqu'à amélioration.

AROMATHÉRAPIE

Par voie interne :

HE de thuya du Canada (2 gouttes), **HE de pin sylvestre** (2 gouttes) et **HE d'oignon** (2 gouttes)

Prenez, matin, midi et soir, les huiles essentielles mélangées à 1 cuillerée à café de miel, ou dans un verre d'eau ou une tasse de tisane, jusqu'à amélioration.

COMPLÉMENT EN OLIGOÉLÉMENTS

Prenez le matin à jeun 1 dose de **manganèse**, *pendant le temps nécessaire.*

CONSEIL

Ayez une alimentation légère et évitez les excitants et les alcools.

Prurit

■ *Voir Démangeaisons*

Psoriasis

Affection cutanée d'origine probablement nerveuse, le psoriasis se traduit par des plaques rouges surmontées de pellicules de peau sèche qui tombent lorsqu'on les gratte, de formes variées : en goutte, en carte de géographie, etc.

Si le psoriasis ne cède pas malgré le traitement qui suit, consultez au bout de 4 à 5 semaines un médecin qui prescrira sans doute un traitement de fond.

En cas de psoriasis, essayez l'un ou l'autre des traitements proposés.

PHYTOTHÉRAPIE

Par voie interne :

- **DÉCOCTION**

  saule (écorce, 50 g),
  varech vésiculeux (thalle, 70 g) et
  primevère sauvage (racines et fleurs, 30 g)
  Mettez 30 g de ce mélange dans 1 litre d'eau froide, faites bouillir 20 minutes puis laissez infuser 10 minutes, filtrez. Prenez 1 tasse de cette décoction 3 fois par jour après le repas, jusqu'à amélioration.

- **GÉLULES**

  boldo ou bourdaine
  Prenez 2 gélules le midi et le soir au moment du repas, jusqu'à amélioration.

Par voie externe :

- **COMPRESSES AVEC MACÉRAT**

  grande consoude (racines, 10 g)
  Mettez les racines dans 1 litre d'eau (tiède), laissez macérer 24 heures, filtrez. Imbibez une compresse de ce macérat, posez-la sur les plaques et laissez-la en place au moins 30 minutes. Faites 3 applications par jour, jusqu'à guérison.

COMPLÉMENT EN OLIGOÉLÉMENTS

Prenez le matin à jeun 1 dose de **lithium**, *pendant le temps nécessaire.*

Puberté (troubles de la)

La puberté est une période que les adolescents ne traversent pas toujours très facilement en raison de la transformation radicale que subit leur corps. C'est à cette époque en effet que les organes sexuels commencent à fonctionner, entraînant l'apparition des caractères sexuels secondaires : développement de la pilosité, mue de la voix chez le garçon, développement des seins chez la fille, apparition des règles (souvent anarchiques et douloureuses). Cet afflux d'hormones peut être également une source de perturbations psychiques ou physiques (les glandes sébacées, fortement sollicitées, sont responsables de l'acné, rarement bien accueillie, ou encore de cheveux gras).

TRAITEMENTS

Ils sont fonction des troubles.

■ *Voir Acné,*
Boulimie,
Nervosité,
Règles douloureuses

COMPLÉMENT EN OLIGOÉLÉMENTS

Donnez le matin à jeun 1 dose de **zinc** *et 1 dose de* **cuivre** *en alternance, pendant le temps nécessaire.*

CONSEIL

La puberté est souvent une période de conflits avec les parents. Veillez cependant à demeurer à l'écoute de votre enfant, en dépit des agacements que vous pouvez éprouver. C'est l'âge des complexes, et il est important que l'enfant ne se replie pas ou ne perde pas confiance en lui.

Rage de dent

Elle consiste en une douleur lancinante, provoquée par une carie ou un abcès dentaire.

Si la douleur ne cède pas au bout de quelques heures et malgré le traitement indiqué, consultez un dentiste.

■ *Voir Abcès dentaire,*
Carie

Reflux gastro-œsophagien

Des régurgitations acides du contenu de l'estomac sont fréquentes chez la femme enceinte et chez les nourrissons.

Les nourrissons, tant qu'ils ont une alimentation liquide, sont souvent sujets aux renvois.

Si votre enfant pleure après ses biberons et qu'il régurgite de manière constante, consultez un médecin qui lui prescrira un traitement adapté.

CONSEIL

Évitez de mettre un nourrisson totalement à plat après la tétée : gardez-le un petit moment dans vos bras, le corps un peu droit ou s'il est en âge, laissez-le quelque temps dans son transat.

TRAITEMENTS

■ *Voir Estomac (troubles de l')*

Chez l'enfant, préférez un traitement homéopathique.

Régime

■ *Voir Amaigrissant (traitement)*

Règles (troubles des)

Normalement, les règles surviennent chez la jeune fille entre 10 et 15 ans. Le cycle menstruel, un peu anarchique au début, prend ensuite un rythme régulier : en moyenne tous les 28 jours. Certains troubles peuvent survenir durant cette période : douleurs ovariennes, pesanteur, règles trop ou pas assez abondantes, parfois même absentes alors qu'il n'y a pas de grossesse, etc.

Tous ces troubles, s'ils s'installent, nécessitent de consulter un médecin ou un gynécologue, qui s'assurera de leur origine et prescrira un traitement si besoin est.

PHYTOTHÉRAPIE

Par voie interne :

- **INFUSION**

  passiflore (feuilles et fleurs, 40 g),
  menthe poivrée (sommités fleuries et feuilles, 20 g),
  bruyère (fleurs, 20 g) et
  coquelicot (fleurs, 20 g)
  Mettez 20 g de ce mélange dans 1 litre d'eau bouillante et laissez infuser 20 minutes. Prenez 1 tasse de cette infusion, 3 fois par jour après le repas, jusqu'à amélioration.

- **DÉCOCTION**

  actée à grappes (rhizome, 50 g),
  pivoine (racines, 70 g) et
  primevère sauvage (racines et fleurs, 30 g)

Mettez 30 g de ce mélange dans 1 litre d'eau froide, faites bouillir 15 minutes puis laissez infuser 10 minutes, filtrez. Prenez 1 tasse de cette décoction 3 fois par jour, après le repas, jusqu'à amélioration.

• **GÉLULES**

lotier corniculé, mélilot (au choix)
Prenez 2 gélules le midi et le soir au moment du repas jusqu'à amélioration.

AROMATHÉRAPIE

Par voie interne :

Selon les troubles, prenez, matin, midi et soir, mélangées à 1 cuillerée à café de miel, ou dans un verre d'eau ou une tasse de tisane, les huiles essentielles indiquées ci-dessous.

RÈGLES INSUFFISANTES

HE de basilic (3 gouttes) et
HE de lavande (3 gouttes)

RÈGLES DIFFICILES

HE de carvi (3 gouttes) et
HE de santoline (5 gouttes)

RÈGLES DOULOUREUSES

HE d'anis vert (2 gouttes) et
HE de romarin (2 gouttes)

COMPLÉMENT EN OLIGOÉLÉMENTS

Prenez le matin à jeun 1 dose de **zinc** *et 1 dose de* **manganèse** *en alternance, pendant le temps nécessaire.*

■ *Voir Aménorrhée,
Dysménorrhée,
Syndrome prémenstruel*

Règles douloureuses

■ *Voir Dysménorrhée,
Règles (troubles des)*

Respirer (difficultés à)

Les difficultés respiratoires pouvant avoir des origines très variées, consultez impérativement un médecin qui déterminera la cause et vous prescrira un traitement approprié.
En complément, vous pouvez prendre l'un ou l'autre des traitements suivants.

PHYTOTHÉRAPIE

Par voie interne :

• **INFUSION**

bouillon blanc (plante, 60 g) et
mélisse (fleurs, 60 g)
Mettez 30 g de ce mélange dans 1 litre d'eau bouillante et laissez infuser 20 minutes. Prenez 1 tasse de cette infusion 3 fois par jour, après le repas.

• **DÉCOCTION**

marrube blanc (fleurs, 20 g)
Mettez les fleurs dans 1 litre d'eau froide, faites bouillir 2 minutes puis laissez infuser 10 minutes, filtrez. Prenez 1 tasse de cette décoction 3 fois par jour après le repas.

• **GÉLULES**

pin sylvestre ou mélisse
Prenez 2 gélules le midi et le soir, au moment du repas.

AROMATHÉRAPIE

Par voie interne :

HE de thym (2 gouttes)
Prenez, matin, midi et soir, l'huile essentielle mélangée à 1 cuillerée à café de miel, ou dans un verre d'eau ou une tasse de tisane.

Rhinite

Cette affection, le plus souvent d'origine virale, se traduit par un écoulement clair au début puis purulent et une toux parfois productrice de crachats. Une rhinite, ou rhume, doit être soignée pour éviter toute surinfection.

Les enfants ont souvent des rhumes. Un changement brutal de température peut en être responsable. Aussi, veillez à ce que votre enfant dorme dans une pièce où la température est maintenue à 19 °C.

TRAITEMENTS

■ *Voir Rhinopharyngite*

Rhinite allergique

Cette manifestation allergique est due le plus souvent aux pollens ou aux graminées présents dans l'air, notamment au printemps (rhume des foins). Mais d'autres éléments allergènes peuvent être responsables : poussière, pollution, air conditionné.

Si votre enfant est sujet aux rhinites allergiques, il est préférable de consulter un médecin.

TRAITEMENTS

■ *Voir Asthme*

Rhinopharyngite

Cette infection du nez et de la gorge, le plus souvent d'origine virale, se traduit par une gorge rouge, des ganglions au niveau du cou et un nez qui coule, parfois avec fièvre. Si elle n'est pas soignée, elle peut évoluer vers un trouble plus important, une bronchite ou une sinusite, par exemple.

Chez l'enfant, une rhinopharyngite récurrente nécessite de consulter un médecin, qui prescrira un traitement de fond. Dans certains cas, une opération des végétations pourra être envisagée.

Chez l'enfant, l'homéopathie est préférable.

Si vous avez une rhinopharyngite, vous pouvez suivre l'un ou l'autre des traitements proposés.

PHYTOTHÉRAPIE

Par voie interne :

• **INFUSION**

guimauve (fleurs et feuilles, 50 g)
Mettez les plantes dans 1 litre d'eau bouillante et laissez infuser 10 minutes. Prenez 1 tasse de cette infusion 3 fois par jour, après le repas, jusqu'à guérison.

• **DÉCOCTION**

raifort (poudre de plante, 20 g) et
gentiane (poudre de plante, 20 g)
Mettez les poudres de plantes dans 1 litre d'eau froide, faites bouillir 10 minutes et laissez infuser 7 minutes, filtrez. Prenez 1 tasse de cette décoction 3 fois par jour, à la fin du repas, jusqu'à guérison.

• **GÉLULES**

ginseng

Prenez 2 gélules au moment du déjeuner et du dîner, jusqu'à guérison.

Par voie externe :

• **GARGARISME AVEC DÉCOCTION**

ronce (feuilles, 25 g) et

noyer (feuilles, 75 g)

Mettez les plantes dans 1 litre d'eau froide, faites bouillir 3 minutes et laissez infuser 20 minutes hors du feu, filtrez. Gargarisez-vous 2 à 3 fois par jour avec un peu de la décoction, jusqu'à guérison.

AROMATHÉRAPIE

Par voie externe :

HE de cannelle de Ceylan (3 gouttes),

HE d'oignon (1 goutte) et

HE de sarriette (4 gouttes)

Versez les huiles essentielles dans un verre d'eau tiède, remuez et gargarisez-vous 2 à 3 fois par jour, jusqu'à guérison.

COMPLÉMENT EN OLIGOÉLÉMENTS

Prenez le matin à jeun 1 dose de **cuivre***, pendant le temps nécessaire. Vous pouvez également mettre 1/2 ampoule de* **granions d'argent** *dans chaque narine 3 fois par jour, pendant le temps nécessaire.*

CONSEIL

Adoptez une alimentation légère, riche en vitamines C, et buvez abondamment.

Rhumatismes

D'origine infectieuse ou inflammatoire, ils peuvent atteindre n'importe quelle articulation, entraînant une gêne des mouvements. Certaines maladies, comme l'arthrite ou l'arthrose, s'expriment également par des rhumatismes. L'humidité et l'âge sont des facteurs favorisants.

Si vous souffrez de rhumatismes, consultez un médecin qui diagnostiquera l'origine et vous prescrira un traitement approprié.

Vous pouvez parallèlement adopter l'un ou l'autre des traitements proposés.

PHYTOTHÉRAPIE

Par voie interne :

• **DÉCOCTION**

Harpagophytum (racines, 30 g)

Mettez les racines dans 1 litre d'eau froide, faites bouillir 10 minutes puis laissez infuser 10 minutes. Prenez 1 tasse de cette décoction 3 fois par jour après le repas, jusqu'à amélioration.

• **GÉLULES**

reine-des-prés

Prenez 2 gélules, le midi et le soir au moment du repas, jusqu'à amélioration.

AROMATHÉRAPIE

Par voie externe :

HE d'origan (6 gouttes),

HE de genièvre (6 gouttes) et

HE de cyprès d'Italie (6 gouttes)

Diluez les huiles essentielles dans 2 cuillerées à soupe d'huile d'amande douce et frictionnez la zone douloureuse avec un peu de ce mélange, 3 fois par jour, jusqu'à amélioration.

COMPLÉMENT EN OLIGOÉLÉMENTS

*Prenez le matin à jeun 1 dose de **phosphore** et 1 dose de **soufre** en alternance, pendant le temps nécessaire.*

CONSEIL

Buvez un jus de citron tous les matins.

Rhume

■ *Voir Rhinite*

Rhume des foins

■ *Voir Rhinite allergique*

Rides

Marques du temps qui passe, les rides sont des sillons plus ou moins profonds qui se forment sur le visage et le corps. Une peau mal hydratée, des expositions nombreuses et prolongées au soleil ainsi qu'une mauvaise hygiène de vie (alcool, tabac) favorisent leur apparition.

TRAITEMENTS

■ *Voir Peau (beauté de la)*

Ronflements

Pendant leur sommeil, certaines personnes émettent ces bruits désagréables provoqués par la vibration du voile du palais. Il n'existe pas de traitement particulier.

CONSEIL

Avoir une hygiène de vie plus stricte (absence d'alcool, dîner léger) et dormir, si possible, sur le ventre peuvent aider à réduire les ronflements.

Roséole

■ *Voir Sixième maladie*

Rot

■ *Voir Éructations*

Rougeole

Maladie infantile contagieuse, la rougeole s'exprime par un gros rhume fiévreux auquel succède une éruption de taches rouges, d'abord sur le visage puis sur l'ensemble du corps.

La rougeole pouvant avoir des conséquences graves, il est impératif de montrer votre enfant à un médecin. Aujourd'hui, elle est cependant rare en raison du vaccin (fortement conseillé). En complément du traitement prescrit par le médecin, vous pouvez adopter l'un ou l'autre de ceux qui suivent.

PHYTOTHÉRAPIE

Par voie interne :

- **INFUSION**

  bourrache (fleurs, 45 g) et **coquelicot** (fleurs, 45 g)

Mettez 30 g de ce mélange dans 1 litre d'eau bouillante et laissez infuser 20 minutes. Donnez 1 tasse de cette infusion 4 fois par jour, jusqu'à guérison.

- **DÉCOCTION**

  bardane (racines, 60 g)

  Mettez les racines dans 1 litre d'eau froide, faites bouillir 10 minutes puis laissez infuser 10 minutes, filtrez. Donnez 1 tasse de cette décoction 3 fois par jour, après le repas, jusqu'à guérison.

AROMATHÉRAPIE

Par voie interne (chez l'enfant de plus de 5 ans) :

HE de thym (3 gouttes) et
HE de romarin (3 gouttes par jour)

Donnez, matin, midi et soir, les huiles essentielles mélangées à 1 cuillerée à café de miel, ou dans un verre d'eau ou une tasse de tisane, jusqu'à guérison.

COMPLÉMENT EN OLIGOÉLÉMENTS

Donnez le matin à jeun 1 dose de **cuivre-or-argent***, pendant le temps nécessaire.*

CONSEIL

Donnez une alimentation légère, riche en vitamines C, et pensez à faire boire abondamment votre enfant.

Rubéole

Cette maladie infantile contagieuse se traduit par une inflammation des ganglions, des petits boutons rouges, un écoulement de nez et des yeux larmoyants. Elle peut s'accompagner de fièvre.

Elle est de moins en moins fréquente, les enfant étant pour la plupart vaccinés.

TRAITEMENTS

L'homéopathie peut être bénéfique.

CONSEIL

La rubéole pouvant entraîner des malformations du fœtus, veillez à ce que votre enfant ne soit pas en contact avec une femme enceinte.

Saignement des gencives

■ *Voir Gingivite*

Saignement de nez

Il se produit quand les petits vaisseaux de la muqueuse nasale éclatent. Fréquent en début de rhume ou après un coup de soleil, il n'a aucun caractère alarmant.

Néanmoins, si ce trouble revient de façon régulière, mieux vaut consulter un médecin : des saignements de nez répétés peuvent en effet être le symptôme d'autres troubles plus graves (hypertension, tumeur, etc.).

Un enfant qui se met trop souvent le doigt dans le nez risque de se faire saigner en arrachant des petites croûtes. Si, dans ce cas, les saignements sont trop fréquents et le flux de sang trop abondant, une cautérisation par l'oto-rhino-laryngologiste peut s'avérer efficace.

TRAITEMENTS

L'homéopathie peut être bénéfique.

Sanglot (spasme du)

■ *Voir Spasme du sanglot*

Sciatique

Cette irritation du nerf sciatique se traduit par une douleur irradiante qui démarre au bas du dos, descend jusqu'à l'extérieur du pied en passant par le haut de la fesse, l'arrière de la cuisse et du mollet, longeant le trajet du nerf. Les causes d'une sciatique sont variées (rhumatismes, fatigue), mais certaines, par exemple la hernie discale, peuvent nécessiter un acte chirurgical.

Si vous souffrez d'une sciatique, consultez un médecin, qui déterminera la cause exacte.

En complément du traitement indiqué à *Rhumatisme*, vous pouvez prendre celui qui suit.

PHYTOTHÉRAPIE

Par voie externe :

- **CATAPLASMES**

  lierre commun (feuilles hachées, 100 g) et

  chou (feuilles froissées, 100 g)

  Préparez un cataplasme avec les feuilles et appliquez-le sur le bas du dos. Laissez-le en place au moins 1 heure. Renouvelez l'application 3 fois par jour, jusqu'à amélioration.

Seins (affections des)

Les seins peuvent être le siège de divers troubles bénins (kystes, crevasses) ou plus graves (tumeur), d'où l'importance de les examiner une fois par mois. Pour cela, allongez-vous sur le dos et palpez-les, la main bien à plat.

Si vous sentez une boule ou une anomalie, consultez un médecin ou un gynécologue qui vous prescrira éventuellement une échographie et/ou une mammographie.

Cependant, la sensation de seins douloureux avant ou pendant les règles n'est pas nécessairement inquiétante : il s'agit souvent de masses sans gravité (noyaux de cellules sécrétoires de lait qui gonflent, entraînant des douleurs à certaines périodes du cycle).

■ *Voir Syndrome prémenstruel*

Sinusite

Inflammation aiguë ou chronique des sinus de la face (frontaux ou maxillaires), la sinusite se traduit par un écoulement du nez purulent. Elle peut être d'origine virale ou bactérienne, et parfois s'accompagner de fièvre et d'un mal à la tête.

Si vous souffrez d'une sinusite, consultez un médecin, qui jugera de la nécessité d'un traitement allopathique. En complément, vous pouvez prendre l'un ou l'autre des traitements proposés.

PHYTOTHÉRAPIE

Par voie externe :

- **INHALATIONS AVEC DÉCOCTION**

  myrte (feuilles, 50 g),
  thym (feuilles, 50 g) et
  eucalyptus (feuilles, 50 g)

  Mettez 50 g de ce mélange dans 1 litre d'eau froide, faites bouillir 10 minutes puis laissez infuser 10 minutes, filtrez. Versez la décoction très chaude dans un inhalateur, recouvrez-vous la tête d'une serviette et respirez les vapeurs. Renouvelez ce traitement 3 fois par jour, jusqu'à amélioration.

AROMATHÉRAPIE

Par voie interne :

HE de lavande (4 gouttes) et
HE d'eucalyptus (4 gouttes)

Prenez, matin, midi et soir, les huiles essentielles mélangées à 1 cuillerée à café de miel, ou dans un verre d'eau ou une tasse de tisane, jusqu'à amélioration.

COMPLÉMENT EN OLIGOÉLÉMENTS

Prenez le matin à jeun 1 dose de **manganèse** *et 1 dose de* **cuivre** *en alternance, pendant le temps nécessaire.*

Sixième maladie

Cette affection contagieuse, qui atteint surtout les enfants, est également appelée exanthème subit ou roséole. Comme la rubéole, elle se manifeste par une fièvre légère, une éruption de petits boutons rouges et un gonflement des ganglions. La précaution à prendre est d'éviter qu'un enfant malade ne soit en contact avec une femme enceinte.

TRAITEMENTS

L'homéopathie peut être bénéfique.

Sommeil (troubles du)

■ *Voir Cauchemars et terreurs nocturnes,*
Décalage horaire,
Insomnies,
Somnambulisme

Les troubles du sommeil sont nombreux et nécessitent de consulter, car un mauvais sommeil peut à la longue avoir des conséquences néfastes sur l'organisme. L'hypersomnie, qui se manifeste par un état de somnolence survenant de façon brutale et imprévisible dès que l'activité s'arrête ou devient inintéressante, nécessite une consultation médicale.

Le sommeil agité, qui n'est ni une insomnie, ni un cauchemar, ni un incident de somnambulisme, peut être traité avec ce qui suit.

PHYTOTHÉRAPIE

Par voie interne :

- **TM**

  pavot de Californie

  Prenez au moment du coucher 20 gouttes de teinture mère mélangées dans un verre d'eau ou de la tisane de tilleul.

Chez l'enfant, les troubles doivent être pris au sérieux s'ils persistent et inciter à consulter un médecin. Mais avant de vous inquiéter, essayez de comprendre à quoi ils sont liés : l'enfant a-t-il peur du noir ? Est-il anxieux parce qu'il traverse une période difficile (divorce, changement de maîtresse, déménagement, etc.) ?

Somnambulisme

Surtout impressionnant, le somnambulisme se manifeste par des actions se produisant durant le sommeil (marcher, etc.) sans que la personne en garde le moindre souvenir au réveil.

Les enfants y sont plus sujets que les adultes. Si votre enfant est somnambule, veillez à fermer les portes et les fenêtres pour prévenir tout risque d'accident.

Si cet état perdure, consultez un médecin.

Somnolence

Un état de somnolence dans la journée peut être secondaire à une mauvaise hygiène de vie ou à une alimentation trop riche rendant la digestion difficile (voir *Digestion difficile*). Dans ce cas, elle est bénigne.

En revanche, si l'état de somnolence est consécutif à une chute, consultez un médecin en urgence.

TRAITEMENTS

Il n'existe pas de traitement.

Spasme du sanglot

Bref arrêt respiratoire survenant chez le petit enfant à la suite d'une contrariété ou d'une colère, le spasme du sanglot est très impressionnant pour l'entourage mais ne présente aucun caractère de gravité.

N'hésitez pas à consulter la première fois et ensuite ne vous laissez pas impressionner.

TRAITEMENTS

Il n'existe pas de traitement particulier, mais n'hésitez pas à en parler à un médecin.

CONSEIL

Si votre enfant fait un spasme du sanglot, gardez votre calme, montrez-lui que vous n'êtes pas du tout impressionné et veillez simplement à ce qu'il ne risque pas de se faire mal contre un meuble ou un objet.

Spasmes

Contractions involontaires d'un ou plusieurs muscles, les spasmes accompagnent un certain nombre de troubles intestinaux et, selon l'endroit où ils se situent, sont responsables de crampes, de vomissements ou de diarrhée.

En cas de spasmes inexpliqués, consultez un médecin.

TRAITEMENTS

Ils dépendent de la cause.

Spasmophilie

Affection invalidante mais bénigne, la spasmophilie se traduit par une grande fatigue matinale, un état anxieux, des sensations de fourmillements, des insomnies, parfois des vertiges, et peut aller jusqu'à la crise de tétanie.

Un manque de calcium et de magnésium ainsi qu'une mauvaise hygiène de vie ou une mauvaise alimentation en sont souvent responsables. La spasmophilie a souvent un caractère familial et héréditaire. Elle touche plus particulièrement la population féminine et peut survenir très tôt.

En cas de crises répétées, consultez un médecin, qui prescrira un traitement de fond.

TRAITEMENTS

■ *Voir Angoisse,*
Anxiété,
Crampes musculaires,
Nervosité,
Tétanie

Stress

C'est une réponse de l'organisme à des agressions de toutes sortes (surmenage, choc chirurgical, froid, émotion, etc.). Quand l'organisme est trop stressé, un déséquilibre s'installe, pouvant entraîner des troubles fonctionnels. Il est donc important d'apprendre à gérer son stress.

Si vous souffrez d'un état de stress permanent, consultez un médecin.

TRAITEMENTS

■ *Voir Nervosité*

Sueurs excessives

■ *Voir Transpiration excessive*

Syncope

Il s'agit d'une perte brutale de connaissance, qui survient plus particulièrement chez les personnes impressionnables ou émotives.

Si vous êtes sujet aux syncopes, consultez un médecin pour vous assurer qu'elles ne cachent pas un trouble plus important.

Vous pouvez, en prévention, suivre l'un ou l'autre des traitements proposés.

PHYTOTHÉRAPIE

Par voie interne :

- **INFUSION**

  menthe poivrée (sommités fleuries et feuilles, 30 g)

  Mettez les plantes dans 1 litre d'eau bouillante et laissez infuser 5 minutes. Prenez 1 tasse de cette infusion 4 fois par jour, après le repas ou une collation.

• **GÉLULES**

menthe poivrée

Prenez 2 gélules le midi et le soir, au moment du repas.

AROMATHÉRAPIE

Par voie interne :

HE de menthe poivrée (3 gouttes), **HE de romarin** (3 gouttes) et **HE de mélisse** (3 gouttes)

Prenez, matin, midi et soir, les huiles essentielles mélangées à 1 cuillerée à café de miel, ou dans un verre d'eau ou une tasse de tisane.

Syndrome prémenstruel

Dans les jours qui précèdent leurs règles, les femmes peuvent souffrir d'un gonflement des seins, de palpitations, d'irritabilité, de rétention d'eau, d'une prise de poids, etc. Ces troubles relèvent du syndrome prémenstruel.

TRAITEMENTS

■ *Voir Règles (troubles des)*

Tabagisme

La consommation de tabac est responsable d'un grand nombre de maladies, notamment cardiovasculaires et respiratoires. Il est parfois difficile de s'arrêter de fumer ; s'il y a une véritable volonté, une aide médicale peut être efficace.
L'homéopathie peut aussi être utilisée.
Pour vous aider à réduire, voire à arrêter votre consommation de tabac, vous pouvez prendre l'un ou l'autre des traitements suivants.

PHYTOTHÉRAPIE

Par voie interne :

- **INFUSION**

  passiflore (fleurs et feuilles, 50 g) et **nénuphar** (fleurs, 10 g)
  Mettez 30 g de ce mélange dans 1 litre d'eau bouillante et laissez infuser 10 minutes. Prenez 1 tasse de cette infusion 3 fois par jour, après le repas.

- **GÉLULES**

  menthe poivrée ou saule
  Prenez 2 gélules le midi et le soir au moment du repas.

AROMATHÉRAPIE

Par voie interne :

HE de sassafras (4 gouttes) et **HE de menthe poivrée** (4 gouttes)
Prenez, matin, midi et soir, les huiles essentielles mélangées à 1 cuillerée à café de miel, ou dans un verre d'eau ou une tasse de tisane.

COMPLÉMENT EN OLIGOÉLÉMENTS

Prenez le matin à jeun 1 dose de **magnésium** *et 1 dose de* **lithium**, *pendant le temps nécessaire.*

CONSEIL

Si vous êtes un gros fumeur, il peut être utile aussi de vous faire aider psychologiquement. Par ailleurs, consommez beaucoup d'aliments riches en vitamine C (orange, persil, tomate, papaye, etc.). En cas de prise de poids, prenez les traitements indiqués à *Amaigrissant (traitement)*.

Tachycardie

Une augmentation anormale du rythme cardiaque peut avoir des origines diverses, de la forte émotion à une véritable maladie.

Si la tachycardie persiste, consultez un médecin.

TRAITEMENTS

L'homéopathie peut être bénéfique.

Tendinite

L'inflammation d'un tendon se rencontre chez les sportifs après un effort excessif, les personnes âgées en raison de l'usure naturelle du tendon et chez certaines personnes atteintes d'affections particulières. La douleur est localisée et le plus souvent lancinante.

TRAITEMENTS

L'homéopathie peut être bénéfique.

Tennis-elbow

■ *Voir Épicondylite*

Terreurs nocturnes

■ *Voir Cauchemars et terreurs nocturnes*

Tétanie

La crise de tétanie est bénigne mais impressionnante : elle se traduit par une contracture des muscles des bras, des mains et des jambes et une sensation d'étouffement et de grand malaise. Elle se produit généralement chez une personne spasmophile contrariée ou très fatiguée, mais peut également toucher quelqu'un qui manque simplement de calcium.

Il est nécessaire de consulter un médecin qui prescrira un traitement de crise et de fond.

TRAITEMENTS

■ *Voir Anxiété, Spasmophilie*

CONSEIL

Ayez une alimentation riche en calcium (laitages) et mangez des fruits et des légumes au moins deux fois par jour.

Tête (mal de)

■ *Voir Céphalée, Migraine*

Torticolis

Contracture, plus ou moins douloureuse, d'un ou des muscles du cou, il provoque chez la personne qui en est atteinte une difficulté à tourner la tête. Le torticolis peut être d'origine virale ou mécanique.

TRAITEMENTS

L'homéopathie est bénéfique.
En complément, vous pouvez prendre le traitement qui suit.

AROMATHÉRAPIE

Par voie externe :

- **MASSAGES**

  HE de menthe poivrée (3 gouttes),
  HE de romarin (3 gouttes) et
  HE d'arnica (7 gouttes)
  Diluez les huiles essentielles dans 2 cuillerées à soupe d'huile d'amande douce puis procédez à un massage doux du cou et des épaules avec un peu de ce mélange. Faites de 3 à 4 massages par jour, jusqu'à guérison.

CONSEIL

Portez un foulard en soie, car la chaleur soulage la douleur. Vous pouvez également demander à ce qu'on vous chauffe la zone douloureuse avec un séchoir à cheveux, en veillant à ne pas vous faire brûler.

Tour de reins

■ *Voir Dos (mal de), Lumbago*

Toux sèche/grasse

La toux n'est pas une maladie en soi mais un symptôme, qui accompagne le plus souvent les affections respiratoires mais peut être également d'origine nerveuse. Selon les cas, elle est sèche ou grasse, avec des expectorations.

Une toux qui ne cède pas au bout de 8 jours et sans raison connue nécessite de consulter un médecin.

L'homéopathie propose des remèdes adaptés selon les modalités du trouble. En complément, vous pouvez prendre l'un ou l'autre des traitements qui suivent.

Phytothérapie

Par voie interne :

- **INFUSION**

  droséra officinale (feuilles, 30 g),
  pâquerette vivace (fleurs, 35 g),
  fenouil (graines, 10 g) et
  myrte (feuilles, 45 g)
  Mettez 40 g de ce mélange dans 1 litre d'eau bouillante et laissez infuser 10 minutes. Prenez 1 tasse de cette infusion 3 fois par jour, après le repas, jusqu'à amélioration.

Aromathérapie

Par voie interne (chez l'adulte et l'enfant de plus de 5 ans) :

HE de cyprès d'Italie (3 gouttes),
HE d'hysope (3 gouttes) et
HE de lavande (4 gouttes)
Prenez, matin, midi et soir, les huiles essentielles mélangées à 1 cuillerée à café de miel, ou dans un verre d'eau ou une tasse de tisane, jusqu'à amélioration.

CONSEIL

Si vous toussez beaucoup, pensez à bien humidifier l'air dans les pièces.

On préférera un traitement homéopathique chez l'enfant.

Trac

C'est une forme d'anxiété, voire d'angoisse, qu'éprouvent certaines personnes à l'approche d'un événement particulier (oral d'examen, prise de parole devant une assemblée, etc.). Comme pour tous les troubles d'origine psychosomatique, il est possible d'apprendre à gérer le trac.

TRAITEMENTS

■ *Voir Anxiété*

CONSEIL

Avant votre intervention, restez dans un endroit calme et évitez toute forme d'excitants (café, tabac, etc.).

Trachéite

Inflammation aiguë ou chronique de la trachée donnant lieu à une toux sèche, la trachéite accompagne le plus souvent d'autres troubles respiratoires (bronchite, laryngite).

TRAITEMENTS

■ *Voir Laryngite*

CONSEIL

Sucrez les tisanes avec 1 ou 2 cuillerées à café de miel d'acacia.

Transpiration excessive

Il s'agit d'une élimination trop importante de sueur sécrétée par les glandes sudoripares. La transpiration est tout à fait normale dans certaines circonstances (chaleur, effort physique, événement stressant, port de matière synthétique, état fébrile, etc.). Elle est parfois plus abondante chez certaines personnes en surpoids.

Lorsque, sans raison apparente, elle est trop abondante et devient gênante (notamment aux pieds ou aux mains), un traitement peut être envisagé. Une transpiration excessive peut parfois aussi être le symptôme d'une maladie (anémie, tuberculose, etc.).

Si vous transpirez en permanence de manière excessive, consultez un médecin.

TRAITEMENTS

L'homéopathie propose des remèdes adaptés selon les modalités du trouble.

Transports (mal des)

■ *Voir Mal des transports*

Tremblements

Il s'agit d'une légère agitation d'une partie ou de tout le corps, qui peut avoir diverses origines : peur, nervosité, prise d'excitants, fièvre, maladie de Parkinson, etc.

Si vous avez des tremblements dont vous ignorez la cause, récurrents ou/et accompagnés d'autres troubles, consultez un médecin.

TRAITEMENTS

L'homéopathie peut être bénéfique.

Ulcère d'estomac

C'est l'attaque et la destruction de la muqueuse de l'estomac ou du duodénum (première partie de l'intestin grêle). L'ulcère se caractérise par une douleur à l'estomac qui survient de 2 à 3 heures après le repas. Pris à temps, il se soigne très bien mais des précautions alimentaires et d'hygiène de vie sont indispensables. Seule une fibroscopie permet de poser le diagnostic.

Si vous ressentez des crampes à l'estomac de 2 à 3 heures après le repas, consultez un médecin qui vous prescrira un traitement.

En attendant la consultation, vous pouvez, pour calmer l'acidité, prendre le traitement suivant.

Phytothérapie

Par voie interne :

- **INFUSION**

  saule blanc (écorce, 20 g),
  genièvre (bois, 20 g),
  bouleau (écorces, 20 g),
  verveine officinale (fleurs, 20 g) et
  réglisse (poudre de bois, 20 g)
  Mettez 20 g de ce mélange dans 1 litre d'eau bouillante et laissez infuser 10 minutes. Prenez 1 tasse de cette infusion 2 fois par jour, après le repas, jusqu'à amélioration.

CONSEIL

Évitez les épices, le tabac, le stress, l'alcool et certains médicaments (aspirine ou corticoïdes, par exemple).

Ulcère variqueux

Il s'agit d'une plaie située à la jambe, ne se refermant pas et ayant tendance à s'étendre. L'ulcère variqueux est secondaire à un mauvais état de la peau et à une mauvaise circulation. Parfois, il peut s'accompagner de douleurs.

Consultez un médecin qui prescrira un traitement allopathique.

En complément, vous pouvez prendre le traitement suivant.

Phytothérapie

Par voie externe :

- **COMPRESSES AVEC INFUSION**

  pensée (plante, 30 g),
  noyer (feuilles, 30 g) et
  géranium vivace (plante, 10 g)
  Mettez les plantes dans 1 litre d'eau bouillante et laissez infuser 10 minutes. Imbibez une compresse de cette infusion et placez-la 30 minutes sur l'ulcère. Appliquez une compresse 3 fois par jour, jusqu'à cicatrisation.

Urinaire (infection)

■ *Voir Cystite*

Uriner (difficulté à)

On parle de dysurie lorsqu'il y a difficulté à émettre des urines ou obligation de pousser fort pour obtenir une miction. Ce trouble urinaire pouvant être la conséquence d'une pathologie grave, consultez un médecin, qui déterminera la cause. Toutefois, si vous trouvez que le volume de vos urines est insuffisant, vous pouvez prendre le traitement qui suit.

Si les choses ne revenaient pas à la normale dans les 2 ou 3 jours après le début du traitement, consultez un médecin.

PHYTOTHÉRAPIE

Par voie interne :

- **INFUSION**

  cerise (queues, 30 g)

  Mettez les queues de cerise dans 1 litre d'eau bouillante et laissez infuser 10 minutes. Prenez 1 tasse de cette infusion 3 fois par jour, après le repas.

Urticaire

Ce trouble, le plus souvent d'origine alimentaire, se traduit par des plaques rouges qui démangent terriblement. En raison de son caractère allergique, il convient de découvrir l'aliment responsable pour le supprimer de l'alimentation.

Si la crise prend une forme inhabituelle et que sa manifestation devient soudain très importante, consultez rapidement un médecin.

Pour diminuer les symptomes, vous pouvez suivre l'un ou l'autre des traitements proposés.

PHYTOTHÉRAPIE

Par voie interne :

- **INFUSION**

  pensée (fleurs, 60 g)

  Mettez les plantes dans 1 litre d'eau bouillante et laissez infuser 10 minutes. Prenez 1 tasse de cette infusion 3 fois par jour, après le repas, jusqu'à amélioration.

- **DÉCOCTION**

  aristoloche (racines, 50 g)

  Mettez les racines dans 1 litre d'eau froide, faites bouillir 15 minutes puis laissez infuser 10 minutes, filtrez. Prenez 1 tasse de cette décoction 3 fois par jour, après le repas, jusqu'à amélioration.

- **GÉLULES**

  boldo ou radis noir

  Prenez 2 gélules le midi et le soir, au moment du repas.

Par voie externe :

- **LOTION AVEC INFUSION**

  fumeterre (plante, 70 g)

  Mettez les plantes dans 1 litre d'eau bouillante et laissez infuser 10 minutes. Imbibez une compresse de cette infusion et passez-la sans frotter et délicatement sur les plaques d'urticaire. Procédez ainsi, 3 fois par jour, jusqu'à amélioration.

COMPLÉMENT EN OLIGOÉLÉMENTS

Prenez le matin à jeun 1 dose de **manganèse** *et 1 dose de* **soufre** *en alternance, pendant le temps nécessaire.*

CONSEIL

Procédez à l'éviction des aliments responsables de cette réaction allergique.

Varicelle

Cette maladie virale très contagieuse se contracte surtout pendant l'enfance. Après une période d'incubation de 15 jours, des petites vésicules remplies d'un liquide transparent apparaissent n'importe où sur et à l'intérieur du corps, accompagnées d'une fièvre plus ou moins forte dans les premiers jours. Les boutons de varicelle provoquant des démangeaisons violentes, il importe d'empêcher l'enfant de se gratter pour éviter des cicatrices indélébiles.

Si votre enfant a la varicelle, consultez un médecin qui lui prescrira des antihistaminiques pour l'aider à ne pas se gratter.

Veillez par ailleurs à ce qu'il ne soit pas en contact avec des personnes âgées ou une femme enceinte, car il y a un risque de zona.

TRAITEMENTS

L'homéopathie peut être bénéfique.

Varices

Ces grosses veines bleues et apparentes notamment sur les jambes sont dues à une dilatation permanente de la paroi des veines. Inesthétiques et parfois gênantes, les varices peuvent occasionner gonflement et lourdeur dans les jambes.

Si vous avez des varices, vous pouvez prendre l'un ou l'autre des traitements suivants.

PHYTOTHÉRAPIE

Par voie interne :

- **INFUSION**

  cassis (feuilles, 50 g),
  noisetier (feuilles, 40 g),
  séneçon doré (plante, 40 g) et
  hamamélis (feuilles, 20 g)
  Mettez 30 g de ce mélange dans 1 litre d'eau bouillante et laissez infuser 15 minutes. Prenez 1 tasse de cette infusion 3 fois par jour, après le repas, jusqu'à amélioration.

- **DÉCOCTION**

  cyprès d'Italie (noix, 30 g),
  gratteron (plante entière, 60 g) et
  millefeuille (sommités fleuries, 50 g)
  Mettez 50 g de ce mélange dans 1 litre d'eau froide, faites bouillir 15 minutes puis laissez infuser 10 minutes, filtrez. Prenez 1 tasse de cette décoction 3 fois par jour, après le repas, jusqu'à amélioration.

- **GÉLULES**

  vigne rouge ou hamamélis
  Prenez 2 gélules le midi et le soir, au moment du repas, jusqu'à amélioration.

AROMATHÉRAPIE

Par voie interne :

HE d'ail (1 goutte),
HE de citron (3 gouttes) et
HE de cyprès d'Italie (3 gouttes)
Prenez, matin, midi et soir, les huiles essentielles mélangées à 1 cuillerée à café de miel, ou dans un verre d'eau ou une tasse de tisane, jusqu'à amélioration.

COMPLÉMENT EN OLIGOÉLÉMENTS

Prenez le matin à jeun 1 dose de **magnésium-cobalt***, pendant le temps nécessaire.*

CONSEIL

Le matin, prenez un jus de carotte et un jus d'orange mélangés. Et surveillez votre poids.

Verrue

Cette petite tumeur bénigne d'aspect jaunâtre et transparent est due à un virus. Les verrues se rencontrent principalement au niveau des mains et des pieds (verrues plantaires), parfois également sur le visage, le dos et la région génitale.

Les enfants y sont plus sujets que les adultes. Les verrues peuvent être traitées à l'azote liquide.

L'homéopathie propose des remèdes spécifiques selon la localisation de la verrue. Si vous avez des verrues, suivez l'un ou l'autre des traitements proposés.

PHYTOTHÉRAPIE

Par voie interne :

- **GÉLULES**

  carotte, fucus, varech vésiculeux (au choix)

  Prenez 2 gélules le midi et le soir, au moment du repas, jusqu'à guérison.

Par voie externe :

jus de chélidoine ou **TM de thuya du Canada**

À l'aide d'un coton-tige, appliquez sur la verrue matin et soir un peu de jus ou de teinture mère, jusqu'à guérison.

AROMATHÉRAPIE

Par voie externe :

HE d'ail (3 gouttes) et
HE d'oignon (3 gouttes)

Diluez les huiles essentielles dans 2 cuillerées à soupe d'huile d'amande douce. Appliquez un peu de ce mélange, matin, midi et soir, sur la ou les verrues, jusqu'à guérison.

COMPLÉMENT EN OLIGOÉLÉMENTS

Prenez le matin à jeun 1 dose de **magnésium***, pendant le temps nécessaire.*

Vers (infestation par les)

Il s'agit de vers parasites présents dans les intestins. Les plus courants sont les oxyures, petits vers blancs provoquant des démangeaisons anales, mais il en existe d'autres comme les ascaris ou le ténia (vers solitaire).

Selon le parasite en cause, l'infestation se fait par l'ingestion d'aliments contaminés ou encore en portant les doigts de l'anus à la bouche. Il est fréquent que les enfants soient atteints d'oxyurose car ils ont tendance à ramasser des choses qui ont pu être contaminées par des déjections animales.

Une infestation par les vers nécessite de consulter un médecin, qui prescrira le traitement approprié.

En complément, vous pouvez appliquer l'un ou l'autre des traitements proposés.

PHYTOTHÉRAPIE

Par voie interne :

ASCARIS

• **INFUSION**

tanaisie (feuilles, 20 g) et
thym (plante, 10 g)
Mettez les plantes dans 1 litre d'eau bouillante et laissez infuser 10 minutes. Prenez 1 tasse de cette infusion 3 fois par jour, après le repas, jusqu'à guérison.

OXYURES

• **INFUSION**

céleri (feuilles, 10 g)
Mettez les plantes dans 1 litre d'eau bouillante et laissez infuser 10 minutes. Prenez 1 tasse de cette infusion 3 fois par jour, après le repas, jusqu'à guérison.

• **DÉCOCTION**

gentiane jaune (fleurs, 30 g)
Mettez les fleurs dans 1 litre d'eau froide, faites bouillir 2 minutes puis laissez infuser 10 minutes, filtrez. Prenez 1 tasse de cette décoction 3 fois par jour, après le repas, jusqu'à guérison.

AROMATHÉRAPIE

Par voie interne (chez l'enfant au-dessus de 5 ans) :

HE de serpolet (3 gouttes)
Donnez à l'enfant ou prenez, midi et soir, l'huile essentielle mélangée à 1 cuillerée à café de miel, ou dans un verre d'eau ou une tasse de tisane, jusqu'à guérison.

CONSEIL

Si vous avez un animal domestique, déparasitez-le régulièrement et évitez que votre enfant joue dans des bacs à sable douteux. Après la promenade ou l'école, veillez à ce qu'il se lave bien les mains.

Vertiges

C'est la sensation très désagréable que l'espace environnant tourne autour de soi.

Si le vertige est épisodique et de courte de durée, vous pouvez essayer l'un ou l'autre des traitements suivants. S'il se répète, consultez un médecin, car il peut être le symptôme d'une maladie plus importante, comme la maladie de Menière, secondaire à un accident vasculaire au niveau de l'oreille interne et nécessitant une hospitalisation d'urgence.

PHYTOTHÉRAPIE

Par voie interne :

• **INFUSION**

menthe poivrée (feuilles, 30 g) et
verveine officinale (feuilles, 30 g)
Mettez 30 g de ce mélange dans 1 litre d'eau bouillante et laissez infuser 10 minutes. Prenez 1 tasse de cette infusion 3 fois par jour, après le repas, jusqu'à amélioration.

• **GÉLULES**

aubépine ou mélisse
Prenez 2 gélules le midi et le soir au moment du repas, jusqu'à amélioration.

AROMATHÉRAPIE

Par voie interne :

HE de basilic (2 gouttes),
HE de lavande (3 gouttes) et
HE de menthe poivrée (2 gouttes)
Prenez, matin, midi et soir, les huiles essentielles mélangées à 1 cuillerée à café de miel, ou dans un verre d'eau ou une tasse de tisane, jusqu'à amélioration.

Vésicule biliaire (douleurs de la)

Il s'agit de douleurs sous les côtes du côté droit, souvent accompagnées de nausées. Elles peuvent être dues à un calcul ou à des spasmes des voies biliaires ou de la vésicule.

Si malgré le traitement indiqué, les douleurs ne disparaissent pas, consultez un médecin.

TRAITEMENTS

■ *Voir Calcul biliaire*

Vomissements

Ils peuvent être le symptôme d'un trouble digestif (intoxication alimentaire ou gastro-entérite, par exemple) ou d'une maladie générale (encéphalite, péritonite, traumatisme crânien, etc.).

S'ils sont passagers et que vous en connaissez la cause, il n'y a pas lieu de vous inquiéter. Dans le cas contraire, consultez impérativement un médecin.

Si votre enfant vomit après une chute ou s'il se plaint d'un fort mal de ventre ou de tête, consultez un médecin en urgence.

Si les vomissements sont dus à un trouble digestif, vous pouvez appliquer l'un ou l'autre des traitements proposés. Ils conviennent aussi bien à l'adulte qu'à l'enfant.

PHYTOTHÉRAPIE

Par voie interne :

- **INFUSION**

  armoise (sommités fleuries, 10 g)
  Mettez les plantes dans 1 litre d'eau bouillante avec 1 citron coupé en tranches (avec le zeste) et laissez infuser 10 minutes. Prenez 1 tasse de cette infusion 3 fois par jour, après le repas, jusqu'à amélioration.

- **DÉCOCTION**

  acore (racines, 55 g) et
  aunée officinale (racines, 25 g)
  Mettez 40 g de ce mélange dans 1 litre d'eau froide, faites bouillir 15 minutes puis laissez infuser 10 minutes, filtrez. Prenez 1 tasse de cette décoction 3 fois par jour, après le repas, jusqu'à amélioration.

- **GÉLULES**

  menthe poivrée ou badiane
  Prenez 2 gélules le midi et le soir, au moment du repas, jusqu'à amélioration.

AROMATHÉRAPIE

Par voie interne (chez l'adulte et l'enfant de plus de 5 ans) :

HE de menthe poivrée (3 gouttes),
HE de romarin (3 gouttes) et
HE de citron (3 gouttes)

Prenez, matin, midi et soir, les huiles essentielles mélangées à 1 cuillerée à café de miel, ou dans un verre d'eau ou une tasse de tisane, jusqu'à amélioration.

COMPLÉMENT EN OLIGOÉLÉMENTS

Prenez le matin à jeun 1 dose de **manganèse-cobalt**, *pendant le temps nécessaire.*

CONSEIL

L'alimentation doit être légère et se prendre par petites quantités à la fois.

Zona

Affection due à un virus proche de celui de la varicelle, le zona se traduit par une éruption de vésicules le long du trajet d'un nerf. Il occasionne de très fortes douleurs, qui peuvent persister même après disparition des vésicules. Les nerfs intercostal, facial et ophtalmique sont ceux qui sont le plus souvent touchés.

Si le nerf ophtalmique est atteint, consultez impérativement un ophtalmologiste, car cela peut avoir des conséquences néfastes sur votre vue. Pour atténuer les symptômes, vous pouvez prendre l'un ou l'autre des traitements proposés.

PHYTOTHÉRAPIE

Par voie interne :

• **DÉCOCTION**

patience crépue (racines, 30 g), **grande ortie** (feuilles et racine, 45 g) et **saponaire** (racine, 45 g)

Mettez 30 g de ce mélange dans 1 litre d'eau froide, faites bouillir 15 minutes puis laissez infuser 10 minutes, filtrez. Prenez 1 tasse de cette décoction 3 fois par jour, après le repas, jusqu'à amélioration.

• **GÉLULES**

boldo ou artichaut

Prenez 2 gélules le midi et le soir, au moment du repas jusqu'à amélioration.

AROMATHÉRAPIE

Par voie externe :

HE de citron (10 gouttes)

Diluez l'huile essentielle dans 1 cuillerée à soupe d'alcool à 45°, imbibez une compresse de ce mélange et appliquez-la sur les vésicules. Laissez-la en place au moins 10 minutes. Faites 3 applications par jour, jusqu'à amélioration.

COMPLÉMENT EN OLIGOÉLÉMENTS

Prenez le matin à jeun 1 dose de **cuivre-or-argent**, *pendant le temps nécessaire.*

Tableaux récapitulatifs

Les troubles et maladies & leurs traitements

Ces tableaux récapitulatifs vous aideront à mieux vous soigner par phytothérapie et aromathérapie.
Vous y trouverez de manière synthétiques tous les composants des traitements par phytothérapie ou par aromathérapie ainsi que leurs modes d'utilisation.
Pour plus d'informations, reportez-vous toujours au paragraphe traitant en détails le trouble (ou l'affection) recherché(e). En outre, vérifiez impérativement si une consultation chez le médecin s'impose, ou s'il s'agit d'une urgence médicale.

TROUBLES/ MALADIES	TRAITEMENTS (Les traitements indiqués ci-dessous peuvent être utilisés ensemble ou séparément, partiellement ou en totalité. C'est la nécessité et la raison qui doivent dicter le choix.)
Abattement	**PHYTOTHÉRAPIE** ➜ Voie interne : • **INFUSION** **coriandre** (fruits séchés, 40 g), **véronique** (fleurs séchées, 25 g) *Mettez les plantes dans 1 l d'eau bouillante, laissez infuser 10 min. Prenez 1 tasse 3 fois/jour après le repas, jusqu'à amélioration.* • **DÉCOCTION** **raifort** (poudre de plante, 20 g), **gentiane jaune** (poudre de plante, 20 g) *Mettez les poudres de plantes dans 1 l d'eau froide, faites bouillir 10 min, laissez infuser 7 min hors du feu, filtrez. Prenez 1 tasse 3 fois/jour après le repas, jusqu'à amélioration.* • **GÉLULES** **ginseng** *Prenez 2 gélules, midi et soir au repas, jusqu'à amélioration.* **AROMATHÉRAPIE** ➜ Voie interne (adulte et enfant + de 5 ans) : **HE de cannelle** (3 gouttes), **HE de citron** (4 gouttes), **HE de sauge** (4 gouttes) *Prenez les huiles essentielles, séparément ou ensemble, 3 fois/jour, sur un sucre ou dans une tasse de tisane, après le repas ou à tout autre moment de la journée, jusqu'à amélioration.*
Abcès	**PHYTOTHÉRAPIE** ➜ Voie externe : • **COMPRESSE AVEC DÉCOCTION** **bétoine** (poudre de plante, 30 g) *Mettez la poudre de plante dans 1 l d'eau froide, faites bouillir 10 min, laissez infuser 15 min. Appliquez une compresse imbibée de cette décoction sur l'abcès, laissez 15-20 min en place. Renouvelez l'application 3-4 fois/jour jusqu'à guérison.* • **PANSEMENT AVEC POMMADE** **pommade de calendula** *Appliquez sur l'abcès, 2 fois/jour, un pansement avec un peu de pommade, en veillant à ce qu'il soit complètement couvert (pansement occlusif), jusqu'à guérison.* • **COMPRESSE AVEC TEINTURE MÈRE** **TM de calendula** (15 gouttes) *Mélangez la teinture mère dans la même quantité d'eau bouillie ou minérale. Appliquez sur l'abcès une compresse imbibée de ce mélange, laissez en place 15-20 min. Renouvelez l'application 3-4 fois/jour jusqu'à guérison.* • **CATAPLASME** **oignon** (10 tranches de bulbe cru), **ail** (suc, 3 gousses), **lis candide** (1 bulbe cuit) *Écrasez l'oignon avec l'ail et le lis. Appliquez un peu de cette pâte sur l'abcès, laissez en place 15-20 min. Procédez à 3-4 applications par jour jusqu'à guérison.* **AROMATHÉRAPIE** ➜ Voie externe : **HE de camomille** (5 gouttes), **HE de balsamier** (5 gouttes), **HE d'arbre à thé** (5 gouttes) *Mélangez une ou plusieurs de ces huiles essentielles dans 1 cuil. à soupe d'eau bouillie ou minérale. Appliquez une compresse tiède imbibée de cette préparation sur l'abcès. Renouvelez le traitement 3 fois/jour.* ➜ *Consultez en l'absence d'amélioration au bout de 48 h.*

TROUBLES/ MALADIES	TRAITEMENTS (Les traitements indiqués ci-dessous peuvent être utilisés ensemble ou séparément, partiellement ou en totalité. C'est la nécessité et la raison qui doivent dicter le choix.)
Abcès dentaire	**PHYTOTHÉRAPIE** ➜ Voie interne : • **DÉCOCTION** **prêle** (poudre de plante entière) *Comptez 1 cuil. à soupe par tasse à tisane. Jetez la quantité nécessaire dans l'eau froide, faites bouillir 3 min, laissez infuser 10 min. Prenez 1 tasse 3 fois/jour après le repas, jusqu'à guérison.* • **GÉLULES** **prêle** *Prenez 2 gélules au déjeuner et au dîner, jusqu'à guérison.* ➜ Voie externe : • **BAINS DE BOUCHE** **grand plantain** (feuilles, 100 g) *Mettez les feuilles dans 1 l d'eau bouillante, laissez infuser 10 min. Faites un bain de bouche 4-5 fois/jour jusqu'à guérison.* **AROMATHÉRAPIE** ➜ Voie interne *(adulte et enfant + de 5 ans) :* **HE de girofle** *(3 gouttes)* *Prenez, matin, midi et soir, l'huile essentielle dans 1 cuil. à café de miel, un verre d'eau ou une tasse de tisane.* ➜ Voie externe : **HE de girofle** *(3 gouttes),* **HE de sauge** *(3 gouttes)* *Mélangez les huiles essentielles dans 50 ml d'eau bouillie. Imbibez-en un petit coton, posez sans frotter sur l'abcès, laissez en place jusqu'à 30 min. Renouvelez l'application 4-6 fois/jour jusqu'à guérison.*
	Aboulie ➜ *voir Abattement*

TROUBLES/ MALADIES	TRAITEMENTS (Les traitements indiqués ci-dessous peuvent être utilisés ensemble ou séparément, partiellement ou en totalité. C'est la nécessité et la raison qui doivent dicter le choix.)
Acétone (crise d')	**PHYTOTHÉRAPIE** ➜ Voie interne (enfant + de 5 ans) : • **INFUSION** **angélique** (racines, 5 g), **menthe poivrée** (feuilles, 5 g), **artichaut** (feuilles, 5 g) *Mettez les plantes dans 1 l d'eau bouillante, laissez infuser 10 min. Donnez 1 tasse 3 fois/jour jusqu'à amélioration.* **AROMATHÉRAPIE** ➜ Voie interne (enfant + de 5 ans) : **HE de citron** (5 gouttes) *Donnez, matin, midi et soir, l'huile essentielle sur un sucre ou mélangée à 1 cuil. à café de miel ou dans un verre d'eau, jusqu'à guérison.*
Acné	**PHYTOTHÉRAPIE** ➜ Voie interne : • **INFUSION** **violette** (fleurs, 5 g), **bourdaine** (écorces, 10 g), **aspérule odorante** (sommités, 10 g), **noyer** (feuilles, 20 g), **souci** (fleurs, 20 g), **bardane** (racine, 30 g), **pensée** (sommités, 30 g), **pissenlit** (feuilles et racines, 30 g) *Mettez 20 g de ce mélange dans 1 l d'eau bouillante, laissez infuser 10 min. Prenez 1 tasse 3 fois/jour après le repas, jusqu'à nette amélioration.* ➜ Voie externe : • **BAIN DE VAPEUR DU VISAGE** **rassoul** (40 g), **pin** (bourgeons, 40 g), **bardane** (racine, 40 g), **patience** (racine, 40 g), **chicorée** (racine, 40 g) *Mettez 20 g de ce mélange dans un grand bol d'eau bouillante, placez la tête au-dessus du bol couverte d'une serviette, laissez*

TROUBLES/ MALADIES	TRAITEMENTS (Les traitements indiqués ci-dessous peuvent être utilisés ensemble ou séparément, partiellement ou en totalité. C'est la nécessité et la raison qui doivent dicter le choix.)
Acné	*agir 20 min. Pratiquez ce bain de vapeur 1-2 fois par semaine.* **AROMATHÉRAPIE** ➜ Voie externe : • **BAINS** **HE d'arbre à thé** (5 gouttes), **HE de lavande** (5 gouttes), **HE de géranium vivace** (5 gouttes), **HE de romarin** (5 gouttes) *Mélangez les huiles essentielles dans 2 cuil. à soupe d'huile d'amande douce. Versez dans l'eau à bonne température, remuez et glissez-vous dans le bain, restez-y environ 10 min. Faites 2 bains par jour.* • **MASSAGES** **HE d'arbre à thé** (5 gouttes), **HE de lavande** (5 gouttes), **HE de géranium vivace** (5 gouttes), **HE de romarin** *(5 gouttes)* *Diluez les huiles essentielles dans 2 cuil. à soupe d'huile d'amande douce, massez les régions atteintes (dos, épaules, fesses) plusieurs fois par semaine.*
	Acné rosacée ➜ *L'homéopathie peut être bénéfique.*
	Acouphène ➜ *voir Bourdonnement d'oreille, Menière (maladie de)*
	Adénome de la prostate ➜ *voir Prostate (troubles de la)*

TROUBLES/ MALADIES	TRAITEMENTS (Les traitements indiqués ci-dessous peuvent être utilisés ensemble ou séparément, partiellement ou en totalité. C'est la nécessité et la raison qui doivent dicter le choix.)
Aérophagie	**PHYTOTHÉRAPIE** ➜ Voie interne (réservé à l'adulte) : • **INFUSION** **basilic** (plante entière, 20 g), **marjolaine** (fleurs et feuilles, 30 g), **robinier** (fleurs, 40 g), **anis vert** (grains, 15 g), **carvi** (graines, 10 g), **coriandre** (graines, 10 g), **menthe poivrée** (feuilles, 10 g) *Mettez 20 g de ce mélange dans 1 l d'eau bouillante, laissez infuser 10 min. Prenez 1 tasse 3 fois/jour après le repas, jusqu'à amélioration.* **AROMATHÉRAPIE** ➜ Voie interne (réservé à l'adulte) : **HE de coriandre** (1 goutte), **HE de fenouil** (1 goutte), **HE de menthe poivrée** (1 goutte), **HE de carvi** (1 goutte) *Prenez matin, midi et soir une ou plusieurs de ces huiles essentielles mélangées à 1 cuil. à café de miel, ou dans un verre d'eau ou une tasse de tisane, jusqu'à amélioration.* ➜ *Chez l'enfant jusqu'à 13 ans, l'homéopathie est préférable.*
	Agitation, agressivité ➜ *voir Anxiété*
	Agoraphobie ➜ *voir Anxiété*
	Aigreurs d'estomac ➜ *voir Estomac (troubles de l'), Gastrite* **PHYTOTHÉRAPIE**

TROUBLES/ MALADIES	TRAITEMENTS (Les traitements indiqués ci-dessous peuvent être utilisés ensemble ou séparément, partiellement ou en totalité. C'est la nécessité et la raison qui doivent dicter le choix.)
Alcoolisme	➜ Voie interne (réservé à l'adulte) : • **INFUSION** **angélique** (racines, 5 g), **artichaut** (feuilles, 5 g) *Mettez les plantes dans 1 l d'eau bouillante, laissez infuser 10 min. Prenez 1 tasse 3 fois/jour après le repas, jusqu'à amélioration.* • **GÉLULES** **chardon-marie** *Prenez 2 gélules au moment des repas, 3 fois/jour, jusqu'à amélioration.* **AROMATHÉRAPIE** ➜ Voie interne (réservé à l'adulte) : **HE de citron** (5 gouttes), **HE de menthe poivrée** (3 gouttes) *Prenez matin, midi et soir, une ou plusieurs de ces huiles essentielles mélangées à 1 cuil. à café de miel, ou dans un verre d'eau ou une tasse de tisane, jusqu'à amélioration.*
Alopécie	**Allergie** ➜ *Selon les manifestations allergiques, voir Asthme, Eczéma, Rhinite allergique, Urticaire* **PHYTOTHÉRAPIE** ➜ Voie externe : • **MASSAGE AVEC DÉCOCTION** **millefeuille** (sommités fleuries, 100 g), **grande ortie** (feuilles, 100 g), **gentiane jaune** (racines, 70 g) *Mettez 20 g de ce mélange dans 1 l d'eau froide, faites bouillir 15 min et filtrez avant usage. Procédez matin et/ou soir à un massage doux du cuir chevelu, jusqu'à amélioration.*
Alopécie	**AROMATHÉRAPIE** ➜ Voie externe : **HE de lavande** (4 gouttes), **HE de sauge** (4 gouttes), **HE de thym** (4 gouttes) *Diluez ces huiles essentielles dans 2 cuil. à soupe d'huile d'amande douce, procédez à un massage doux du cuir chevelu. Attendez 30 min avant de faire un shampooing alcalin (pH élevé). Continuez jusqu'à amélioration.*
Amaigrissement (traitement)	**PHYTOTHÉRAPIE** ➜ Voie interne (réservé à l'adulte) : • **INFUSION** **reine-des-prés** (fleurs et feuilles, 20 g), **pissenlit** (feuilles, 20 g), **arbousier** (feuilles, 10 g), **varech vésiculeux** (thalle, 10 g), **cannelle** (écorce, 10 g), **fenouil** (graines, 10 g), **cumin** (graines, 10 g) *Mettez 20 g de ce mélange dans 1 l d'eau bouillante, laissez infuser 10 min. Prenez 1 tasse 3 fois/jour après le repas, pendant le temps nécessaire.* ➜ En complément à cette infusion, ajoutez : POUR MIEUX URINER • **TM** **piloselle** *Prenez 50 gouttes par jour dans 1 grand verre d'eau, jusqu'à obtention du poids désiré.* POUR RÉDUIRE L'ASSIMILATION DES GRAISSES ET DES SUCRES • **GÉLULES** **nopal** *Prenez 3 gélules, le matin et le soir au repas, jusqu'à obtention du poids désiré.*

TROUBLES/ MALADIES	TRAITEMENTS (Les traitements indiqués ci-dessous peuvent être utilisés ensemble ou séparément, partiellement ou en totalité. C'est la nécessité et la raison qui doivent dicter le choix.)
Amaigrissement (traitement)	**AROMATHÉRAPIE** ➜ Voie interne : **HE d'oignon** (2 gouttes) *Prenez 3 fois/jour avant les repas l'huile essentielle sur un peu de mie de pain ou mélangée à 1 cuil. à café de miel ou encore dans un yaourt.* ➜ Voie externe : **HE de bergamote** (3 gouttes) *Chaque fois que vous avez faim, versez l'huile essentielle sur un mouchoir et respirez.*
	Aménorrhée ➜ *Les traitements sont fonction de la cause du trouble.*
Ampoule	**PHYTOTHÉRAPIE** ➜ Voie externe : • **POMMADE OU TM** **calendula** *Appliquez sur l'ampoule 2 fois/jour un peu de teinture mère ou de pommade, jusqu'à guérison.* **AROMATHÉRAPIE** ➜ Voie externe : **HE de camomille** *(4 gouttes),* **HE de lavande** *(4 gouttes)* *Mélangez les huiles essentielles avec 1 cuil. à soupe d'huile d'amande douce, imbibez une gaze et appliquez brièvement sur l'ampoule. Procédez ainsi 2 fois/jour jusqu'à guérison.*
	Amygdalite aiguë ➜ *voir Angine*

TROUBLES/ MALADIES	TRAITEMENTS (Les traitements indiqués ci-dessous peuvent être utilisés ensemble ou séparément, partiellement ou en totalité. C'est la nécessité et la raison qui doivent dicter le choix.)
Amygdalite chronique	**PHYTOTHÉRAPIE** ➜ Voie externe : • **GARGARISMES AVEC TM** **calendula** (10 gouttes) *Mélangez 10 gouttes de teinture mère dans 1 grand verre d'eau tiède bouillie ou minérale et gargarisez-vous. Faites 3 gargarismes par jour jusqu'à amélioration.* **AROMATHÉRAPIE** ➜ Voie externe : **HE de basilic** (1 goutte), **HE d'arbre à thé** (1 goutte), **HE de lavande** (1 goutte) *Versez les huiles essentielles dans un verre d'eau tiède, gargarisez-vous. Faites 2-3 gargarismes par jour jusqu'à amélioration.*
Anémie	**PHYTOTHÉRAPIE** ➜ Voie interne : • **INFUSION** **fenugrec** (graines, 30 g), **aigremoine** (feuilles, 30 g), **patience** (fleurs, 20 g), **romarin** (feuilles, 20 g) *Mettez 20 g de ce mélange dans 1 l d'eau bouillante, laissez infuser 10 min. Prenez 1 tasse 3 fois/jour après le repas, jusqu'à amélioration.* • **VIN** **patience** (racine, 10 g), **orange amère** (écorces, 10 g), **quinquina** (écorces, 5 g), **gentiane jaune** (racine, 5 g), **mélisse** (sommités fleuries, 5 g), **cannelle** (écorces, 5 g), 1 **gousse de vanille** fendue en deux *Mettez les plantes dans 1 l de bon vin rouge, laissez macérer 10 jours ; prenez 1 verre à liqueur en apéritif avant le déjeuner et le*

TROUBLES/ MALADIES	TRAITEMENTS (Les traitements indiqués ci-dessous peuvent être utilisés ensemble ou séparément, partiellement ou en totalité. C'est la nécessité et la raison qui doivent dicter le choix.)
Anémie	*dîner. Attention, néanmoins, à ce que l'absorption d'alcool ne soit pas une contre-indication à un traitement en cours.* ➜ *Chez l'enfant, l'homéopathie est préférable.*
Angine	**PHYTOTHÉRAPIE** ➜ Voie interne : • **INFUSION** **guimauve** (fleurs et feuilles, 50 g) *Mettez les fleurs et les feuilles dans 1 l d'eau bouillante, laissez infuser 10 min. Prenez 1 tasse 3 fois/jour après le repas, pendant 24 h.* ➜ Voie externe : • **GARGARISME** **ronce** (feuilles, 15 g), **noyer** (feuilles, 35 g) *Mettez les plantes dans 1 l d'eau froide, faites bouillir 3 min, laissez infuser 20 min hors du feu. Filtrez et gargarisez-vous pendant plusieurs minutes avec un peu de cette décoction. Faites 2-3 gargarismes par jour, pendant 24 h.* **AROMATHÉRAPIE** ➜ Voie externe : **HE de cannelle** (4 gouttes), **HE d'oignon** (4 gouttes), **HE de sarriette** (4 gouttes) *Versez les huiles essentielles dans un verre d'eau tiède et gargarisez-vous plusieurs minutes. Faites 2-3 gargarismes par jour, pendant 24 h.* ➜ *Chez l'enfant l'homéopathie est préférable.*
	Angine de poitrine ➜ Consultez un médecin très rapidement.

TROUBLES/ MALADIES	TRAITEMENTS (Les traitements indiqués ci-dessous peuvent être utilisés ensemble ou séparément, partiellement ou en totalité. C'est la nécessité et la raison qui doivent dicter le choix.)
Angoisse	**PHYTOTHÉRAPIE** ➜ Voie interne : • **INFUSION** **aubépine** (fleurs, 50 g), **ballote** (fleurs, 40 g), **lotier corniculé** (fleurs, 40 g), **passiflore** (fleurs, 30 g), **tilleul** (fleurs et bractées, 20 g) *Mettez 20 g de ce mélange dans 1 l d'eau bouillante, laissez infuser 10 min. Prenez 1 tasse 3 fois/jour après le repas.* • **TM** **lavande** *Prenez 20 gouttes de teinture mère mélangées dans un verre d'eau, midi et soir au repas.* **AROMATHÉRAPIE** ➜ Voie interne : **HE de basilic** (2 gouttes), **HE de marjolaine** (3 gouttes) *Prenez, matin, midi et soir, les huiles essentielles mélangées à 1 cuil. à café de miel, ou dans un verre d'eau ou une tasse de tisane, jusqu'à amélioration.*
	Angor ➜ *voir Angine de poitrine*
	Anorexie ➜ *voir Appétit (troubles de l')* ➜ *Consultez impérativement un médecin s'il est situé sur le visage.*
Anthrax	**PHYTOTHÉRAPIE** ➜ Voie interne : • **INFUSION** **souci** (fleurs, 25 g), **violette** (fleurs, 25 g), **scrofulaire** (racine, 50 g) *Mettez 20 g de ce mélange dans 1 l d'eau bouillante, laissez infuser 15 min. Prenez 1 tasse*

TROUBLES/ MALADIES	TRAITEMENTS (Les traitements indiqués ci-dessous peuvent être utilisés ensemble ou séparément, partiellement ou en totalité. C'est la nécessité et la raison qui doivent dicter le choix.)
Anthrax	*3 fois/jour après le repas, jusqu'à régression des symptômes.* • **DÉCOCTION** **salsepareille** (racines, 30 g) *Mettez les racines dans 1 l d'eau froide, faites bouillir 10 min, laissez infuser 10 min hors du feu, filtrez. Prenez 1 tasse 3 fois/jour après le repas, jusqu'à régression des symptômes.* ➜ Voie externe : • **CATAPLASME** **oignon** (10 tranches de bulbe cru), **ail** (suc, 3 gousses), **lis candide** (1 bulbe cuit) *Écrasez les plantes, mélangez et appliquez en cataplasme sur l'anthrax. Laissez en place 30 min. Faites 3-4 cataplasmes par jour jusqu'à régression des symptômes.* **AROMATHÉRAPIE** ➜ Voie externe : **HE de camomille** (2 gouttes), **HE de citron** (3 gouttes) *Prenez 3 fois/jour à la fin du repas les huiles essentielles, seules ou associées, dans une tasse de tisane, jusqu'à guérison.*
Anxiété	**PHYTOTHÉRAPIE** ➜ Voie interne : • **INFUSION** **aubépine** (fleurs, 50 g), **ballote** (fleurs, 40 g) et/ou **lotier corniculé** (fleurs, 40 g), **passiflore** (fleurs, 30 g), **tilleul** (fleurs et bractées, 20 g) *Mettez 20 g de ce mélange dans 1 l d'eau bouillante, laissez infuser 10 min. Prenez 1 tasse 3 fois/jour après le repas.* • **TM** **lavande** *Prenez 20 gouttes de teinture mère mélangées dans un verre d'eau, 2 fois/jour au repas.*

TROUBLES/ MALADIES	TRAITEMENTS (Les traitements indiqués ci-dessous peuvent être utilisés ensemble ou séparément, partiellement ou en totalité. C'est la nécessité et la raison qui doivent dicter le choix.)
Anxiété	**AROMATHÉRAPIE** ➜ Voie interne (réservé à l'adulte) : **HE de basilic** (2 gouttes), **HE de marjolaine** (3 gouttes) *Prenez, matin, midi et soir, les huiles essentielles, seules ou associées, mélangées à 1 cuil. à café de miel, ou dans un verre d'eau ou une tasse de tisane, jusqu'à amélioration.* ➜ Voie externe : • **MASSAGES** **HE de camomille** (3 gouttes), **HE de lavande** (3 gouttes), **HE de marjolaine** (3 gouttes), **HE d'ylang-ylang** (5 gouttes) *Mélangez les huiles essentielles avec 2 cuil. à soupe d'huile d'amande douce. Procédez 1-2 fois/jour à un massage assez doux du thorax, des épaules et de tout le dos.* • **DIFFUSEUR** **HE d'ylang-ylang** (10 gouttes) *Mettez l'huile essentielle dans un diffuseur et allumez celui-ci dans la chambre quelques heures avant de vous coucher.* ➜ *Chez l'enfant, l'homéopathie est préférable.*
	Apathie ➜ *voir Abattement*
	Aphonie ➜ *voir Extinction de voix*
Aphtes	**AROMATHÉRAPIE** ➜ Voie externe : **HE de géranium vivace** (2 gouttes), **HE de balsamier** (2 gouttes) *Mélangez les huiles essentielles dans un verre d'eau tiède et faites un bain de bouche ou gargarisez-vous. Procédez ainsi*

TROUBLES/ MALADIES	TRAITEMENTS (Les traitements indiqués ci-dessous peuvent être utilisés ensemble ou séparément, partiellement ou en totalité. C'est la nécessité et la raison qui doivent dicter le choix.)

Aphtes

après chaque repas jusqu'à cicatrisation.

➜ *Chez l'enfant, l'homéopathie est préférable.*

Apnées du sommeil

➜ *Il n'existe pas de traitements phythothérapique ou aromathérapique efficaces. Consultez un médecin, car un traitement doit être mis en place rapidement.*

Appendicite (suites d')

➜ *voir Fatigue*

Appétit (pertes d')

PHYTOTHÉRAPIE

➜ Voie interne :

• **INFUSION**

fenugrec (graines, 20 g),
houblon (cônes séchés, 15 g),
origan (fleurs, 20 g)
Mettez les plantes dans 1 l d'eau bouillante, laissez infuser 10 min. Prenez 1 tasse 3 fois/jour après le repas, jusqu'à restauration de l'appétit.

• **VIN**

patience (racine, 10 g),
orange amère (écorces, 10 g),
quinquina (écorces, 5 g),
gentiane jaune (racine, 5 g),
mélisse (sommités fleuries, 5 g),
cannelle (écorce, 5 g),
1 gousse de vanille fendue en deux
Mettez les plantes et la vanille dans 1 l de bon vin rouge, laissez macérer 10 jours. Prenez un verre à liqueur en apéritif avant le déjeuner et le dîner, jusqu'à restauration de l'appétit.

• **DÉCOCTION**

aunée officinale (poudre de racine, 20 g),
véronique (fleurs, 80 g)

TROUBLES/ MALADIES	TRAITEMENTS (Les traitements indiqués ci-dessous peuvent être utilisés ensemble ou séparément, partiellement ou en totalité. C'est la nécessité et la raison qui doivent dicter le choix.)

Appétit (pertes d')

Mettez 20 g de ce mélange dans 1 l d'eau froide, faites bouillir 10 min, laissez infuser 7 min hors du feu, filtrez. Prenez 1 tasse 3 fois/jour à la fin du repas, jusqu'à restauration de l'appétit.

• **GÉLULES**

gentiane jaune
Prenez 2 gélules au moment du déjeuner et du dîner, jusqu'à restauration de l'appétit.

AROMATHÉRAPIE

➜ Voie interne :

HE de camomille (2 gouttes),
HE de carvi (1 goutte),
HE de citron (3 gouttes),
HE de coriandre (1 goutte)
Prenez matin, midi et soir, une ou plusieurs des huiles essentielles, mélangées à 1 cuil. à café de miel, dans un verre d'eau ou une tasse de tisane, jusqu'à restauration de l'appétit. Chez l'enfant, l'homéopathie est préférable.

Artériosclérose

➜ *voir Athérosclérose*

Artérite

➜ *voir Athérosclérose*

Arthrite

PHYTOTHÉRAPIE

➜ Voie interne :

• **DÉCOCTION**

Harpagophytum (racines, 10 g)
Mettez les racines dans 1 l d'eau froide, faites bouillir 10 min, laissez infuser 10 min hors du feu. Prenez 1 tasse 3 fois/jour après le repas, jusqu'à stabilisation.

TROUBLES/ MALADIES	TRAITEMENTS (Les traitements indiqués ci-dessous peuvent être utilisés ensemble ou séparément, partiellement ou en totalité. C'est la nécessité et la raison qui doivent dicter le choix.)
Arthrite	• **GÉLULES** **reine-des-prés** *Prenez 2 gélules, midi et soir au repas.* **AROMATHÉRAPIE** ➜ Voie externe : • **FRICTIONS** **HE d'origan** (6 gouttes), **HE de genièvre** (6 gouttes), **HE de cyprès d'Italie** (3 gouttes) *Mélangez les huiles essentielles avec 2 cuil. à soupe d'huile d'amande douce et frictionnez 3 fois/jour la zone douloureuse, jusqu'à amélioration.*
	Arthrose ➜ *voir Arthrite*
Arythmie	**PHYTOTHÉRAPIE** ➜ Voie interne : • **INFUSION** **aubépine** (fleurs, 15 g), **pivoine** (fleurs, 50 g) *Mettez 20 g de ce mélange dans 1 l d'eau bouillante, laissez infuser 10 min. Prenez 1 tasse 3 fois/jour après le repas.* • **DÉCOCTION** **chicorée** (racines, 20 g) *Mettez les racines dans 1 l d'eau froide, faites bouillir 10 min, laissez infuser 10 min hors du feu, filtrez. Prenez 1 tasse 3 fois/jour après le repas.* • **GÉLULES** **aubépine ou olivier** *Prenez 2 gélules, au moment des repas, 3 fois/jour.* **AROMATHÉRAPIE** ➜ Voie interne (réservé à l'adulte) : **HE de romarin** (3 gouttes) *Prenez, matin, midi et soir, l'huile essentielle mélangée à 1 cuil. à café de miel, ou dans un verre d'eau ou une tasse de tisane, pendant le temps nécessaire.*
	Ascaridiose ➜ *voir Vers (infestation par les)*
	Asthénie ➜ *voir Fatigue*
Asthénie sexuelle	**PHYTOTHÉRAPIE** ➜ Voie interne : • **NECTAR** **céleri** (têtes) *Mixez quelques têtes de céleri, ajoutez 100 g de sucre en poudre et 1 l de vin blanc. Mélangez, laissez reposer 48 h, filtrez avant utilisation. Prenez un verre à liqueur en apéritif avant le déjeuner et le dîner, jusqu'à amélioration. (Le nectar se conserve 24 h au réfrigérateur.)* • **GÉLULES** **ginseng** *Prenez 2 gélules, midi et soir au repas, jusqu'à amélioration.* **AROMATHÉRAPIE** ➜ Voie interne : **HE de romarin** (3 gouttes), **HE de gingembre** (2 gouttes) *Prenez 2 fois/jour, midi et soir avant le repas, les huiles essentielles mélangées sur un peu de mie de pain, un sucre ou mélangées dans un peu de jus de fruits, jusqu'à amélioration.*
Asthme	**PHYTOTHÉRAPIE** ➜ Voie interne : • **INFUSION** **ache** (racines et feuilles, 30 g), **bouillon-blanc** (feuilles et fleurs, 40 g), **coquelicot** (fleurs, 20 g), **mélisse** (feuilles, 30 g)

TROUBLES/ MALADIES	TRAITEMENTS (Les traitements indiqués ci-dessous peuvent être utilisés ensemble ou séparément, partiellement ou en totalité. C'est la nécessité et la raison qui doivent dicter le choix.)
Asthme	*Mettez 20 g de ce mélange dans 1 l d'eau bouillante, laissez infuser 10 min. Prenez 1 tasse 3 fois/jour après le repas, jusqu'à amélioration.* • **DÉCOCTION** **ail** (bulbe, 10 g), **polygala de Virginie** (racines, 50 g) *Mettez l'ail épluché dans 1 l d'eau froide, faites bouillir 15 min, ajoutez le polyga, laissez bouillir encore 2 min, filtrez. Prenez 1 tasse 3 fois/jour à la fin du repas, jusqu'à amélioration.* • **GÉLULES** **fenouil ou fumeterre** *Prenez 2 gélules au moment des repas, 3 fois/jour, jusqu'à amélioration.* **AROMATHÉRAPIE** ➜ Voie interne (réservé à l'adulte) : **HE d'ail** (2 gouttes), **HE d'anis vert** (1 goutte), **HE de citron** (3 gouttes), **HE de lavande** (2 gouttes) *Prenez matin, midi et soir, une ou plusieurs de ces huiles essentielles mélangées à 1 cuil. à café de miel, dans un verre d'eau ou une tasse de tisane, jusqu'à amélioration.* ➜ *Chez l'enfant, l'homéopathie est préférable.*
Athérosclérose	**PHYTOTHÉRAPIE** ➜ Voie interne : • **INFUSION** **bouleau** (feuilles, 50 g), **pissenlit** (racines, 60 g), **reine-des-prés** (feuilles et fleurs, 30 g) *Mettez 20 g de ce mélange dans 1 l d'eau bouillante, laissez infuser 10 min. Prenez 1 tasse 3 fois/jour après le repas.*
Athérosclérose	• **DÉCOCTION** **ballote noire** (tiges, 30 g), **olivier** (feuilles, 40 g) *Mettez 20 g de ce mélange dans 1 l d'eau froide, faites bouillir 10 min, laissez infuser 7 min hors du feu, filtrez. Prenez 1 tasse 3 fois/jour après le repas.* • **GÉLULES** **olivier** *Prenez 2 gélules au moment des repas, 3 fois/jour.* **AROMATHÉRAPIE** ➜ Voie interne : **HE d'ail** (1 goutte), **HE de citron** (3 gouttes), **HE d'oignon** (2 gouttes) *Prenez matin, midi et soir, une ou plusieurs de ces huiles essentielles mélangées à 1 cuil. à café de miel, dans un verre d'eau ou une tasse de tisane.*
	Attention (troubles de l') ➜ *voir Hyperactivité*
	Avaler (difficulté à) ➜ *Les traitements dépendent de la cause (angine, amygdalite, etc.).*
Ballonnements abdominaux	**PHYTOTHÉRAPIE** ➜ Voie interne : • **INFUSION** **anis vert** (graines, 30 g), **basilic** (fleurs et feuilles, 40 g), **menthe poivrée** (50 g) *Mettez 20 g de ce mélange dans 1 l d'eau bouillante, laissez infuser 10 min. Prenez 1 tasse 3 fois/jour après le repas, jusqu'à amélioration.* • **DÉCOCTION** **serpolet** (poudre de plante, 20 g) *Mettez la poudre de plante dans 1 l d'eau froide, faites bouillir 1 min, laissez infuser 10 min.*

TROUBLES/ MALADIES	TRAITEMENTS (Les traitements indiqués ci-dessous peuvent être utilisés ensemble ou séparément, partiellement ou en totalité. C'est la nécessité et la raison qui doivent dicter le choix.)
Ballonnements abdominaux	*Prenez 1 tasse 3 fois/jour après le repas, jusqu'à amélioration des symptômes.* • **GÉLULES** **menthe poivrée, coriandre, badiane** *(au choix)* *Prenez 2 gélules de l'un ou l'autre au moment des repas, 3 fois/jour, aussi longtemps que nécessaire.* **AROMATHÉRAPIE** ➜ Voie interne (adulte et enfant + de 5 ans) : **HE de carvi** (1 goutte), **HE de camomille** (2 gouttes), **HE de coriandre** (2 gouttes), **HE de lavande** (2 gouttes) *Prenez matin, midi et soir, une ou plusieurs des huiles essentielles mélangées à 1 cuil. à café de miel, ou dans un verre d'eau ou une tasse de tisane, jusqu'à amélioration des symptômes.* ➜ *Chez l'enfant, l'homéopathie est préférable.*
	Bartholinite ➜ *L'homéopathie peut être bénéfique.*
	Basedow (maladie de) ➜ *Les médecines alternatives sont souvent bénéfiques en complément d'un traitement des troubles de la thyroïde, mais seul le médecin est à même de les choisir et de les prescrire.*
	Bégaiement ➜ *Il n'existe pas de traitement spécifique.*
	Blennorragie ➜ *Consultez impérativement un médecin.*

TROUBLES/ MALADIES	TRAITEMENTS (Les traitements indiqués ci-dessous peuvent être utilisés ensemble ou séparément, partiellement ou en totalité. C'est la nécessité et la raison qui doivent dicter le choix.)
Blépharite	**PHYTOTHÉRAPIE** ➜ Voie externe : • **BAINS OCULAIRES AVEC INFUSION** **sureau** (fleurs, 50 g), **alchémille** (plante, 100 g) *Mettez 20 g de ce mélange dans 1 l d'eau bouillante, laissez infuser 15 min hors du feu. Quand l'infusion a bien refroidi, procédez à un bain d'œil avec une œillère. Faites 2-3 bains d'œil par jour, jusqu'à amélioration.* • **BAINS OCULAIRES AVEC DÉCOCTION** **bleuet** (fleurs, 40 g), **euphraise** (fleurs, 30 g) *Mettez 20 g de ce mélange dans 1 l d'eau froide, faites bouillir 15 min, laissez infuser 10 min hors du feu, filtrez. Faites un bain d'œil avec cette décoction refroidie, 2-3 fois/jour jusqu'à amélioration.* • **GÉLULES** **harpagophytum ou cassis** *Prenez 2 gélules de l'un ou de l'autre au moment des repas, matin, midi et soir, jusqu'à amélioration.*
	Blessures cutanées ➜ *voir Coupure*
	Bleu ➜ *voir Contusion*
	Bosse *Un enfant qui s'est fait une bosse à la tête doit être particulièrement surveillé. S'il vomit ou perd connaissance, ou encore se trouve dans un état de somnolence, conduisez-le immédiatement à l'hôpital.* ➜ *voir Contusion*

TROUBLES/ MALADIES	TRAITEMENTS (Les traitements indiqués ci-dessous peuvent être utilisés ensemble ou séparément, partiellement ou en totalité. C'est la nécessité et la raison qui doivent dicter le choix.)
Bouche (sécheresse de la)	**PHYTOTHÉRAPIE** ➜ Voie externe : *Mâchez 1 bâtonnet de* **racine d'angélique** *plusieurs fois/jour jusqu'à amélioration.*
	Bouffées de chaleur ➜ *voir Ménopause (troubles de la)*
	Boule dans la gorge ➜ *voir Anxiété*
	Boulimie ➜ *voir Amaigrissant (traitement)*
	Bourdonnement d'oreille ➜ *L'homéopathie peut être bénéfique.*
Bouton de fièvre	**PHYTOTHÉRAPIE** ➜ Voie externe : • **POMMADE** **calendula** *Appliquez 4-5 fois/jour un peu de pommade, jusqu'à guérison.*
	Bradycardie ➜ *Consultez un médecin.*
	Bronchiolite ➜ *Consultez immédiatement un médecin.*

TROUBLES/ MALADIES	TRAITEMENTS (Les traitements indiqués ci-dessous peuvent être utilisés ensemble ou séparément, partiellement ou en totalité. C'est la nécessité et la raison qui doivent dicter le choix.)
Bronchite	**PHYTOTHÉRAPIE** ➜ Voie interne : • **INFUSION** **cerfeuil** (plante, 40 g), **pin** (bourgeons, 80 g), **sureau noir** (fleurs, 50 g) *Mettez 20 g de ce mélange dans 1 l d'eau bouillante, laissez infuser 10 min. Prenez 1 tasse 3 fois/jour après le repas, jusqu'à amélioration.* • **DÉCOCTION** **orge perlé** (10 g), **mauve** (fleurs, 15 g) *Mettez les plantes dans 1 l d'eau froide, faites bouillir 15 min, laissez infuser 5 min, filtrez. Prenez 1 tasse 3 fois/jour après le repas, jusqu'à amélioration.* **AROMATHÉRAPIE** ➜ Voie interne : **HE d'ail** (1 goutte), **HE de cajeput** (2 gouttes), **HE de citron** (2 gouttes), **HE de lavande** (2 gouttes) *Prenez matin, midi et soir, une ou plusieurs des huiles essentielles mélangées à 1 cuil. à café de miel, dans un verre d'eau ou une tasse de tisane, jusqu'à amélioration.* ➜ Voie externe : **HE d'origan** (3 gouttes), **HE de thym** (3 gouttes), **HE de sarriette** (3 gouttes) *Versez les huiles essentielles sur un mouchoir et respirez celui-ci le plus souvent possible.* ➜ Chez l'enfant + de 6 ans. **PHYTOTHÉRAPIE** ➜ Voie interne : • **INFUSION** **pin** (bourgeons, 80 g), **thym** (plante, 40 g), **serpolet** (plante, 30 g)

TROUBLES/ MALADIES	TRAITEMENTS (Les traitements indiqués ci-dessous peuvent être utilisés ensemble ou séparément, partiellement ou en totalité. C'est la nécessité et la raison qui doivent dicter le choix.)
	Mettez 20 g de ce mélange dans 1 l d'eau bouillante, laissez infuser 10 min. Donnez 1 tasse 3 fois/jour après le repas, jusqu'à amélioration. **AROMATHÉRAPIE** ➜ Voie externe : • **DIFFUSEUR** **HE d'origan** (3 gouttes), **HE de thym** (3 gouttes), **HE de sarriette** (3 gouttes) *Mettez les huiles essentielles dans un diffuseur et allumez celui-ci 30 min avant de coucher l'enfant.*
	Broncho-pneumonie ➜ *Consultez au plus vite un médecin.*
Brûlures	**PHYTOTHÉRAPIE** ➜ Voie externe : • **COMPRESSES AVEC TM** **calendula** *Diluez 20 gouttes de teinture mère dans un verre d'eau bouillie ou minérale, imbibez-en une compresse, posez sur la brûlure, laissez en place 15 min. Renouvelez l'application 3-4 fois/jour jusqu'à guérison.* **AROMATHÉRAPIE** ➜ Voie externe : **HE de lavande** (5 gouttes), **HE de camomille** (5 gouttes) *Vous pouvez ajouter ces huiles essentielles au mélange précédent avant de poser la compresse, son efficacité sera augmentée.*
	Brûlures d'estomac ➜ *voir Estomac (troubles de l')*
	Brûlures urinaires ➜ *voir Cystite*

TROUBLES/ MALADIES	TRAITEMENTS (Les traitements indiqués ci-dessous peuvent être utilisés ensemble ou séparément, partiellement ou en totalité. C'est la nécessité et la raison qui doivent dicter le choix.)
	Bursite ➜ *voir Hygroma*
	Calcul de la vésicule biliaire ➜ *Le traitement est uniquement allopathique ou chirurgical.*
Calcul rénal	➜ *Consultez le plus rapidement possible.* *En traitement préventif.* **PHYTOTHÉRAPIE** ➜ Voie interne : • **INFUSION** **cerise** (queues, 30 g) *Mettez les queues dans 1 l d'eau bouillante, laissez infuser 10 min. Prenez 1 tasse 3 fois/jour après le repas, jusqu'à amélioration.*
	Calvitie ➜ *voir Alopécie*
Candidose	➜ *Consultez rapidement un médecin.* **PHYTOTHÉRAPIE** ➜ Voie externe (enfant + de 3 ans) : • **BAINS** **noyer** (extrait de feuilles) *Prenez ou donnez à votre enfant 3 ou 4 fois par semaine un bain dans lequel vous aurez versé 2-3 bouchons de cet extrait acheté dans une herboristerie.* **AROMATHÉRAPIE** ➜ Voie externe (enfant + de 5 ans) : **HE d'arbre à thé** (4 gouttes) *Mélangez cette huile essentielle à 1 cuil. à soupe d'huile d'amande douce et appliquez 3 fois/jour un peu de ce mélange sur les zones à traiter, jusqu'à amélioration.*

TROUBLES/ MALADIES	TRAITEMENTS (Les traitements indiqués ci-dessous peuvent être utilisés ensemble ou séparément, partiellement ou en totalité. C'est la nécessité et la raison qui doivent dicter le choix.)
Carie dentaire	➜ *Consultez un dentiste.* **PHYTOTHÉRAPIE** ➜ Voie interne : • **GÉLULES** **prêle** *Prenez 2 gélules midi et soir au repas.* ➜ Voie externe : • **BAINS DE BOUCHE AVEC INFUSION** **tanaisie** (fleurs, 50 g), **grand plantain** (feuilles, 50 g) *Mettez 20 g de ce mélange dans 1 l d'eau bouillante, laissez infuser 10 min. Pratiquez un bain de bouche avec 1 tasse 3 fois/jour.* **AROMATHÉRAPIE** ➜ Voie externe : **HE de girofle** (3 gouttes), **HE de sauge** (3 gouttes) *Posez sur la dent douloureuse un petit coton imbibé des huiles essentielles. Laissez en place environ 10 min et renouvelez l'application aussi souvent que possible.*
	Cataracte ➜ *Le traitement est le plus souvent chirurgical.*
Cauchemar et terreurs nocturnes	**PHYTOTHÉRAPIE** ➜ Voie interne : • **INFUSION** **aubépine** (fleurs, 50 g), **ballote noire** (fleurs, 40 g), **lotier corniculé** (fleurs, 40 g), **passiflore** (fleurs, 30 g), **tilleul** (fleurs et bractées, 20 g) *Mettez 20 g de ce mélange dans 1 l d'eau bouillante, laissez infuser 10 min. Donnez 1 tasse 3 fois/jour après le repas.* • **TM** **lavande** *Prenez 2 fois/jour au repas 20 gouttes de teinture mère diluées dans 1 grand verre d'eau minérale, jusqu'à amélioration.* **AROMATHÉRAPIE** ➜ Voie externe : **HE de marjolaine** (4 gouttes), **HE de basilic** (4 gouttes) *Versez les huiles essentielles dans le diffuseur et allumez 30 min avant de vous coucher.* ➜ *Chez un enfant qui traverse une période de terreurs nocturnes :* **PHYTOTHÉRAPIE** ➜ Voie interne : • **SIROP** **fleur d'oranger** *De 3 à 6 ans, donnez 2 cuil. à café de sirop (3 cuil. au-dessus de 6 ans) 30 min avant le coucher.*
Cellulite	**PHYTOTHÉRAPIE** ➜ Voie interne : • **INFUSION** **pissenlit** (feuilles, 30 g), **piloselle** (plante, 60 g), **achillée millefeuille** (fleurs, 50 g), **artichaut** (feuilles, 10 g) *Mettez 20 g de ce mélange dans 1 l d'eau bouillante, laissez infuser 10 min. Prenez 1 tasse 3 fois/jour après le repas, jusqu'à amélioration.* • **DÉCOCTION** **vigne rouge** (feuilles, 50 g), **renouée-des-oiseaux** (plante, 40 g) *Mettez 20 g de ce mélange dans 1 l d'eau froide, faites bouillir 20 min, laissez infuser 5 min, filtrez. Prenez 1 tasse 3 fois/jour après le repas, jusqu'à amélioration.*

TROUBLES/ MALADIES	TRAITEMENTS (Les traitements indiqués ci-dessous peuvent être utilisés ensemble ou séparément, partiellement ou en totalité. C'est la nécessité et la raison qui doivent dicter le choix.)
Cellulite	• **GÉLULES** **marc de raisin ou pissenlit** *Prenez 2 gélules, midi et soir au repas, jusqu'à amélioration.* ➜ Voie externe : • **COMPRESSES** **lierre** (feuilles, 300 g) *Hachez les feuilles, posez comme une compresse sur les parties concernées, laissez en place au moins 30 min. Faites 3 applications par jour, jusqu'à amélioration.* **AROMATHÉRAPIE** ➜ Voie interne : **HE d'origan** (3 gouttes), **HE de citronnelle** (2 gouttes) *Prenez, matin, midi et soir, les huiles essentielles mélangées à 1 cuil. à café de miel, ou dans un verre d'eau ou une tasse de tisane, jusqu'à amélioration.*
Céphalée	**PHYTOTHÉRAPIE** ➜ Voie interne : • **INFUSION** **livèche** (graines, 30 g), **menthe poivrée** (feuilles, 50 g), **passiflore** (fleurs, 30 g), **romarin** (sommités fleuries, 30 g) *Mettez 20 g de ce mélange dans 1 l d'eau bouillante, laissez infuser 10 min. Donnez 1 tasse 3 fois/jour après le repas, jusqu'à amélioration.* • **GÉLULES** **pavot de Californie** *Prenez 2 gélules, midi et soir au repas.*
Céphalée	**AROMATHÉRAPIE** ➜ Voie interne (adulte et enfant + de 5 ans) : **HE de basilic** (2 gouttes), **HE de citron** (3 gouttes) *Prenez, matin, midi et soir, les huiles essentielles mélangées à 1 cuil. à café de miel, ou dans un verre d'eau ou une tasse de tisane, jusqu'à amélioration.*
Cernes	**PHYTOTHÉRAPIE** ➜ Voie externe : • **COMPRESSES AVEC INFUSION** **romarin** (sommités, 60 g), **bleuet** (fleurs, 60 g), **rose** (pétales, 60 g) *Mettez 20 g de ce mélange dans 1 l d'eau bouillante, laissez infuser 8 min. Imbibez une compresse de cette infusion tiédie, posez sur l'œil fermé, laissez en place environ 20 min. Faites 2 applications par jour, matin et soir, jusqu'à disparition des cernes.*
Chalazion	**PHYTOTHÉRAPIE** ➜ Voie externe : • **POMMADE** **calendula** *Appliquez 3 fois/jour un peu de pommade sur la paupière, jusqu'à disparition.* • **BAINS D'ŒIL AVEC INFUSION** **alchémille** (plante, 20 g) *Mettez la plante dans 1 l d'eau bouillante, laissez infuser 15 min. Imbibez une compresse de cette infusion tiédie et posez sur la paupière. Laissez en place environ 20 min. Faites 3 applications par jour, jusqu'à régression.*

TROUBLES/ MALADIES	TRAITEMENTS (Les traitements indiqués ci-dessous peuvent être utilisés ensemble ou séparément, partiellement ou en totalité. C'est la nécessité et la raison qui doivent dicter le choix.)
	Chaude-pisse → *voir Blennorragie*
Cheveux	CASSANTS/NORMAUX : **sauge** (feuilles, 50 g), **romarin** (feuilles, 50 g), **camomille** (fleurs, 50 g), **grande ortie** (feuilles, fruits et racines, 50 g). *Mettez les plantes dans 1 l d'eau bouillante, laissez infuser 30 min hors du feu, filtrez, laissez tiédir avant utilisation. Faites 2 fois par semaine un shampooing doux en rinçant avec cette infusion.* GRAS : **rassoul** (1 cuil. à soupe), **HE de cèdre** (10 gouttes), **HE de lavande** (8 gouttes) *Diluez les huiles essentielles et la poudre dans un bol rempli aux deux tiers d'eau bouillante. Laissez tiédir avant utilisation. Faites 2 fois par semaine un shampooing avec cette préparation, jusqu'à amélioration.* SECS : **HE de romarin** (10 gouttes), **HE de citron** (6 gouttes) *Faites fondre une poignée de paillettes de savon de Marseille dans un bol rempli aux deux tiers d'eau bouillante, diluez-y les huiles essentielles. Laissez tiédir avant utilisation. Faites 1 shampooing par semaine avec cette préparation, jusqu'à amélioration.*
	Cheveux (chute des) → *voir Alopécie, Pelade nerveuse*
	Cholestérol (excès de) → *voir Cholestérolémie*

TROUBLES/ MALADIES	TRAITEMENTS (Les traitements indiqués ci-dessous peuvent être utilisés ensemble ou séparément, partiellement ou en totalité. C'est la nécessité et la raison qui doivent dicter le choix.)
	Cholestérolémie → *voir Athérosclérose*
	Cicatrices → *L'homéopathie propose des remèdes en prévention des cicatrices disgracieuses.*
	Cinquième maladie → *L'homéopathie peut être bénéfique.*
	Circulation sanguine (troubles de la) → *Consultez un médecin.*
Claquage musculaire	**PHYTOTHÉRAPIE** → Voie externe : • **CATAPLASME** **lierre** (feuilles hachées, 100 g), **chou** (feuilles froissées, 100 g) *Mélangez toutes les feuilles ensemble et appliquez en cataplasme sur le muscle malade. Laissez en place environ 30 min. Procédez à 3 applications par jour, jusqu'à guérison.* **AROMATHÉRAPIE** → Voie externe : • **MASSAGES** **HE de marjolaine** (8 gouttes), **HE d'eucalyptus** (8 gouttes), **HE de romarin** (8 gouttes) *Diluez les huiles essentielles dans 2 cuil. à soupe d'huile d'amande douce et massez doucement la zone douloureuse. Procédez ainsi 3 fois/jour jusqu'à guérison.*
	Claustrophobie → *voir Anxiété, Angoisse*

TROUBLES/ MALADIES	TRAITEMENTS (Les traitements indiqués ci-dessous peuvent être utilisés ensemble ou séparément, partiellement ou en totalité. C'est la nécessité et la raison qui doivent dicter le choix.)
Colère et irritabilité	**PHYTOTHÉRAPIE** ➜ *Voie interne :* • **INFUSION** **tilleul** (bractées, 20 g), **aubépine** (fleurs, 40 g), **passiflore** (fleurs, 30 g), **aspérule odorante** (fleurs, 40 g) *Mettez 20 g de ce mélange dans 1 l d'eau bouillante, laissez infuser 10 min. Prenez 1 tasse 3 fois/jour après le repas.* • **GÉLULES** **aubépine** *Prenez 2 gélules, midi et soir au repas, jusqu'à amélioration.* **AROMATHÉRAPIE** ➜ Voie externe : **HE de lavande** (8 gouttes) *Diluez l'huile essentielle dans 2 cuil. à soupe d'huile d'amande douce. Procédez matin et soir à un massage des épaules et du dos.* ➜ *Chez l'enfant, l'homéopathie est préférable.*
	Colique ➜ *Les traitements sont ceux de la cause.* ➜ *Chez l'enfant, l'homéopathie est préférable.*
	Colique néphrétique ➜ *voir Calcul rénal*
	Colique du nourrisson ➜ *L'homéopathie peut être bénéfique.*
	Colite ➜ *voir Ballonnements intestinaux, Constipation, Diarrhée*

TROUBLES/ MALADIES	TRAITEMENTS (Les traitements indiqués ci-dessous peuvent être utilisés ensemble ou séparément, partiellement ou en totalité. C'est la nécessité et la raison qui doivent dicter le choix.)
	Comédons ➜ *voir Acné*
	Compère-loriot ➜ *voir Orgelet*
	Condylome génital ➜ *Le médecin prescrira le traitement adéquat : laser, électrocoagulation.*
Conjonctivite	**PHYTOTHÉRAPIE** ➜ Voie externe : • **BAINS OCULAIRES AVEC INFUSION** **alchémille** (plante, 100 g), **sureau** (fleurs, 50 g) *Mettez 20 g de ce mélange dans 1 l d'eau bouillante, laissez infuser 15 min. Imbibez une compresse de cette infusion tiède ou froide, posez sur l'œil malade, laissez en place 15 min. Procédez à 3 bains oculaires par jour, jusqu'à amélioration.* • **BAINS OCULAIRES AVEC DÉCOCTION** **bleuet** (fleurs, 40 g), **euphraise** (fleurs, 40 g) *Mettez 20 g de ce mélange dans 1 l d'eau froide, faites bouillir 15 min, laissez infuser 5 min, filtrez. Imbibez une compresse de cette décoction tiède ou froide, posez sur l'œil malade, laissez en place 15 min. Faites 3 applications par jour, jusqu'à amélioration.* • **GÉLULES (RÉSERVÉ À L'ADULTE)** **harpagophytum ou cassis** *Prenez 2 gélules, 2 fois/jour au repas, jusqu'à guérison.*

TROUBLES/ MALADIES	TRAITEMENTS (Les traitements indiqués ci-dessous peuvent être utilisés ensemble ou séparément, partiellement ou en totalité. C'est la nécessité et la raison qui doivent dicter le choix.)
Constipation	**PHYTOTHÉRAPIE** ➜ Voie interne (réservé à l'adulte) : • **INFUSION** **framboisier** (feuilles, 30 g), **serpolet** (sommités fleuries, 20 g) *Mettez les plantes dans 1 l d'eau bouillante, laissez infuser 15 min. Prenez 1 tasse 3 fois/jour après le repas, jusqu'à amélioration.* • **DÉCOCTION** **aigremoine** (sommités fleuries, 15 g), **sureau** (baies, 15 g) *Mettez les plantes dans 1 l d'eau froide, faites bouillir 3 min, laissez infuser 5 min, filtrez. Prenez 1 tasse 3 fois/jour après le repas, jusqu'à amélioration.* • **GÉLULES** **artichaut** *Prenez 2 gélules, midi et soir au repas, jusqu'à amélioration.* **AROMATHÉRAPIE** ➜ Voie interne (adulte et enfant + de 5 ans) : **HE de romarin** (2 gouttes) *Prenez 4 fois/jour l'huile essentielle mélangée à 1 cuil. à café de miel, ou dans un verre d'eau ou une tasse de tisane, jusqu'à amélioration.*
	Contracture ➜ *Voir Crampe musculaire*
Contusion	**PHYTOTHÉRAPIE** ➜ Voie externe : – Si l'endroit de la contusion ne présente ni plaie ni écorchure • **POMMADE OU GEL** **arnica** *Massez doucement la zone contusionnée 3 fois/jour avec un peu de pommade ou de gel, jusqu'à guérison.*

TROUBLES/ MALADIES	TRAITEMENTS (Les traitements indiqués ci-dessous peuvent être utilisés ensemble ou séparément, partiellement ou en totalité. C'est la nécessité et la raison qui doivent dicter le choix.)
Contusion	– Si la contusion est importante • **COMPRESSES** **TM d'arnica** (40 gouttes), **TM de rue** (40 gouttes) *Dans un verre d'eau bouillie, mélangez les teintures mères indiquées, imbibez une compresse de cette préparation et posez sur la zone contusionnée. Laissez en place environ 20 min. Renouvelez l'application 3 fois/jour jusqu'à guérison.* ➜ *Si le coup a été reçu à la tête et s'il s'accompagne de somnolence et de vomissements, consultez d'urgence un médecin.*
Convalescence	**PHYTOTHÉRAPIE** ➜ Voie interne : • **INFUSION** **calament** (fleurs, 20 g), **coriandre** (graines, 40 g), **églantier** (feuilles et fleurs, 50 g) *Mettez 20 g de ce mélange dans 1 l d'eau bouillante, laissez infuser 10 min. Prenez 1 tasse 3 fois/jour après le repas, pendant la convalescence.* • **DÉCOCTION** **raifort** (racines broyées, 15 g), **gentiane jaune** (racines broyées, 15 g) *Mettez les racines dans 1 l d'eau froide, faites bouillir 10 min, laissez infuser 10 min, filtrez. Prenez 1 tasse 3 fois/jour après le repas, pendant la convalescence.* • **VIN** **patience** (racine, 10 g), **orange amère** (écorces, 10 g), **quinquina** (écorces, 5 g), **gentiane jaune** (racine, 5 g), **mélisse** (sommités fleuries, 5 g), **cannelle** (écorces, 5 g), 1 **gousse de vanille** fendue en deux *Mettez les plantes dans 1 l de bon vin rouge, laissez macérer*

TROUBLES/ MALADIES	TRAITEMENTS (Les traitements indiqués ci-dessous peuvent être utilisés ensemble ou séparément, partiellement ou en totalité. C'est la nécessité et la raison qui doivent dicter le choix.)
Convalescence	*10 jours. Prenez 1 verre à liqueur en apéritif avant le déjeuner et le dîner, pendant la convalescence.* • **GÉLULES** **cerfeuil ou menthe poivrée** *Prenez 2 gélules, au moment des repas, matin, midi et soir, pendant convalescence.* **AROMATHÉRAPIE** ➜ Voie interne (adulte et enfant + de 5 ans) : **HE de cannelle** (2 gouttes), **HE de citron** (3 gouttes), **HE de sarriette** (2 gouttes) *Prenez, matin, midi et soir, les huiles essentielles mélangées à 1 cuil. à café de miel, ou dans un verre d'eau ou une tasse de tisane, pendant la convalescence.*
	Convulsions ➜ *Appelez un médecin en urgence.*
Coqueluche	**PHYTOTHÉRAPIE** ➜ Voie interne (à partir de 6 ans) : • **INFUSION** **ballote noire** (fleurs, 30 g), **basilic** (feuilles et fleurs, 40 g) *Mettez 20 g de ce mélange dans 1 l d'eau bouillante, laissez infuser 10 min. Donnez 1 tasse 3 fois/jour après le repas, jusqu'à guérison.*
Cor au pied	**PHYTOTHÉRAPIE** ➜ Voie externe : • **TM** **thuya** *Appliquez le matin un peu de teinture mère, procédez à un massage doux.* **AROMATHÉRAPIE** ➜ Voie externe : **HE d'ail** (5 gouttes) *Le soir, appliquez un peu d'huile essentielle pure sur le cor, en massant légèrement.*
	Coryza ➜ *voir Rhinite*
	Coup ➜ *voir Contusion*
	Coup de chaleur ➜ *Un bébé victime d'un coup de chaleur doit immédiatement être conduit à l'hôpital.*
	Coup de soleil ➜ *voir Brûlures*
Couperose	**PHYTOTHÉRAPIE** ➜ Voie interne : • **GÉLULES** **hamamélis** *Prenez 2 gélules, midi et soir au repas, jusqu'à amélioration.* ➜ Voie externe : • **COMPRESSES AVEC DÉCOCTION** **vigne rouge** (feuille, 100 g), **mauve sauvage** (feuilles, 50 g) *Mettez 20 g de ce mélange dans 1 l d'eau froide, faites bouillir 15 min, laissez infuser 5 min, filtrez. Imbibez une compresse de cette décoction, appliquez sur la zone couperosée, laissez en place 30 min. Faites 3 applications par jour, jusqu'à amélioration.* • **CATAPLASMES** **aigremoine** (feuilles, 40 g), **myrtille** (feuilles, 40 g), **marronnier d'Inde** (feuilles, 40), **guimauve** (fleurs, 40 g)

TROUBLES/ MALADIES	TRAITEMENTS (Les traitements indiqués ci-dessous peuvent être utilisés ensemble ou séparément, partiellement ou en totalité. C'est la nécessité et la raison qui doivent dicter le choix.)
Couperose	*Écrasez les plantes, mélangez et posez en cataplasme sur la zone couperosée. Laissez en place 30 min. Faites un cataplasme 1 fois/jour jusqu'à amélioration.* **AROMATHÉRAPIE** ➜ Voie externe : **HE de menthe poivrée** (3 gouttes), **HE d'hélichryse** (3 gouttes) *Diluez les huiles essentielles dans 2 cuil. à soupe d'huile d'amande douce et appliquez matin et soir sur les zones atteintes, en massant doucement. Continuez jusqu'à amélioration.*
Coupure	**PHYTOTHÉRAPIE** ➜ Voie externe : • **CATAPLASME** **chou** (feuilles, 20 g), **citrouille** (pulpe, 20 g), **carotte** (râpée, 20 g), **souci** (fleur hachée, 20 g) *Mélangez les plantes et posez en cataplasme sur la coupure. Laissez 20 min en place. Faites 3 applications par jour, jusqu'à guérison.* **AROMATHÉRAPIE** ➜ Voie externe : **HE de camomille** (2 gouttes), **HE de lavande** (2 gouttes), **HE de balsamier** (2 gouttes) *Diluez les huiles essentielles avec 2 cuil. à soupe d'huile d'amande douce. Imbibez une compresse de ce mélange, posez sur la coupure et laissez en place 10 min. Renouvelez 3 fois/jour jusqu'à guérison.*
Courbatures	**PHYTOTHÉRAPIE** ➜ Voie interne : • **INFUSION** **cassis** (feuilles, 20 g) *Mettez les plantes dans 1 l d'eau bouillante, laissez infuser 10 min. Prenez 1 tasse 3 fois/jour après le repas, jusqu'à amélioration.* **AROMATHÉRAPIE** ➜ Voie externe : • **MASSAGES** **HE de marjolaine** (8 gouttes), **HE d'eucalyptus** (8 gouttes), **HE de romarin** (8 gouttes) *Diluez les huiles essentielles avec 2 cuil. à soupe d'huile d'amande douce et procédez, 2 fois/jour, à un massage du dos, des épaules et des jambes, jusqu'à disparition des courbatures.* • **BAINS ET/OU COMPRESSES** **HE de camomille** (20 gouttes), **HE de romarin** (20 gouttes), **HE lavande** (20 gouttes) *Diluez les huiles essentielles dans un verre à vin d'huile d'amande douce. Versez dans l'eau à bonne température, remuez et glissez-vous dans le bain. Restez-y environ 20 min. Vous pouvez aussi imbiber des compresses chaudes de ce mélange et les appliquer sur les zones courbaturées 2 fois/jour jusqu'à amélioration.*
Crampe musculaire	**AROMATHÉRAPIE** ➜ Voie externe : • **MASSAGES** **HE de marjolaine** (8 gouttes), **HE d'eucalyptus** (8 gouttes), **HE de romarin** (8 gouttes) *Diluez les huiles essentielles dans 2 cuil. à soupe d'huile d'amande douce. Massez le muscle douloureux avec cette préparation, jusqu'à disparition de la crampe.*

TROUBLES/ MALADIES	TRAITEMENTS (Les traitements indiqués ci-dessous peuvent être utilisés ensemble ou séparément, partiellement ou en totalité. C'est la nécessité et la raison qui doivent dicter le choix.)
	Crevasses → *voir Engelures*
	Crise d'acétone → *voir Acétone (crise d')*
	Crise de foie → *voir Digestion difficile*
Croissance (trouble de la)	**PHYTOTHÉRAPIE** → Voie interne (enfant à partir de 6 ans) : • **INFUSION** **églantier** (baies, 50 g), **prunelle** (fruits, 50 g) *Mettez 20 g de ce mélange dans 1 l d'eau froide, faites bouillir 5 min, filtrez. Donnez 1 tasse 2 fois/jour après le repas, le temps nécessaire.*
Croûtes de lait	**PHYTOTHÉRAPIE** → Voie externe : • **COMPRESSE AVEC INFUSION** **pensée** (fleurs et feuilles, 30 g) *Mettez les fleurs et les feuilles dans 1 l d'eau bouillante, laissez infuser 10 min. Imbibez une compresse de cette infusion tiédie et posez quelques minutes sur les croûtes. Renouvelez l'application 3 fois/jour jusqu'à guérison.*
Cystite	**PHYTOTHÉRAPIE** → Voie interne : • **INFUSION** **bruyère** (fleurs, 30 g), **millefeuille** (sommités fleuries, 40 g), **sureau** (fleurs, 30 g) *Mettez 20 g de ce mélange dans 1 l d'eau bouillante, laissez infuser 10 min. Prenez 1 tasse 3 fois/jour après le repas, jusqu'à guérison.*
Cystite	• **DÉCOCTION** **bouleau** (écorce, 20 g) *Mettez l'écorce dans 1 l d'eau froide, faites bouillir 5 min et filtrez. Prenez 1 tasse 3 fois/jour après le repas, jusqu'à guérison.* • **GÉLULES** **bouleau** *Prenez 2 gélules, midi et soir au repas, jusqu'à guérison.* *Aromathérapie* → Voie interne (adulte et enfant + de 5 ans) : **HE de cannelle** (4 gouttes) *Prenez, matin, midi et soir, l'huile essentielle mélangée à 1 cuil. à café de miel, ou dans un verre d'eau ou une tasse de tisane, jusqu'à guérison.*
Dartres	**PHYTOTHÉRAPIE** → Voie interne : • **INFUSION** **peuplier noir** (bourgeons, 50 g), **pensée** (sommités fleuries, 30 g) *Mettez 20 g de ce mélange dans 1 l d'eau bouillante, laissez infuser 10 min. Prenez 1 tasse 3 fois/jour après le repas, jusqu'à guérison.* • **DÉCOCTION** **patience** (racine, 30 g) *Mettez la racine dans 1 l d'eau froide, faites bouillir 5 min, laissez infuser 15 min. Prenez 1 tasse 3 fois/jour après le repas, jusqu'à guérison.* • **GÉLULES** **menthe poivrée** *Prenez 2 gélules, midi et soir au repas, jusqu'à guérison.* *Voie externe :* • **LOTION AVEC INFUSION** **véronique** (fleurs et feuilles, 50 g), **anémone pulsatille** (fleurs et feuilles, 50 g) *Mettez les plantes dans 1 l d'eau bouillante, laissez infuser 15 min*

TROUBLES/ MALADIES	TRAITEMENTS (Les traitements indiqués ci-dessous peuvent être utilisés ensemble ou séparément, partiellement ou en totalité. C'est la nécessité et la raison qui doivent dicter le choix.)
	et filtrez. Appliquez sur les dartres, matin et soir, un petit coton imbibé de cette lotion, jusqu'à guérison.
	Décalage horaire ➜ *voir Insomnies*
Décalcification	**PHYTOTHÉRAPIE** ➜ Voie interne : • **DÉCOCTION** **prêle** (tiges, 50 g) *Mettez les tiges dans 1 l d'eau froide, faites bouillir 30 min, filtrez. Prenez 1 tasse 3 fois/jour après le repas, jusqu'à amélioration.* • **GÉLULES** **prêle** *Prenez 2 gélules, midi et soir au repas.* **AROMATHÉRAPIE** ➜ Voie interne : **HE de citron** (4 gouttes) *Prenez, matin, midi et soir, l'huile essentielle mélangée à 1 cuil. à café de miel, dans un verre d'eau ou une tasse de tisane, jusqu'à amélioration.*
Déchaussement dentaire	**PHYTOTHÉRAPIE** ➜ Voie interne : • **GÉLULES** **prêle** *Prenez 2 gélules midi et soir au repas, jusqu'à amélioration.* ➜ Voie externe : • **BAINS DE BOUCHE AVEC INFUSION** **tanaisie** (fleurs, 50 g), **grand plantain** (feuilles, 50 g) *Mettez les plantes dans 1 l d'eau bouillante, laissez infuser 10 min. Faites un bain de bouche avec cette infusion 3 fois/jour jusqu'à amélioration.*

TROUBLES/ MALADIES	TRAITEMENTS (Les traitements indiqués ci-dessous peuvent être utilisés ensemble ou séparément, partiellement ou en totalité. C'est la nécessité et la raison qui doivent dicter le choix.)
Déchaussement dentaire	**AROMATHÉRAPIE** ➜ Voie externe : **HE de girofle** (3 gouttes), **HE de sauge** (3 gouttes) *Posez sur la dent douloureuse un petit coton imbibé des huiles essentielles. Laissez en place 10 min environ. Renouvelez l'application 3-4 fois/jour, jusqu'à amélioration.*
Démangeaisons	**PHYTOTHÉRAPIE** ➜ Voie interne : • **INFUSION** **artichaut** (feuilles, 30 g), **cassis** (feuilles, 30 g), **pissenlit** (feuilles, 30 g), **romarin** (plantes, 30 g) *Mettez 30 g de ce mélange dans 1 l d'eau bouillante, laissez infuser 15 min. Prenez 1 tasse 3 fois/jour après le repas jusqu'à amélioration.* • **GÉLULES** **menthe poivrée ou thé de Java** *Prenez 2 gélules, midi et soir au repas, jusqu'à amélioration.* **AROMATHÉRAPIE** ➜ Voie externe : **HE de citron** (2 gouttes), **HE de menthe poivrée** (2 gouttes) *Diluez les huiles essentielles dans 2 cuil. à soupe d'huile d'amande douce. Appliquez matin et soir sur les régions qui démangent, en massant doucement.* ➜ *Chez l'enfant, l'homéopathie est préférable.*
	Dentition (troubles de la) ➜ *voir Abcès dentaire, Carie, Déchaussement dentaire, Douleur après une extraction dentaire, Douleurs dentaires*

TROUBLES/ MALADIES	TRAITEMENTS (Les traitements indiqués ci-dessous peuvent être utilisés ensemble ou séparément, partiellement ou en totalité. C'est la nécessité et la raison qui doivent dicter le choix.)
	→ *Chez l'enfant, l'homéopathie est préférable.*
Dépression et état dépressif	*En complément d'un traitement allopathique.* **PHYTOTHÉRAPIE** → Voie interne : • **INFUSION** **camomille** (plante, 15 g), **lotier corniculé** (fleurs, 80 g), **coquelicot** (fleurs, 20 g) *Mettez 30 g de ce mélange dans 1 l d'eau bouillante, laissez infuser 15 min. Prenez 1 tasse 3 fois/jour après le repas, jusqu'à amélioration.* • **GÉLULES** **carotte ou passiflore** *Prenez 2 gélules, midi et soir au repas, jusqu'à amélioration.* **AROMATHÉRAPIE** → Voie interne : **HE de camomille** (2 gouttes), **HE de sauge** (2 gouttes) *Prenez, matin, midi et soir, les huiles essentielles mélangées à 1 cuil. à café de miel, ou dans un verre d'eau ou une tasse de tisane, jusqu'à amélioration.*
	Déshydratation → *Elle constitue une urgence médicale.*
	Diabète → *Consultez un médecin.*
Diarrhée	*Chez l'enfant, si la diarrhée est importante, appelez un médecin.* **PHYTOTHÉRAPIE** → Voie interne (réservé à l'adulte) : • **INFUSION** **grande consoude** (racines, 50 g),
Diarrhée	**benoîte** (racines, 50 g), **grande ortie** (tige et feuilles, 30 g) *Mettez 30 g de ce mélange dans 1 l d'eau bouillante, laissez infuser 15 min. Prenez 1 tasse 3 fois/jour après le repas, jusqu'à disparition du trouble.* • **DÉCOCTION** **arbousier** (feuilles, 50 g), **fraisier des bois** (racines, 30 g) *Mettez 20 g de ce mélange dans 1 l d'eau froide, faites bouillir 15 min, laissez infuser 10 min. Prenez 1 tasse 3 fois/jour après le repas, jusqu'à disparition du trouble* • **GÉLULES** **menthe poivrée ou cassis** *Prenez 2 gélules, midi et soir au repas, jusqu'à disparition du trouble.* **AROMATHÉRAPIE** → Voie interne : **HE de coriandre** (2 gouttes), **HE de sauge** (3 gouttes), **HE de cajeput** (2 gouttes) *Prenez, matin, midi et soir, les huiles essentielles mélangées à 1 cuil. à café de miel, ou dans un verre d'eau ou une tasse de tisane, jusqu'à disparition du trouble.*
	Difficulté à avaler → *voir Avaler (difficulté à)*
	Difficulté à respirer → *voir Respirer (difficultés à)*
	Difficulté à uriner → *voir Uriner (difficulté à)*

TROUBLES/ MALADIES	TRAITEMENTS (Les traitements indiqués ci-dessous peuvent être utilisés ensemble ou séparément, partiellement ou en totalité. C'est la nécessité et la raison qui doivent dicter le choix.)
Digestion difficile	**PHYTOTHÉRAPIE** → Voie interne : • **INFUSION** **basilic** (feuilles, 30 g), **sarriette** (feuilles, 10 g), **thym** (feuilles, 10 g), **badiane** (fruits, 30 g) *Mettez 30 g de ce mélange dans 1 l d'eau bouillante, laissez infuser 10 min. Prenez 1 tasse 3 fois/jour après le repas, jusqu'à amélioration.* • **DÉCOCTION** **réglisse** (feuilles, 60 g), **véronique** (plante entière, 100 g) *Mettez 30 g de ce mélange dans 1 l d'eau froide, faites bouillir 10 min, laissez infuser 10 min, filtrez. Prenez 1 tasse 3 fois/jour après le repas jusqu'à amélioration.* • **GÉLULES** **menthe poivrée ou saule** *Prenez 2 gélules, midi et soir au repas, jusqu'à amélioration.* **AROMATHÉRAPIE** → Voie interne : **HE de cannelle** (2 gouttes), **HE d'origan** (2 gouttes), **HE de badiane** (2 gouttes), **HE de carvi** (2 gouttes) *Prenez, matin, midi et soir, les huiles essentielles mélangées à 1 cuil. à café de miel, ou dans un verre d'eau ou une tasse de tisane, jusqu'à amélioration.*
	Dos (mal de) → *voir Courbatures*
	Douleur abdominale → *Les traitements dépendent de la cause.*
Douleur dentaire (après une extraction)	**PHYTOTHÉRAPIE** → Voie externe : • **COMPRESSES** **TM d'arnica** (40 gouttes), **TM de rue** (40 gouttes) *Mélangez les teintures mères dans un verre d'eau bouillie, imbibez une compresse et posez sur la joue gonflée, laissez en place environ 30 min. Renouvelez l'application 3 fois/jour pendant le temps nécessaire à la résolution des signes.*
	Douleurs dentaires → *voir Abcès dentaire, Carie dentaire, Rage de dent*
	Dupuytren (maladie de) → *L'opération chirurgicale est souvent le seul recours.*
Durillon	**PHYTOTHÉRAPIE** → Voie externe : • **TM** **thuya** *Appliquez tous les matins un peu de teinture mère sur le durillon, jusqu'à guérison.* **AROMATHÉRAPIE** → Voie interne : • **MASSAGES** **HE d'ail** (2 gouttes) *Tous les soirs, massez légèrement le durillon avec l'huile essentielle pure, jusqu'à guérison.*
	Dysménorrhée → *voir Règles (trouble des)*
	Dyspnée → *voir Respirer (difficultés à)*

TROUBLES/ MALADIES	TRAITEMENTS (Les traitements indiqués ci-dessous peuvent être utilisés ensemble ou séparément, partiellement ou en totalité. C'est la nécessité et la raison qui doivent dicter le choix.)
	Dysurie ➜ *voir Uriner (difficulté à)*
	Ecchymose ➜ *voir Contusion*
	Écorchure, égratignure ➜ *voir Coupure*
Eczéma	**PHYTOTHÉRAPIE** ➜ Voie interne : • **DÉCOCTION** **cardère** (racines, 50 g), **carline acaule** (racines, 30 g) *Mettez 20 g de ce mélange dans 1 l d'eau froide, faites bouillir 10 min, laissez infuser 10 min, filtrez. Prenez 1 tasse 2 fois/jour après le repas jusqu'à amélioration.* • **GÉLULES** **prêle** *Prenez 2 gélules, midi et soir au repas, jusqu'à amélioration.* ➜ Voie externe : • **LOTION AVEC DÉCOCTION** **myrtilles** (baies et feuilles, 60 g), **chêne** (écorce, 60 g) *Mettez 30 g de ce mélange dans 1 l d'eau froide, faites bouillir 15 min, filtrez. Imbibez une compresse et appliquez sur la zone atteinte, laissez en place 15 min. Procédez à une application matin et soir, jusqu'à amélioration.* **AROMATHÉRAPIE** ➜ Voie interne (adulte et enfant + de 5 ans) : **HE de camomille** (2 gouttes), **HE d'hysope** (2 gouttes), **HE de sauge** (2 gouttes) *Prenez, matin, midi et soir, les huiles essentielles mélangées à 1 cuil. à café de miel, ou dans un verre d'eau ou une tasse de tisane, jusqu'à guérison.* ➜ *Chez l'enfant, l'homéopathie est préférable.*
Emphysème	*En complément d'un traitement classique.* **PHYTOTHÉRAPIE** ➜ Voie interne : • **INFUSION** **bouillon-blanc** (écorces, 40 g), **pin** (bourgeons, 40 g) *Mettez 20 g de ce mélange dans 1 l d'eau bouillante, laissez infuser 15 min. Prenez 1 tasse 3 fois/jour après le repas jusqu'à amélioration.* • **DÉCOCTION** **ail** (bulbe, 15 g), **iris** (rhizome, 30 g) *Mettez les plantes dans 1 l d'eau froide, faites bouillir 15 min, laissez infuser 10 min, filtrez. Prenez 1 tasse 3 fois/jour après le repas jusqu'à amélioration.* • **GÉLULES** **ail** *Prenez 2 gélules midi et soir au repas, jusqu'à amélioration.* **AROMATHÉRAPIE** ➜ Voie interne : **HE de genièvre** (2 gouttes), **HE de sassafras** (2 gouttes) *Prenez, matin, midi et soir, les huiles essentielles mélangées à 1 cuil. à café de miel, ou dans un verre d'eau ou une tasse de tisane, jusqu'à amélioration.*
Engelures	**PHYTOTHÉRAPIE** ➜ Voie interne : • **DÉCOCTION** **hamamélis** (feuilles, 30 g), **petit houx** (feuilles, 50 g), **marronnier d'Inde** (écorce, 50 g)

TROUBLES/ MALADIES	TRAITEMENTS (Les traitements indiqués ci-dessous peuvent être utilisés ensemble ou séparément, partiellement ou en totalité. C'est la nécessité et la raison qui doivent dicter le choix.)
Engelures	*Mettez 30 g de ce mélange dans 1 l d'eau froide, faites bouillir 15 min, laissez infuser 10 min, filtrez. Prenez 1 tasse 3 fois/jour après le repas jusqu'à guérison.* • **GÉLULES** **vigne rouge** *Prenez 2 gélules midi et soir au repas, jusqu'à guérison.* ➜ Voie externe : • **EMPLÂTRE** **lis candide** (2-3 bulbes selon la taille de l'engelure) *Faites cuire les bulbes dans 1 l d'eau et mixez en purée. Appliquez sur l'engelure, laissez en place 20 min environ. Renouvelez l'application 3-4 fois/jour jusqu'à guérison.*
	Enrouement ➜ *voir Laryngite*
Entorse	**PHYTOTHÉRAPIE** ➜ Voie interne : • **GÉLULES** **menthe poivrée ou alchémille** *Prenez 2 gélules midi et soir au repas, jusqu'à guérison.* ➜ Voie externe : • **POMMADE OU GEL** **arnica** *Massez doucement l'endroit contusionné, 3 fois/jour, jusqu'à guérison.* • **COMPRESSES** **TM d'arnica** (40 gouttes), **TM de rue** (40 gouttes) *Mélangez les teintures mères dans un verre d'eau bouillie, imbibez une compresse et posez sur la contusion, laissez 30 min en place. Renouvelez l'application 3 fois/jour jusqu'à guérison.*

TROUBLES/ MALADIES	TRAITEMENTS (Les traitements indiqués ci-dessous peuvent être utilisés ensemble ou séparément, partiellement ou en totalité. C'est la nécessité et la raison qui doivent dicter le choix.)
Énurésie	*Lorsqu'un enfant traverse une période d'énurésie.* **PHYTOTHÉRAPIE** ➜ Voie interne : • **INFUSION** **millepertuis** (plante, 40 g) *Mettez les plantes dans 1 l d'eau bouillante, laissez infuser 10 min. Donnez 1 tasse 3 fois/jour après le repas, jusqu'à amélioration.* **AROMATHÉRAPIE** ➜ Voie interne : **HE de cyprès** (2 gouttes) *Donnez à l'enfant, matin, midi et soir, l'huile essentielle sur un sucre ou mélangée à 1 cuil. à café de miel, jusqu'à amélioration.*
Épanchement de synovie	**PHYTOTHÉRAPIE** ➜ Voie externe : • **COMPRESSES** **TM d'arnica** (40 gouttes), **TM de rue** (40 gouttes) *Mélangez les teintures mères dans un verre d'eau bouillie, imbibez une compresse et posez sur l'articulation douloureuse, laissez en place 20-30 min environ. Renouvelez l'application 3 fois/jour jusqu'à résorption.* • **CATAPLASMES** **arnica** (feuilles et fleurs crues, 50 g), **alchémille** (plante entière crue, 50 g), **angélique** (feuilles crues, 50 g), **chou** (feuilles crues, 100 g) *Hachez les plantes, mélangez et posez en cataplasme, directement sur l'articulation. Laissez en place 20-30 min environ. Faites 2 cataplasmes par jour, jusqu'à guérison.*

TROUBLES/ MALADIES	TRAITEMENTS (Les traitements indiqués ci-dessous peuvent être utilisés ensemble ou séparément, partiellement ou en totalité. C'est la nécessité et la raison qui doivent dicter le choix.)
	Épaule (périarthrite de l') ➜ *voir Périarthrite de l'épaule*
	Épicondylite (tennis-elbow) ➜ *voir Périarthrite de l'épaule*
	Épistaxis ➜ *voir Saignement de nez*
	Éructations ➜ *voir Aérophagie*
Érythème fessier (du nourrisson)	**PHYTOTHÉRAPIE** ➜ Voie externe : • **POMMADE** **calendula** *Appliquez 3 fois/jour au moment du change un peu de pommade, jusqu'à guérison.*
	Érythème solaire ➜ *voir Coup de soleil*
Essoufflement	**PHYTOTHÉRAPIE** ➜ Voie interne : • **INFUSION** **droséra officinale** (plante, 25 g), **mélisse** (fleurs, 65 g) *Mettez 30 g de ce mélange dans 1 l d'eau bouillante, laissez infuser 10 min. Prenez 1 tasse 3 fois/jour après le repas jusqu'à amélioration.* • **DÉCOCTION** **marrube blanc** (fleurs, 20 g) *Mettez les fleurs dans 1 l d'eau froide, faites bouillir 2 min, laissez infuser 10 min, filtrez. Prenez 1 tasse 3 fois/jour après le repas jusqu'à amélioration.* • **GÉLULES** **pin** *Prenez 2 gélules midi et soir au repas, jusqu'à amélioration.* **AROMATHÉRAPIE** ➜ Voie interne : **HE de thym** (2 gouttes) *Prenez matin, midi et soir, l'huile essentielle sur un sucre ou mélangée à 1 cuil. à café de miel, jusqu'à amélioration.*
Estomac (troubles de l')	**PHYTOTHÉRAPIE** ➜ Voie interne : • **INFUSION** **basilic** (plante, 30 g), **marjolaine** (feuilles et fleurs, 30 g), **robinier** (fleurs, 40 g) *Mettez 20 g de ce mélange dans 1 l d'eau bouillante, laissez infuser 15 min. Prenez 1 tasse 3 fois/jour après le repas jusqu'à amélioration.* • **DÉCOCTION** **lin** (graines, 40 g), **cumin** (graines, 60 g) *Mettez les plantes dans 1 l d'eau froide, faites bouillir 3 min, laissez infuser 10 min, filtrez. Prenez 1 tasse 3 fois/jour après le repas jusqu'à amélioration.* • **GÉLULES** **mélisse ou menthe poivrée** *Prenez 2 gélules midi et soir, au repas, jusqu'à amélioration.* **AROMATHÉRAPIE** ➜ Voie interne : **HE de citronnelle** (3 gouttes) *Prenez matin, midi et soir, l'huile essentielle mélangée à 1 cuil. à café de miel, ou dans un verre d'eau ou une tasse de tisane, jusqu'à amélioration.*

TROUBLES/ MALADIES	TRAITEMENTS (Les traitements indiqués ci-dessous peuvent être utilisés ensemble ou séparément, partiellement ou en totalité. C'est la nécessité et la raison qui doivent dicter le choix.)
	État dépressif → *voir Dépression et état dépressif*
	Éternuements → *voir Rhino-pharyngite s'il s'agit d'un rhume ou d'un refroidissement*
	Étourdissements → *voir Vertiges*
	Évanouissement → *voir Syncope*
	Exanthème subit → *voir Sixième maladie*
	Extinction de voix → *voir Laryngite*
Fatigue	**PHYTOTHÉRAPIE** → Voie interne : • **INFUSION** **calament** (fleurs, 30 g), **coriandre** (graines, 10 g), **églantier** (feuilles et fleurs, 50 g) *Mettez 30 g de ce mélange dans 1 l d'eau bouillante, laissez infuser 10 min. Prenez 1 tasse 3 fois/jour après le repas jusqu'à récupération.* • **DÉCOCTION** **raifort** (racines broyées, 30 g), **gentiane jaune** (racines broyées, 20 g) *Mettez les racines dans 1 l d'eau froide, faites bouillir 10 min, laissez infuser 10 min, filtrez. Prenez 1 tasse 3 fois/jour après le repas jusqu'à récupération.* • **GÉLULES** **menthe poivrée ou cerfeuil** *Prenez 2 gélules midi et soir au repas, jusqu'à récupération.*

TROUBLES/ MALADIES	TRAITEMENTS (Les traitements indiqués ci-dessous peuvent être utilisés ensemble ou séparément, partiellement ou en totalité. C'est la nécessité et la raison qui doivent dicter le choix.)
Fatigue	**AROMATHÉRAPIE** → Voie interne (adulte et enfant + de 5 ans) : **HE de cannelle** (2 gouttes), **HE de citron** (2 gouttes), **HE de sarriette** (2 gouttes) *Prenez, matin, midi et soir, les huiles essentielles mélangées à 1 cuil. à café de miel, ou dans un verre d'eau ou une tasse de tisane, jusqu'à récupération.*
Fatigue oculaire	**PHYTOTHÉRAPIE** → Voie externe : • **BAINS OCULAIRES (AVEC COMPRESSE OU ŒILLÈRE) AVEC DÉCOCTION** **bleuet** (fleurs, 60 g), **euphraise** (fleurs, 60 g) *Mettez 30 g de ce mélange dans 1 l d'eau froide, faites bouillir 15 min, laissez infuser 5 min, filtrez. Imbibez une compresse, posez sur l'œil, laissez en place 15 min. Faites 3 applications par jour jusqu'à amélioration.* • **GÉLULES (RÉSERVÉ À L'ADULTE)** **myrtille ou cassis** *Prenez 2 gélules midi et soir au repas, jusqu'à amélioration.*
	Fesses rouges → *voir Érythème fessier du nourrisson*
Fibrome	**PHYTOTHÉRAPIE** → Voie interne : • **INFUSION** **livèche** (graines, 10 g), **passiflore** (fleurs, 10 g) *Mettez les plantes dans 1 l d'eau bouillante, laissez infuser 10 min. Prenez 1 tasse 3 fois/jour après le repas jusqu'à amélioration.*

TROUBLES/ MALADIES	TRAITEMENTS (Les traitements indiqués ci-dessous peuvent être utilisés ensemble ou séparément, partiellement ou en totalité. C'est la nécessité et la raison qui doivent dicter le choix.)
Fibrome	• **DÉCOCTION** **carotte** (graines broyées, 50 g) *Mettez les graines broyées dans 1 l d'eau froide, faites bouillir 1 min, laissez infuser 10 min, filtrez. Prenez 1 tasse 3 fois/jour après le repas jusqu'à amélioration.* • **GÉLULES** **mélilot** *Prenez 2 gélules, midi et soir au repas, jusqu'à amélioration.* **AROMATHÉRAPIE** ➜ Voie interne : **HE de camomille** (2 gouttes), **HE de gingembre** (2 gouttes), **HE de coriandre** (2 gouttes) *Prenez, matin, midi et soir, les huiles essentielles mélangées à 1 cuil. à café de miel, ou dans un verre d'eau ou une tasse de tisane, jusqu'à amélioration.*
Fièvre	Traitement réservé à l'adulte. Pour l'enfant, consultez un médecin. **PHYTOTHÉRAPIE** ➜ Voie interne : • **INFUSION** **chardon-bénit** (sommités fleuries, 30 g), **bourrache** (fleurs fraîches, 30 g), **marrube blanc** (sommités fleuries, 50 g) *Mettez 30 g de ce mélange dans 1 l d'eau bouillante, laissez infuser 10 min. Prenez 1 tasse 5 fois/jour, soit environ toutes les 2 h, jusqu'à amélioration.* • **GÉLULES** **saule** *Prenez 2 gélules midi et soir au repas, jusqu'à amélioration.*
Fièvre	**AROMATHÉRAPIE** ➜ Voie interne : **HE d'eucalyptus** (3 gouttes), **HE de lavande** (3 gouttes), **HE de citron** (3 gouttes) *Prenez, matin, midi et soir, les huiles essentielles mélangées à 1 cuil. à café de miel, ou dans un verre d'eau ou une tasse de tisane, jusqu'à amélioration.*
Flatulences	**PHYTOTHÉRAPIE** ➜ Voie interne (réservé à l'adulte) : • **INFUSION** **basilic** (plante totale, 20 g), **marjolaine** (fleurs et feuilles, 30 g), **robinier** (fleurs, 40 g), **anis vert** (graines, 15 g), **carvi** (graines, 10 g), **coriandre** (graines, 10 g), **menthe poivrée** (feuilles, 10 g) *Mettez 20 g de ce mélange dans 1 l d'eau bouillante, laissez infuser 10 min. Prenez 1 tasse 3 fois/jour après le repas aussi longtemps que nécessaire.* • **DÉCOCTION** **raifort** (poudre de plante, 20 g), **gentiane jaune** (poudre de plante, 20 g) *Mettez les poudres de plantes dans 1 l d'eau froide, faites bouillir 10 min, laissez infuser 7 min. Prenez 1 tasse 3 fois/jour à la fin du repas aussi longtemps que nécessaire.* • **GÉLULES** **ginseng** *Prenez 2 gélules, midi et soir au repas, jusqu'à disparition des gaz.* **AROMATHÉRAPIE** ➜ Voie interne (adulte et enfant + de 5 ans) : **HE de coriandre** (2 gouttes), **HE de fenouil** (1 goutte),

TROUBLES/ MALADIES	TRAITEMENTS (Les traitements indiqués ci-dessous peuvent être utilisés ensemble ou séparément, partiellement ou en totalité. C'est la nécessité et la raison qui doivent dicter le choix.)
Flatulences	**HE de menthe poivrée** (2 gouttes), **HE de carvi** (1 goutte) *Prenez matin, midi et soir, une ou plusieurs des huiles essentielles mélangées à 1 cuil. à café de miel, ou dans un verre d'eau ou une tasse de tisane, jusqu'à disparition des gaz.*
	Foie (crise de) → *voir Crise de foie*
	Foie (troubles du) → *voir Crise de foie, Digestion difficile, Hépatite*
	Foulure → *voir Entorse*
	Fracture → *Consultez immédiatement un médecin.*
	Furoncle → *voir Abcès*
	Gastrite → *voir Estomac (troubles de l')*
	Gastro-entérite → *voir, selon les troubles, Diarrhée, Digestion difficile, Vomissements* *Si les troubles persistent et s'il n'y a pas d'amélioration dans les 24 h, consultez un médecin.*
	Gencives (troubles des) → *voir Gingivite*
Gerçures	**PHYTOTHÉRAPIE** → Voie interne : • **DÉCOCTION** **hamamélis** (feuilles, 30 g), **petit houx** (feuilles, 50 g), **marronnier d'Inde** (écorce, 50 g) *Mettez 30 g de ce mélange dans 1 l d'eau froide, faites bouillir 15 min, laissez infuser 10 min, filtrez. Prenez 1 tasse 3 fois/jour après le repas jusqu'à guérison.* • **GÉLULES** **hamamélis** *Prenez 2 gélules, midi et soir au repas, jusqu'à guérison.* → Voie externe : • **EMPLÂTRE** **lis candide** (2-3 bulbes selon la taille de la gerçure) *Faites cuire les bulbes dans 1 l d'eau et mixez en purée. Appliquez sur les gerçures, laissez en place 20 min environ. Procédez à plusieurs applications par jour jusqu'à guérison.* **AROMATHÉRAPIE** → Voie externe : **HE de carotte** (2 gouttes), **HE de benjoin** (2 gouttes) *Diluez les huiles essentielles dans 2 cuil. à soupe d'huile de germe de blé. Appliquez matin, midi et soir un peu de cette préparation sur les gerçures, jusqu'à guérison.*
Gingivite	**PHYTOTHÉRAPIE** → Voie externe : • **BAINS DE BOUCHE AVEC INFUSION** **tanaisie** (fleurs, 50 g), **grand plantain** (feuilles, 50 g) *Mettez les plantes dans 1 l d'eau bouillante, laissez infuser 10 min. Pratiquez un bain de bouche l'infusion tiède 3 fois/jour jusqu'à amélioration.*

TROUBLES/ MALADIES	TRAITEMENTS (Les traitements indiqués ci-dessous peuvent être utilisés ensemble ou séparément, partiellement ou en totalité. C'est la nécessité et la raison qui doivent dicter le choix.)
Gingivite	**AROMATHÉRAPIE** ➜ Voie externe : **HE de girofle** (3 gouttes), **HE de sauge** (3 gouttes), **HE de cyprès d'Italie** (3 gouttes) *Mélangez les huiles essentielles dans 1/2 verre d'eau tiède et faites un bain de bouche 3 fois/jour jusqu'à amélioration.*
Goutte	**PHYTOTHÉRAPIE** ➜ Voie interne : • **INFUSION** **bouleau** (feuilles, 30 g), **reine-des-prés** (fleurs et feuilles, 60 g), **cassis** (feuilles, 40 g) *Mettez 30 g de ce mélange dans 1 l d'eau bouillante, laissez infuser 10 min. Prenez 1 tasse 3 fois/jour après le repas jusqu'à amélioration.* • **DÉCOCTION** **salsepareille** (racines, 70 g), **bardane** (racines, 50 g) *Mettez 30 g de ce mélange dans 1 l d'eau froide, faites bouillir 15 min, laissez infuser 10 min, filtrez. Prenez 1 tasse 3 fois/jour après le repas jusqu'à amélioration.* • **GÉLULES** **fraisier des bois ou menthe poivrée** *Prenez 2 gélules, midi et soir au repas, jusqu'à amélioration.* **AROMATHÉRAPIE** ➜ Voie interne : **HE de gingembre** (1 goutte), **HE d'origan** (2 gouttes), **HE de genièvre** (3 gouttes) *Prenez, matin, midi et soir, les huiles essentielles mélangées à 1 cuil. à café de miel, ou dans un verre d'eau ou une tasse de tisane, jusqu'à amélioration.*
Grippe	**PHYTOTHÉRAPIE** ➜ Voie interne : • **INFUSION** **bourraché** (fleurs, 40 g), **eucalyptus** (feuilles, 40 g), **thym** (plante, 40 g) *Mettez 40 g de ce mélange dans 1 l d'eau bouillante, laissez infuser 10 min. Prenez 1 tasse 3 fois/jour après le repas jusqu'à amélioration.* • **DÉCOCTION** **salsepareille** (racines, 40 g) *Mettez les racines dans 1 l d'eau froide, faites bouillir 10 min, laissez infuser 10 min, filtrez. Prenez 1 tasse 3 fois/jour après le repas jusqu'à amélioration.* • **GÉLULES** **pissenlit ou saule** *Prenez 2 gélules, midi et soir au repas.* **AROMATHÉRAPIE** ➜ Voie interne (adulte et enfant + de 5 ans) : **HE de cyprès d'Italie** (1 goutte), **HE d'eucalyptus** (2 gouttes), **HE de lavande** (4 gouttes) *Prenez, matin, midi et soir, les huiles essentielles mélangées à 1 cuil. à café de miel, ou dans un verre d'eau ou une tasse de tisane, jusqu'à amélioration.* ➜ *Voir aussi Courbatures*
Grossesse	**PHYTOTHÉRAPIE** ➜ Voie interne : CONTRE LES NAUSÉES • **INFUSION** **mouron-des-oiseaux** (fleurs et feuilles, 30 g), **reine-des-prés** (fleurs et feuilles, 50 g), **cassis** (feuilles, 40 g) *Mettez 20 g de ce mélange dans 1 l d'eau bouillante, laissez*

TROUBLES/ MALADIES	TRAITEMENTS (Les traitements indiqués ci-dessous peuvent être utilisés ensemble ou séparément, partiellement ou en totalité. C'est la nécessité et la raison qui doivent dicter le choix.)
Grossesse	*infuser 10 min. Prenez 1 tasse 3 fois/jour après le repas jusqu'à amélioration.* POUR LA NERVOSITÉ • **INFUSION** **coquelicot** (fleurs, 30 g), **mélisse** (plante, 20 g) *Mettez les plantes dans 1 l d'eau bouillante, laissez infuser 10 min. Prenez 1 tasse 3 fois/jour après le repas jusqu'à amélioration.* • **GÉLULES** **mélisse ou carotte** *Prenez 2 gélules, midi et soir au repas.* ➜ *Voir aussi Jambes lourdes*
	Haleine (mauvaise) ➜ *Les traitements dépendent de la cause.*
	Hématome ➜ *voir Contusion*
Hémorroïdes	**PHYTOTHÉRAPIE** ➜ Voie interne : • **INFUSION** **cassis** (feuilles, 20 g), **noyer** (feuilles, 40 g), **vigne rouge** (feuilles, 60 g) *Mettez 40 g de ce mélange dans 1 l d'eau bouillante, laissez infuser 15 min. Prenez 1 tasse 3 fois/jour après le repas jusqu'à amélioration.* ➜ Voie externe : • **COMPRESSES AVEC DÉCOCTION** **millefeuille** (sommités fleuries, 50 g), **bistorte** (racines, 50 g) *Mettez les plantes dans 1 l d'eau froide, faites bouillir 20 min, laissez infuser 10 min, filtrez. Imbibez une compresse, posez sur les hémorroïdes, laissez en place 30 min. Faites*
TROUBLES/ MALADIES	TRAITEMENTS (Les traitements indiqués ci-dessous peuvent être utilisés ensemble ou séparément, partiellement ou en totalité. C'est la nécessité et la raison qui doivent dicter le choix.)
Hémorroïdes	*2-3 applications par jour jusqu'à amélioration.* • **BAINS DE SIÈGE AVEC DÉCOCTION** **marronnier d'Inde** (écorce, 30 g), **pissenlit** (plante, 40 g) *Mettez les plantes dans 1 l d'eau froide, faites bouillir 10 min, laissez infuser 10 min. Faites 2-3 fois/jour des bains de siège froid jusqu'à amélioration.* **AROMATHÉRAPIE** ➜ Voie interne : **HE de cyprès** (3 gouttes) *Prenez, matin, midi et soir, l'huile essentielle mélangée avec 1 cuil. à café de miel, ou dans un verre d'eau ou une tasse de tisane, jusqu'à amélioration.*
Hépatite	➜ *En complément d'un traitement allopathique.* **PHYTOTHÉRAPIE** ➜ Voie interne : • **INFUSION** **artichaut** (feuilles, 30 g), **aspérule odorante** (plante, 30 g), **pissenlit** (feuilles, 30 g) *Mettez 30 g de ce mélange dans 1 l d'eau bouillante, laissez infuser 15 min. Prenez 1 tasse 3 fois/jour après le repas jusqu'à amélioration.* • **DÉCOCTION** **tilleul** (aubier, 30 g) *Mettez les écorces dans 1 l d'eau froide, faites bouillir 15 min, laissez infuser 15 min, filtrez. Prenez 1 tasse 3 fois/jour après le repas jusqu'à amélioration.* **AROMATHÉRAPIE** ➜ Voie interne : **HE de romarin** (3 gouttes),

TROUBLES/ MALADIES	TRAITEMENTS (Les traitements indiqués ci-dessous peuvent être utilisés ensemble ou séparément, partiellement ou en totalité. C'est la nécessité et la raison qui doivent dicter le choix.)
Hépatite	**HE de menthe poivrée** (3 gouttes), **HE genièvre** (4 gouttes) *Prenez, matin, midi et soir, les huiles essentielles mélangées à 1 cuil. à café de miel, ou dans un verre d'eau ou une tasse de tisane jusqu'à amélioration.*
Herpès	→ *En complément d'un traitement de fond.* **PHYTOTHÉRAPIE** → Voie interne : • **INFUSION** **bourrache** (sommités fleuries, 50 g), **cerfeuil** (plante, 40 g), **bardane** (racines, 30 g) *Mettez 30 g de ce mélange dans 1 l d'eau bouillante, laissez infuser 15 min. Prenez 1 tasse 3 fois/jour après le repas jusqu'à guérison.* • **DÉCOCTION** **salsepareille** (racines, 50 g) *Mettez les racines dans 1 l d'eau froide, faites bouillir 10 min, laissez infuser 15 min, filtrez. Prenez 1 tasse 3 fois/jour après le repas jusqu'à guérison.* • **GÉLULES** **pissenlit** *Prenez 2 gélules midi et soir au repas.* → Voie externe : • **LOTION AVEC DÉCOCTION** **saponaire** (feuilles et racines, 50 g) *Mettez la plante dans 1 l d'eau froide, faites bouillir 10 min et filtrez. Imbibez une compresse de cette décoction, posez sur l'herpès, laissez en place quelques minutes. Procédez à 3 applications par jour jusqu'à guérison.*
Herpès	• **TM** **calendula** *Appliquez 2 gouttes de teinture mère 3 fois/jour sur les vésicules, jusqu'à guérison.*
Hoquet	**PHYTOTHÉRAPIE** → Voie interne : • **INFUSION** **aneth** (fruits et feuilles, 30 g), **anis vert** (graines, 30 g), **valériane** (racines, 20 g) *Mettez les plantes dans 1 l d'eau bouillante, laissez infuser 15 min. Prenez 1 tasse 3 fois/jour après le repas jusqu'à amélioration.* • **GÉLULES (RÉSERVÉ À L'ADULTE)** **valériane** *Prenez 2 gélules midi et soir au repas, jusqu'à amélioration.* **AROMATHÉRAPIE** → Voie interne (adulte et enfant + de 5 ans) : **HE d'anis vert** (3 gouttes), **HE de menthe poivrée** (2 gouttes), **HE de citron** (1 goutte) *Prenez, matin, midi et soir, les huiles essentielles mélangées à 1 cuil. à café de miel, ou dans un verre d'eau ou une tasse de tisane, jusqu'à amélioration.*
	Hydarthrose → *voir Épanchement de synovie*
	Hygroma → *Un hygroma ancien nécessite une intervention chirurgicale. S'il est pris dès son apparition, l'homéopathie peut être bénéfique.*

TROUBLES/ MALADIES	TRAITEMENTS (Les traitements indiqués ci-dessous peuvent être utilisés ensemble ou séparément, partiellement ou en totalité. C'est la nécessité et la raison qui doivent dicter le choix.)
Hyperactivité	➜ *En complément d'un traitement homéopathique.* **PHYTOTHÉRAPIE** ➜ Voie interne : • **INFUSION** **tilleul** (bractées, 40 g), **coquelicot** (fleurs, 40 g) *Mettez 50 g de ce mélange dans 1 l d'eau bouillante, laissez infuser 10 min. Donnez 1 tasse 3 fois/jour (au déjeuner, au goûter et au dîner) après le repas jusqu'à amélioration.*
Hypertension artérielle	➜ *En complément d'un traitement allopathique.* **PHYTOTHÉRAPIE** ➜ Voie interne : • **INFUSION** **aubépine** (fleurs, 50 g), **berce** (feuilles et racines, 25 g), **olivier** (feuilles, 50 g), **pâquerette** (feuilles et fleurs, 25 g) *Mettez 40 g de ce mélange dans 1 l d'eau bouillante, laissez infuser 15 min. Prenez 1 tasse 3 fois/jour après le repas jusqu'à amélioration.* • **DÉCOCTION** **épine-vinette** (racines, 50 g) *Mettez les racines dans 1 l d'eau froide, faites bouillir 10 min, laissez infuser 10 min, filtrez. Prenez 1 tasse 3 fois/jour après le repas jusqu'à amélioration.* • **GÉLULES** **aubépine, oignon, olivier** (au choix) *Prenez 2 gélules, midi et soir au repas, jusqu'à amélioration.* **AROMATHÉRAPIE** ➜ Voie interne : **HE d'ail** (3 gouttes), **HE de sauge** (2 gouttes), **HE de citron** (2 gouttes)
Hypertension artérielle	*Prenez, matin, midi et soir, les huiles essentielles mélangées à 1 cuil. à café de miel, ou dans un verre d'eau ou une tasse de tisane, jusqu'à amélioration.*
	Hypotension artérielle ➜ *Les traitements dépendent de la cause.*
	Ictère ➜ *voir Hépatite*
	Impatience ➜ *voir, selon les cas, Nervosité, Varices*
Impétigo	➜ *En complément du traitement antibiotique.* **PHYTOTHÉRAPIE** ➜ Voie interne (enfant à partir de 6 ans) : • **INFUSION** **artichaut** (feuilles, 30 g), **cassis** (feuilles, 30 g), **pissenlit** (feuilles, 20 g) *Mettez 30 g de ce mélange dans 1 l d'eau bouillante, laissez infuser 15 min. Prenez ou donnez 1 tasse 3 fois/jour après le repas jusqu'à guérison.* • **GÉLULES (RÉSERVÉ À L'ADULTE)** **thé de Java** *Prenez 2 gélules midi et soir au repas, jusqu'à guérison.* ➜ Voie externe (enfant à partir de 6 ans) : • **CATAPLASMES** **saponaire** (feuilles, 25 g), **bardane** (feuilles, 25 g)

TROUBLES/ MALADIES	TRAITEMENTS (Les traitements indiqués ci-dessous peuvent être utilisés ensemble ou séparément, partiellement ou en totalité. C'est la nécessité et la raison qui doivent dicter le choix.)
Impétigo	*Mettez les feuilles dans 1 l d'eau bouillante, faites bouillir doucement 15 min, laissez tiédir avant utilisation. Posez en cataplasme sur les vésicules, laissez en place quelques min. Renouvelez l'application 3 fois/jour jusqu'à guérison.* **AROMATHÉRAPIE** ➜ Voie interne (réservé à l'adulte) : **HE de cajeput** (3 gouttes), **HE d'hysope** (3 gouttes), **HE de sassafras** (2 gouttes) *Prenez, matin, midi et soir, les huiles essentielles mélangées à 1 cuil. à café de miel, ou dans un verre d'eau ou une tasse de tisane, jusqu'à guérison.*
	Impuissance ➜ *voir Asthénie sexuelle*
	Incontinence urinaire ➜ *voir Énurésie*
	Indigestion ➜ *voir Digestion difficile*
	Infection urinaire ➜ *voir Cystite*
	Infections ORL ➜ *voir Laryngite, Otite, Pharyngite, Rhinite, Rhino-pharyngite*
	Inflammation des gencives ➜ *voir Gingivite*
	Insolation ➜ *voir Coup de chaleur, Coup de soleil*

TROUBLES/ MALADIES	TRAITEMENTS (Les traitements indiqués ci-dessous peuvent être utilisés ensemble ou séparément, partiellement ou en totalité. C'est la nécessité et la raison qui doivent dicter le choix.)
Insomnies	**PHYTOTHÉRAPIE** ➜ Voie interne : • **INFUSION** **aubépine** (fleurs, 30 g), **coquelicot** (fleurs, 30 g), **mélisse** (fleurs, 20 g), **tilleul** (fleurs, 40 g) *Mettez 40 g de ce mélange dans 1 l d'eau bouillante, laissez infuser 15 min. Prenez 1 tasse après le dîner et avant le coucher jusqu'à amélioration.* • **GÉLULES** **pavot de Californie ou valériane** *Prenez 2 gélules, midi et soir au repas.* **AROMATHÉRAPIE** ➜ Voie interne (adulte et enfant + de 5 ans) : **HE de basilic** (3 gouttes), **HE d'origan** (3 gouttes) *Prenez, matin, midi et soir, les huiles essentielles mélangées à 1 cuil. à café de miel, ou dans un verre d'eau ou une tasse de tisane, jusqu'à amélioration. Chez l'enfant, l'homéopathie est préférable.*
	Intertrigo ➜ *voir Mycose*
	Intestins (troubles des) ➜ *voir Ballonnement, Constipation, Diarrhée, Digestion difficile*
	Intoxication alimentaire ➜ *voir Gastro-entérite*
	Irritabilité ➜ *voir Colère et irritabilité*

TROUBLES/ MALADIES	TRAITEMENTS (Les traitements indiqués ci-dessous peuvent être utilisés ensemble ou séparément, partiellement ou en totalité. C'est la nécessité et la raison qui doivent dicter le choix.)
	Irritation intestinale ➜ *voir Colite*
	Jambes lourdes ➜ *voir Varices*
	Jaunisse ➜ *voir Hépatite*
	Jet-lag ➜ *Voir Décalage horaire*
	Langue chargée ➜ *voir Digestion difficile*
Laryngite	**PHYTOTHÉRAPIE** ➜ Voie interne : • **INFUSION** **lavande** (fleurs, 50 g), **fenouil** (racines, 60 g), **bardane** (feuilles, 50 g) *Mettez 40 g de ce mélange dans 1 l d'eau bouillante, laissez infuser 15 min. Prenez 1 tasse 3 fois/jour après le repas jusqu'à guérison.* ➜ Voie externe : • **GARGARISMES AVEC DÉCOCTION** **aigremoine** (feuilles, 100 g), **ronce** (feuilles, 100 g) *Mettez les plantes dans 1 l d'eau froide, faites bouillir 10 min, laissez infuser 10 min, filtrez. Remplissez un verre à dents de cette décoction et gargarisez-vous. Faites 3 gargarismes par jour jusqu'à guérison.* **AROMATHÉRAPIE** ➜ Voie interne (adulte et enfant + de 5 ans) : **HE de lavande** (3 gouttes), **HE de cajeput** (3 gouttes), **HE de niaouli** (1 goutte)
Laryngite	*Prenez, matin, midi et soir, les huiles essentielles mélangées à 1 cuil. à café de miel, ou dans un verre d'eau ou une tasse de tisane, jusqu'à guérison.*
Leucorrhées	*En complément d'un traitement classique.* **PHYTOTHÉRAPIE** ➜ Voie interne : • **INFUSION** **eucalyptus** (feuilles, 20 g), **thym** (plante, 20 g), **bardane** (feuilles, 50 g) *Mettez 30 g de ce mélange dans 1 l d'eau bouillante, laissez infuser 15 min. Prenez 1 tasse 3 fois/jour après le repas, jusqu'à guérison.* • **GÉLULES** **coriandre ou fenouil** *Prenez 2 gélules, midi et soir au repas, jusqu'à guérison.* ➜ Voie externe : • **INJECTIONS VAGINALES AVEC DÉCOCTION** **bistorte** (graines, 40 g), **persil** (graines, 40 g), **fraisier des bois** (feuilles, 15 g) *Mettez les plantes dans 1 l d'eau froide, faites bouillir 10 min, laissez infuser 10 min, filtrez. Remplissez une poire à lavement de décoction froide et faites une injection vaginale. Procédez ainsi 3 fois/jour jusqu'à guérison.* **AROMATHÉRAPIE** ➜ Voie interne : **HE de lavande** (2 gouttes), **HE de sauge** (2 gouttes) *Prenez, matin, midi et soir, les huiles essentielles mélangées à 1 cuil. à café de miel, ou dans un verre d'eau ou une tasse de tisane, jusqu'à guérison.*

TROUBLES/ MALADIES	TRAITEMENTS (Les traitements indiqués ci-dessous peuvent être utilisés ensemble ou séparément, partiellement ou en totalité. C'est la nécessité et la raison qui doivent dicter le choix.)
	Libido (perte de) ➜ *voir Asthénie sexuelle*
Lumbago	**PHYTOTHÉRAPIE** ➜ Voie externe : • **CATAPLASMES** **lierre** (feuilles hachées, 100 g), **chou** (feuilles froissées, 100 g) *Mélangez les feuilles crues et posez en cataplasme sur la partie douloureuse. Laissez en place au moins 30 min. Faites 3 cataplasmes par jour jusqu'à amélioration.* **AROMATHÉRAPIE** ➜ Voie externe : • **MASSAGES** **HE de camomille** (5 gouttes), **HE d'eucalyptus** (5 gouttes), **HE de lavande** (5 gouttes), **HE de romarin** (5 gouttes) *Diluez les huiles essentielles dans 2 cuil. à soupe d'huile de calendula ou d'amande douce et procédez, 3 fois/jour, à un massage du bas du dos avec un peu de cette préparation, jusqu'à amélioration.* • **BAINS** **HE de camomille** (10 gouttes), **HE de lavande** (10 gouttes), **HE de romarin** (10 gouttes) *Diluez les huiles essentielles dans 1/4 de verre d'huile d'amande douce, versez ce mélange dans l'eau à bonne température, remuez et glissez-vous dans le bain. Restez-y 20 min. Prenez un bain chaud 3 fois/jour jusqu'à amélioration.* ➜ *En l'absence de résultat au-delà de 3 jours, consultez un médecin.*
	Luxation ➜ *voir Entorse*
	Mal de dos ➜ *voir Dos (mal de)*
	Mal de dent ➜ *voir Douleur dentaire*
	Mal de gorge ➜ *voir Angine, Laryngite, Pharyngite*
	Mal de tête ➜ *voir Céphalée, Migraine*
	Mal des montagnes ➜ *voir, selon les troubles, Anxiété, Bourdonnement d'oreille, Céphalée, Migraine, Nausées, Nervosité*
Mal des transports	➜ *En complément d'un traitement homéopathique.* **AROMATHÉRAPIE** ➜ Voie externe : **HE de gingembre** (3 gouttes), **HE de menthe poivrée** (3 gouttes) *En préventif, 15 min avant le départ en voyage, versez les huiles essentielles sur un mouchoir et inhalez à plusieurs reprises.* ➜ *Chez l'enfant, l'homéopathie seule est préférable.*
	Malaise ➜ *voir Syncope*
	Mastose ➜ *voir Seins (affection des)*
	Mauvaise haleine ➜ *voir Haleine (mauvaise)*

TROUBLES/ MALADIES	TRAITEMENTS (Les traitements indiqués ci-dessous peuvent être utilisés ensemble ou séparément, partiellement ou en totalité. C'est la nécessité et la raison qui doivent dicter le choix.)

Mémoire (problèmes de)

PHYTOTHÉRAPIE

➜ Voie interne :

• **INFUSION**

mélisse (fleurs, 30 g),
romarin (fleurs, 30 g)
Mettez 30 g de ce mélange dans 1 l d'eau bouillante, laissez infuser 10 min. Prenez 1 tasse 3 fois/jour après le repas jusqu'à amélioration.

AROMATHÉRAPIE

➜ Voie interne :

HE de girofle (3 gouttes),
HE de romarin (3 gouttes)
Prenez, matin, midi et soir, les huiles essentielles mélangées à 1 cuil. à café de miel, ou dans un verre d'eau ou une tasse de tisane, jusqu'à amélioration.

Menière (maladie de)

➜ *voir Vertiges*

Ménopause (troubles de la)

➜ *En complément d'un traitement homéopathique.*

PHYTOTHÉRAPIE

➜ Voie interne :

• **INFUSION**

coquelicot (fleurs, 20 g),
passiflore (feuilles et fleurs, 40 g)
Mettez 30 g de ce mélange dans 1 l d'eau bouillante, laissez infuser 10 min. Prenez 1 tasse 3 fois/jour après le repas jusqu'à amélioration.

• **DÉCOCTION**

chiendent (racines, 30 g)
Mettez les racines dans 1 l d'eau froide, faites bouillir 15 min, laissez infuser 10 min, filtrez. Prenez 1 tasse 3 fois/jour après le repas jusqu'à amélioration.

TROUBLES/ MALADIES	TRAITEMENTS (Les traitements indiqués ci-dessous peuvent être utilisés ensemble ou séparément, partiellement ou en totalité. C'est la nécessité et la raison qui doivent dicter le choix.)

Ménopause (troubles de la)

• **GÉLULES**

alchémille
Prenez 2 gélules midi et soir au repas, jusqu'à amélioration.

AROMATHÉRAPIE

➜ Voie interne :

HE de cyprès d'Italie (2 gouttes),
HE de sauge (3 gouttes)
Prenez, matin, midi et soir, les huiles essentielles mélangées à 1 cuil. à café de miel, ou dans un verre d'eau ou une tasse de tisane, jusqu'à amélioration.

Migraine

PHYTOTHÉRAPIE

➜ Voie interne :

• **INFUSION**

livèche (graines, 30 g),
menthe poivrée (feuilles, 50 g),
passiflore (fleurs, 30 g),
romarin (sommités fleuries, 30 g)
Mettez 30 g de ce mélange dans 1 l d'eau bouillante, laissez infuser 20 min. Prenez 1 tasse 3 fois/jour après le repas jusqu'à amélioration.

• **GÉLULES**

pavot de Californie
Prenez 2 gélules midi et soir au repas, jusqu'à amélioration.

AROMATHÉRAPIE

➜ Voie interne :

HE de basilic *(3 gouttes),*
HE de citron *(3 gouttes)*
Prenez, matin, midi et soir, les huiles essentielles mélangées à 1 cuil. à café de miel, ou dans un verre d'eau ou une tasse de tisane, jusqu'à amélioration.

Montagne (mal des)

➜ *voir Mal des montagnes*

Muguet

➜ *voir Candidose*

TROUBLES/ MALADIES	TRAITEMENTS (Les traitements indiqués ci-dessous peuvent être utilisés ensemble ou séparément, partiellement ou en totalité. C'est la nécessité et la raison qui doivent dicter le choix.)
Mycose	**PHYTOTHÉRAPIE** ➜ Voie interne : • **INFUSION** **thym** (tiges fleuries, 30 g), **sarriette** (sommités fleuries, 40 g), **menthe poivrée** (feuilles, 20 g) *Mettez 30 g de ce mélange dans 1 l d'eau bouillante, laissez infuser 15 min. Prenez 1 tasse 3 fois/jour après le repas jusqu'à guérison.* • **DÉCOCTION** **garance** (racines, 30 g), **primevère sauvage** (racines, 70 g) *Mettez 40 g de ce mélange dans 1 l d'eau froide, faites bouillir 10 min, laissez infuser 10 min, filtrez. Prenez 1 tasse 3 fois/jour après le repas jusqu'à guérison.* • **GÉLULES** **bourdaine ou artichaut** *Prenez 2 gélules, midi et soir au repas, jusqu'à guérison.* **AROMATHÉRAPIE** ➜ Voie externe : **HE de lavande** (3 gouttes), **HE de thym** (3 gouttes), **HE de géranium vivace** (3 gouttes) *Diluez les huiles essentielles dans 1 cuil. à soupe d'amande douce et appliquez, matin et soir, sur les parties atteintes, jusqu'à guérison.* ➜ *Chez l'enfant, l'homéopathie st préférable.*
	Nausées ➜ *voir Vomissements*
Nervosité	**PHYTOTHÉRAPIE** ➜ Voie interne : • **INFUSION** **camomille** (plante, 20 g), **lotier corniculé** (fleurs, 80 g), **coquelicot** (fleurs, 30 g), **romarin** (fleurs, 20 g) *Mettez 30 g de ce mélange dans 1 l d'eau bouillante, laissez infuser 15 min. Prenez 1 tasse 3 fois/jour après le repas jusqu'à amélioration.* • **GÉLULES** **carotte ou passiflore** *Prenez 2 gélules, midi et soir au repas, jusqu'à amélioration.* **AROMATHÉRAPIE** ➜ Voie interne : **HE de camomille** (3 gouttes), **HE de sauge** (3 gouttes) *Prenez, matin, midi et soir, les huiles essentielles mélangées à 1 cuil. à café de miel, ou dans un verre d'eau ou une tasse de tisane, jusqu'à amélioration.* ➜ *Voir aussi Angoisse, Anxiété, Colère, Dépression et État dépressif.* ➜ *Chez l'enfant, l'homéopathie est préférable.*
Névralgie	➜ *En complément d'un traitement homéopathique.* **PHYTOTHÉRAPIE** ➜ Voie interne : • **INFUSION** **mélilot** (sommités fleuries, 30 g) *Mettez les plantes dans 1 l d'eau bouillante, laissez infuser 15 min. Prenez 1 tasse 3 fois/jour après le repas jusqu'à amélioration.* • **DÉCOCTION** **frêne** (feuilles, 50 g) *Mettez les feuilles dans 1 l d'eau froide, faites bouillir 15 min, laissez infuser 10 min, filtrez.*

TROUBLES/ MALADIES	TRAITEMENTS (Les traitements indiqués ci-dessous peuvent être utilisés ensemble ou séparément, partiellement ou en totalité. C'est la nécessité et la raison qui doivent dicter le choix.)
Névralgie	*Prenez 1 tasse 3 fois/jour après le repas jusqu'à amélioration.* **AROMATHÉRAPIE** ➜ Voie interne : **HE d'eucalyptus** (2 gouttes), **HE de menthe poivrée** (2 gouttes), **HE de pin** (3 gouttes) *Prenez, matin, midi et soir, les huiles essentielles mélangées à 1 cuil. à café de miel, ou dans un verre d'eau ou une tasse de tisane, jusqu'à amélioration.*
	Nez (saignement de) ➜ *voir Saignement de nez*
	Oculaire (fatigue) ➜ *voir Fatigue oculaire*
	Œil (affections de l') ➜ *voir Chalazion, Conjonctivite, Fatigue oculaire, Orgelet*
	Oignon ➜ *voir Cor au pied*
Ongles (troubles des)	**PHYTOTHÉRAPIE** ➜ Voie interne : • **GÉLULES** **prêle** *Prenez 2 gélules, midi et soir au repas, jusqu'à guérison.* ➜ *voir aussi Mycose*
	Oppression ➜ *voir Anxiété, si la sensation d'oppression est d'origine psychique, et Essoufflement, pour les autres*
	Oreilles douloureuses ➜ *voir Otite*

TROUBLES/ MALADIES	TRAITEMENTS (Les traitements indiqués ci-dessous peuvent être utilisés ensemble ou séparément, partiellement ou en totalité. C'est la nécessité et la raison qui doivent dicter le choix.)
	Orgelet ➜ *voir Chalazion*
	Ostéoporose ➜ *voir Décalcification*
	Otite ➜ *L'homéopathie propose des remèdes adaptés selon les modalités.*
	Ovaires (troubles des) ➜ *voir Règles (troubles des)*
	Oxyures ➜ *voir Vers (infestation par les)*
Palpitations	**PHYTOTHÉRAPIE** ➜ Voie interne : • **INFUSION** **aubépine** (fleurs, 40 g), **agripaume** (sommités fleuries, 40 g), **coquelicot** (fleurs, 40 g) *Mettez 40 g de ce mélange dans 1 l d'eau bouillante, laissez infuser 20 min. Prenez 1 tasse 3 fois/jour après le repas jusqu'à amélioration.* • **DÉCOCTION** **chicorée** (racines, 20 g) *Mettez les racines dans 1 l d'eau froide, faites bouillir 15 min, laissez infuser 10 min, filtrez. Prenez 1 tasse 3 fois/jour après le repas jusqu'à amélioration.* • **GÉLULES** **marrube blanc ou agripaume** *Prenez 2 gélules, midi et soir au repas, jusqu'à amélioration.*

TROUBLES/ MALADIES	TRAITEMENTS (Les traitements indiqués ci-dessous peuvent être utilisés ensemble ou séparément, partiellement ou en totalité. C'est la nécessité et la raison qui doivent dicter le choix.)
Palpitations	**AROMATHÉRAPIE** ➜ Voie interne : **HE anis vert** (1 goutte), **HE d'eucalyptus** (1 goutte), **HE de santoline** (4 gouttes) *Prenez, matin, midi et soir, les huiles essentielles mélangées à 1 cuil. à café de miel, ou dans un verre d'eau ou une tasse de tisane, jusqu'à amélioration.*
Panaris	**PHYTOTHÉRAPIE** ➜ Voie interne : • **GÉLULES** **ail, coriandre, pavot de Californie** (au choix) *Prenez 2 gélules, midi et soir au repas, jusqu'à guérison.* ➜ Voie externe : • **CATAPLASME FROID** **ansérine** (racines, 10 g) *Mélangez les racines avec 1 cuil. à soupe d'argile verte, et posez en cataplasme sur le panaris. Laissez en place au moins 30 min. Procédez à 2 applications par jour jusqu'à guérison.* • **CATAPLASME CHAUD** **lis** (1 bulbe cuit), **oignons** (2 bulbes cuits) *Écrasez les bulbes encore chauds en purée et posez en cataplasme sur le panaris. Laissez en place au moins 30 min. Procédez à 3 applications par jour jusqu'à guérison.* • **GÉLULES** **ail ou coriandre** *Prenez 2 gélules, midi et soir au repas, jusqu'à guérison.*

TROUBLES/ MALADIES	TRAITEMENTS (Les traitements indiqués ci-dessous peuvent être utilisés ensemble ou séparément, partiellement ou en totalité. C'est la nécessité et la raison qui doivent dicter le choix.)
Panaris	**AROMATHÉRAPIE** ➜ Voie externe : **HE d'oignon** (2 gouttes) *Diluez l'huile essentielle dans 2 cuil. à soupe d'huile de calendula et appliquez 2 fois/jour directement sur le panaris jusqu'à guérison.* ➜ *Consultez un médecin en l'absence d'amélioration rapide.*
	Parondontite ➜ *voir Déchaussement dentaire*
Peau (beauté de la)	PEAU GRASSE **PHYTOTHÉRAPIE** ➜ Voie externe : • **LOTION AVEC INFUSION** **achillée millefeuille** (fleurs, 50 g), **menthe poivrée** (fleurs, 50g), **romarin** (fleurs, 50g), **tussilage** (fleurs, 50 g) *Mettez les plantes dans 1 l d'eau bouillante, laissez infuser 10 min. Appliquez, matin et soir, un coton imbibé de lotion froide sur le visage, jusqu'à amélioration.* **AROMATHÉRAPIE** ➜ Voie externe : **HE de carotte** (2 gouttes), **HE d'orange douce** (2 gouttes), **HE de marjolaine** (2 gouttes) *Diluez les huiles essentielles dans quelques gouttes d'huile d'amande douce. Appliquez sur le visage, matin et soir, en massant doucement, jusqu'à amélioration.* PEAU SÈCHE **AROMATHÉRAPIE** ➜ Voie externe : • **MASSAGES** **HE de carotte** (5 gouttes), **HE d'origan** (5 gouttes) *Diluez les huiles essentielles avec*

TROUBLES/ MALADIES	TRAITEMENTS (Les traitements indiqués ci-dessous peuvent être utilisés ensemble ou séparément, partiellement ou en totalité. C'est la nécessité et la raison qui doivent dicter le choix.)
Peau (beauté de la)	*5 gouttes d'huile d'amande douce et 5 gouttes d'huile d'olive. Procédez, matin et soir, à un massage doux du visage en évitant le contour des yeux, jusqu'à amélioration.* PEAU TERNE **PHYTOTHÉRAPIE** ➜ Voie externe : • **LOTION AVEC DÉCOCTION** **pissenlit** (racines, 50 g) *Mettez les racines dans 1 l d'eau froide, faites bouillir 10 min, laissez infuser 15 min, filtrez. Appliquez, matin et soir, un coton imbibé de décoction froide sur le visage, jusqu'à amélioration.* MASQUES *Pour lisser, appliquez sur le visage des rondelles de* **concombre***, laissez en place 20 min. Procédez à 2 applications par semaine.* *Pour désincruster, appliquez sur le visage des rondelles de* **citron***, laissez en place 20 min. Procédez à 2 applications par semaine.* *Pour atténuer les rougeurs, appliquez sur le visage des rondelles de* **pomme de terre** *crue, laissez en place 20 min. Procédez à 2 applications par semaine.* *Pour atténuer l'aspect gonflé, appliquez sur le visage des feuilles de* **chou** *hachées, laissez en place 20 min. Procédez à 2 applications par semaine.* *Pour revitaliser, appliquez sur le visage 1* **oignon** *haché avec 1 cuil. à soupe de crème fraîche, laissez en place 20 min. Procédez à 2 applications par semaine.* ➜ *Voir aussi Acné, Cernes, Couperose, Rides*

TROUBLES/ MALADIES	TRAITEMENTS (Les traitements indiqués ci-dessous peuvent être utilisés ensemble ou séparément, partiellement ou en totalité. C'est la nécessité et la raison qui doivent dicter le choix.)
	Peau (maladie de la) ➜ *Consultez un médecin.*
	Pelade nerveuse ➜ *voir Alopécie, Nervosité*
Pellicules	**PHYTOTHÉRAPIE** ➜ Voie externe : • **MASSAGES DU CUIR CHEVELU AVEC DÉCOCTION** **grande ortie** (feuilles, 100 g) *Mettez les feuilles dans 1 l d'eau froide, faites bouillir 15 min, filtrez. Massez doucement le cuir chevelu, matin et soir, jusqu'à amélioration. Ne rincez pas.*
Périarthrite de l'épaule	**PHYTOTHÉRAPIE** ➜ Voie externe : • **CATAPLASMES** **cassis** (feuilles, 100 g) *Broyez les feuilles et appliquez en cataplasme sur l'articulation malade. Laissez en place au moins 1 h. Faites 3 cataplasmes par jour jusqu'à amélioration.* **AROMATHÉRAPIE** ➜ Voie externe : **HE de camomille** (10 gouttes), **HE de romarin** (10 gouttes) *Diluez les huiles essentielles dans 2 cuil. à soupe d'huile d'amande douce. Imbibez une compresse et appliquez sur l'articulation malade. Laissez en place 15 min environ. Renouvelez l'application 3 fois/jour jusqu'à amélioration.*
	Pertes blanches ➜ *voir Leucorrhées*

TROUBLES/ MALADIES	TRAITEMENTS (Les traitements indiqués ci-dessous peuvent être utilisés ensemble ou séparément, partiellement ou en totalité. C'est la nécessité et la raison qui doivent dicter le choix.)
	Perte de l'appétit ➜ *voir Appétit (troubles de l')*
	Peurs ➜ *voir Phobies*
Pharyngite	**PHYTOTHÉRAPIE** ➜ Voie externe : • **GARGARISME AVEC INFUSION** **châtaignier** (feuilles, 40 g), **ronce** (feuilles, 40 g) *Mettez les plantes dans 1 l d'eau bouillante, laissez infuser 10 min. gargarisez-vous avec un verre de cette infusion 3 fois/jour jusqu'à amélioration.* • **GARGARISME AVEC DÉCOCTION** **euphraise** (plante entière, 40 g) *Mettez la plante dans 1 l d'eau froide, faites bouillir 10 min, filtrez. Remplissez un verre de cette décoction et gargarisez-vous. Faites 3 gargarismes par jour jusqu'à amélioration.* ➜ *Chez l'enfant, l'homéopathie est préférable.*
	Phobies ➜ *L'homéopathie propose des remèdes adaptés selon les modalités des troubles.* ➜ *En complément, vous pouvez prendre systématiquement l'un ou l'autre des traitements indiqués à Anxiété et Nervosité.*
	Pipi au lit ➜ *voir Énurésie*

TROUBLES/ MALADIES	TRAITEMENTS (Les traitements indiqués ci-dessous peuvent être utilisés ensemble ou séparément, partiellement ou en totalité. C'est la nécessité et la raison qui doivent dicter le choix.)
Piqûres d'insectes	➜ *En complément d'un traitement homéopathique.* **PHYTOTHÉRAPIE** ➜ Voie interne (quel que soit l'insecte) : • **GÉLULES** **pissenlit** *Prenez 2 gélules midi et soir au repas, jusqu'à guérison.* ➜ Voie externe : PIQÛRES D'ABEILLE, DE GUÊPE, DE FRELON **oignon** (jus, 1 cuil. à café), **séneçon doré** (plante entière, 20 g), **ail broyé** (2 gousses) *Mélangez toutes les plantes et appliquez sur la piqûre. Laissez en place 10 min. Renouvelez l'application 3 fois/jour jusqu'à guérison.* PIQÛRES DE MOUSTIQUE **persil** (feuilles, 20 g), **menthe poivrée** (feuilles, 20 g), **marjolaine** (feuilles, 20 g) *Mélangez toutes les plantes et appliquez sur la piqûre. Laissez en place 10 min. Renouvelez l'application 3 fois/jour jusqu'à guérison.* PIQÛRES D'ARAIGNÉE **ail** (jus, 1 cuil. à café), **menthe poivrée** (jus, 1 cuil. à café) *Mélangez toutes les plantes et appliquez sur la piqûre. Laissez en place 10 min. Renouvelez l'application 3 fois/jour jusqu'à guérison.* **AROMATHÉRAPIE** ➜ Voie externe (quel que soit l'insecte) : **HE d'arbre à thé** (2 gouttes), **HE de géranium vivace** (2 gouttes), **HE de lavande** (2 gouttes)

TROUBLES/ MALADIES	TRAITEMENTS (Les traitements indiqués ci-dessous peuvent être utilisés ensemble ou séparément, partiellement ou en totalité. C'est la nécessité et la raison qui doivent dicter le choix.)
Piqûres d'insectes	*Diluez les huiles essentielles dans 10 gouttes d'huile d'amande douce. Versez sur une compresse, posez sur la piqûre, laissez en place 10 min. Renouvelez l'application 3 fois/jour.* ➜ *Chez l'enfant, l'homéopathie seule est préférable.*
	Pityriasis versicolor ➜ *voir Mycose*
	Plaie ➜ *voir Coupure*
	Points noirs ➜ *voir Acné*
	Prémenstruel (syndrome) ➜ *voir Syndrome prémenstruel*
Prostate (troubles de la)	**PHYTOTHÉRAPIE** ➜ Voie interne : • **GÉLULES** **palmier de Floride, épilobe, prunus africana, citrouille** (au choix) *Prenez 1 gélule, midi et soir au repas, jusqu'à amélioration.* **AROMATHÉRAPIE** ➜ Voie interne : **HE de thuya** (2 gouttes), **HE de pin** (2 gouttes), **HE d'oignon** (2 gouttes) *Prenez, matin, midi et soir, les huiles essentielles mélangées à 1 cuil. à café de miel, ou dans un verre d'eau ou une tasse de tisane, jusqu'à amélioration.*
	Prurit ➜ *voir Démangeaisons*

TROUBLES/ MALADIES	TRAITEMENTS (Les traitements indiqués ci-dessous peuvent être utilisés ensemble ou séparément, partiellement ou en totalité. C'est la nécessité et la raison qui doivent dicter le choix.)
Psoriasis	**PHYTOTHÉRAPIE** ➜ Voie interne : • **DÉCOCTION** **saule** (écorce, 50 g), **varech vésiculeux** (thalle, 70 g), **primevère sauvage** (racines et fleurs, 30 g) *Mettez 30 g de ce mélange dans 1 l d'eau froide, faites bouillir 20 min, laissez infuser 10 min, filtrez. Prenez 1 tasse 3 fois/jour après le repas, jusqu'à amélioration.* • **GÉLULES** **boldo ou bourdaine** *Prenez 2 gélules, midi et soir au repas, jusqu'à amélioration.* ➜ Voie externe : • **COMPRESSES AVEC MACÉRAT** **consoude** (racines, 10 g) *Mettez les racines dans 1 l d'eau froide, laissez macérer 24 h, filtrez. Imbibez une compresse, posez sur les plaques, laissez en place au moins 30 min. Faites 3 applications par jour jusqu'à guérison.* ➜ *Si le psoriasis ne cède pas au bout de 4-5 semaines, consultez un médecin.*
	Puberté (troubles de la) ➜ *Les traitements sont fonction des troubles.* ➜ *Voir Acné, Boulimie, Nervosité, Règles douloureuses*
	Rage de dent ➜ *Voir Abcès dentaire, Carie*
	Reflux gastro-œsophagien ➜ *voir Estomac (troubles de l')* ➜ *Chez l'enfant, l'homéopathie est préférable.*

TROUBLES/ MALADIES	TRAITEMENTS (Les traitements indiqués ci-dessous peuvent être utilisés ensemble ou séparément, partiellement ou en totalité. C'est la nécessité et la raison qui doivent dicter le choix.)
	Régime ➜ *voir Amaigrissant (traitement)*
Règles (troubles des)	**PHYTOTHÉRAPIE** ➜ Voie interne : • **INFUSION** **passiflore** (feuilles et fleurs, 40 g), **menthe poivrée** (sommités fleuries et feuilles, 20 g), **bruyère** (fleurs, 20 g), **coquelicot** (fleurs, 20 g) *Mettez 20 g de ce mélange dans 1 l d'eau bouillante, laissez infuser 20 min. Prenez 1 tasse 3 fois/jour après le repas jusqu'à amélioration.* • **DÉCOCTION** **actée à grappes** (rhizome, 50 g), **pivoine** (racines, 70 g), **primevère sauvage** (racines et fleurs, 30 g) *Mettez 30 g de ce mélange dans 1 l d'eau froide, faites bouillir 15 min, laissez infuser 10 min, filtrez. Prenez 1 tasse 3 fois/jour après le repas jusqu'à amélioration.* • **GÉLULES** **lotier corniculé ou mélilot** *Prenez 2 gélules, midi et soir au repas jusqu'à amélioration.* **AROMATHÉRAPIE** ➜ Voie interne : *Selon les troubles, prenez, matin, midi et soir, mélangées à 1 cuil. à café de miel, ou dans un verre d'eau ou une tasse de tisane, les huiles essentielles ci-dessous.* RÈGLES INSUFFISANTES **HE de basilic** (3 gouttes), **HE de lavande** (3 gouttes) RÈGLES DIFFICILES **HE de carvi** (3 gouttes), **HE de santoline** (5 gouttes) RÈGLES DOULOUREUSES **HE d'anis vert** (2 gouttes), **HE de romarin** (2 gouttes) ➜ *voir aussi Aménorrhée, Dysménorrhée, Syndrome prémenstruel*
	Règles douloureuses ➜ *voir Dysménorrhée, Règles (troubles des)*
Respirer (difficultés à)	➜ *En complément d'un traitement donné.* **PHYTOTHÉRAPIE** ➜ Voie interne : • **INFUSION** **bouillon-blanc** (plante, 50 g), **mélisse** (fleurs, 60 g) *Mettez 30 g de ce mélange dans 1 l d'eau bouillante, laissez infuser 20 min. Prenez 1 tasse 3 fois/jour après le repas.* • **DÉCOCTION** **marrube blanc** (fleurs, 20 g) *Mettez les fleurs dans 1 l d'eau froide, faites bouillir 2 min, laissez infuser 10 min, filtrez. Prenez 1 tasse 3 fois/jour après le repas.* • **GÉLULES** **pin ou mélisse** *Prenez 2 gélules, midi et soir au repas.* **AROMATHÉRAPIE** ➜ Voie interne : **HE de thym** (2 gouttes) *Prenez, matin, midi et soir, l'huile essentielle mélangée à 1 cuil. à café de miel, ou dans un verre d'eau ou une tasse de tisane.*
	Rhinite ➜ *voir Rhino-pharyngite*

TROUBLES/ MALADIES	TRAITEMENTS (Les traitements indiqués ci-dessous peuvent être utilisés ensemble ou séparément, partiellement ou en totalité. C'est la nécessité et la raison qui doivent dicter le choix.)
	Rhinite allergique ➜ *voir Asthme*
Rhino-pharyngite	**PHYTOTHÉRAPIE** ➜ Voie interne : • **INFUSION** guimauve (fleurs et feuilles, 50 g) *Mettez les plantes dans 1 l d'eau bouillante, laissez infuser 10 min. Prenez 1 tasse 3 fois/jour après le repas jusqu'à guérison.* • **DÉCOCTION** raifort (poudre de plante, 20 g), gentiane jaune (poudre de plante, 20 g) *Mettez les poudres de plantes dans 1 l d'eau froide, faites bouillir 10 min, laissez infuser 7 min, filtrez. Prenez 1 tasse 3 fois/jour à la fin du repas, jusqu'à guérison.* • **GÉLULES** ginseng *Prenez 2 gélules au déjeuner et au dîner, jusqu'à guérison.* ➜ Voie externe : • **GARGARISME AVEC DÉCOCTION** ronce (feuilles, 25 g), noyer (feuilles, 75 g) *Mettez les plantes dans 1 l d'eau froide, faites bouillir 3 min, laissez infuser 20 min hors du feu, filtrez. Gargarisez-vous 2-3 fois/jour jusqu'à guérison.* **AROMATHÉRAPIE** ➜ Voie externe : HE de cannelle (3 gouttes), HE d'oignon (1 goutte), HE de sarriette (4 gouttes) *Versez les huiles essentielles dans un verre d'eau tiède, remuez et gargarisez-vous. Faites 2-3 gargarismes par jour jusqu'à guérison.* ➜ *Chez l'enfant, l'homéopathie est préférable.*

TROUBLES/ MALADIES	TRAITEMENTS (Les traitements indiqués ci-dessous peuvent être utilisés ensemble ou séparément, partiellement ou en totalité. C'est la nécessité et la raison qui doivent dicter le choix.)
Rhumatismes	➜ *Parallèlement à un traitement donné.* **PHYTOTHÉRAPIE** ➜ Voie interne : • **DÉCOCTION** Harpagophytum (racines, 30 g) *Mettez les racines dans 1 l d'eau froide, faites bouillir 10 min, laissez infuser 10 min. Prenez 1 tasse 3 fois/jour après le repas jusqu'à amélioration.* • **GÉLULES** reine-des-prés *Prenez 2 gélules, midi et soir au repas, jusqu'à amélioration.* **AROMATHÉRAPIE** ➜ Voie externe : HE d'origan (6 gouttes), HE de genièvre (6 gouttes), HE de cyprès d'Italie (6 gouttes) *Diluez les huiles essentielles dans 2 cuil. à soupe d'huile d'amande douce et frictionnez la zone douloureuse 3 fois/jour jusqu'à amélioration.*
	Rhume ➜ *voir Rhinite*
	Rhume des foins ➜ *voir Rhinite allergique*
	Rides ➜ *voir Peau (beauté de la)*
	Ronflements ➜ *Il n'existe pas de traitement particulier.*
	Roséole ➜ *voir Sixième maladie*
	Rot ➜ *voir Éructations*

TROUBLES/ MALADIES	TRAITEMENTS (Les traitements indiqués ci-dessous peuvent être utilisés ensemble ou séparément, partiellement ou en totalité. C'est la nécessité et la raison qui doivent dicter le choix.)
Rougeole	→ *En complément d'un traitement donné.* **PHYTOTHÉRAPIE** → Voie interne : • **INFUSION** **bourrache** (fleurs, 45 g), **coquelicot** (fleurs, 45 g) *Mettez 30 g de ce mélange dans 1 l d'eau bouillante, laissez infuser 20 min. Donnez 1 tasse 4 fois/jour jusqu'à guérison.* • **DÉCOCTION** **bardane** (racines, 60 g) *Mettez les racines dans 1 l d'eau froide, faites bouillir 10 min, laissez infuser 10 min, filtrez. Donnez 1 tasse 3 fois/jour après le repas jusqu'à guérison.* **AROMATHÉRAPIE** → Voie interne (enfant + de 5 ans) : **HE de thym** (3 gouttes), **HE de romarin** (3 gouttes par jour) *Donnez, matin, midi et soir, les huiles essentielles mélangées à 1 cuil. à café de miel, ou dans un verre d'eau ou une tasse de tisane, jusqu'à guérison.*
	Rubéole → *L'homéopathie peut être bénéfique.*
	Saignement des gencives → *voir Gingivite*
	Saignement de nez → *L'homéopathie peut être bénéfique.*
	Sanglot (spasme du) → *voir Spasme du sanglot*
Sciatique	→ *En complément du traitement indiqué à Rhumatismes.* **PHYTOTHÉRAPIE** → Voie externe : • **CATAPLASMES** **lierre** (feuilles hachées, 100 g), **chou** (feuilles froissées, 100 g) *Préparez un cataplasme avec les feuilles et appliquez sur le bas du dos. Laissez en place au moins 1 h. Renouvelez l'application 3 fois/jour jusqu'à amélioration.*
	Seins (affections des) → *Voir Syndrome prémenstruel*
Sinusite	→ *En complément d'un traitement allopathique.* **PHYTOTHÉRAPIE** → Voie externe : • **INHALATIONS AVEC DÉCOCTION** **myrte** (feuilles, 50 g), **thym** (feuilles, 50 g), **eucalyptus** (feuilles, 50 g) *Mettez 50 g de ce mélange dans 1 l d'eau froide, faites bouillir 10 min, laissez infuser 10 min, filtrez. Versez très chaud dans un inhalateur, recouvrez-vous la tête d'une serviette et respirez les vapeurs. Renouvelez ce traitement 3 fois/jour jusqu'à amélioration.* **AROMATHÉRAPIE** → Voie interne : **HE de lavande** (4 gouttes), **HE d'eucalyptus** (4 gouttes) *Prenez, matin, midi et soir, les huiles essentielles mélangées à 1 cuil. à café de miel, ou dans un verre d'eau ou une tasse de tisane, jusqu'à amélioration.*

TROUBLES/ MALADIES	TRAITEMENTS (Les traitements indiqués ci-dessous peuvent être utilisés ensemble ou séparément, partiellement ou en totalité. C'est la nécessité et la raison qui doivent dicter le choix.)
	Sixième maladie ➜ *L'homéopathie peut être bénéfique.*
Sommeil (troubles du)	EN CAS DE SOMMEIL AGITÉ **PHYTOTHÉRAPIE** ➜ Voie interne : • **TM** **pavot de Californie** *Prenez au moment du coucher 20 gouttes de teinture mère mélangées dans un verre d'eau ou de la tisane de tilleul.* ➜ *Voir aussi Cauchemars et terreurs nocturnes, Décalage horaire, Insomnies, Somnambulisme*
	Somnambulisme ➜ *Si cet état perdure, consultez un médecin.*
	Somnolence ➜ *Il n'existe pas de traitement particulier.*
	Spasme du sanglot ➜ *Il n'existe pas de traitement particulier.*
	Spasmes ➜ *Les traitements dépendent de la cause.*
	Spasmophilie ➜ *voir Angoisse, Anxiété, Crampe musculaire, Nervosité, Tétanie*
	Stress ➜ *voir Nervosité*

TROUBLES/ MALADIES	TRAITEMENTS (Les traitements indiqués ci-dessous peuvent être utilisés ensemble ou séparément, partiellement ou en totalité. C'est la nécessité et la raison qui doivent dicter le choix.)
	Sueurs excessives ➜ *voir Transpiration excessive*
Syncope	*En traitement préventif.* **PHYTOTHÉRAPIE** ➜ Voie interne : • **INFUSION** **menthe poivrée** (sommités fleuries et feuilles, 30 g) *Mettez les plantes dans 1 l d'eau bouillante, laissez infuser 5 min. Prenez 1 tasse 4 fois/jour après un repas ou une collation.* • **GÉLULES** **menthe poivrée** *Prenez 2 gélules, midi et soir au repas.* **AROMATHÉRAPIE** ➜ Voie interne **HE de menthe poivrée** (3 gouttes), **HE de romarin** (3 gouttes), **HE de mélisse** (3 gouttes) *Prenez, matin, midi et soir, les huiles essentielles mélangées à 1 cuil. à café de miel, ou dans un verre d'eau ou une tasse de tisane.*
	Syndrome prémenstruel ➜ *voir Règles (troubles des)*
Tabagisme	**PHYTOTHÉRAPIE** ➜ Voie interne : • **INFUSION** **passiflore** (fleurs et feuilles, 50 g), **nénuphar** (fleurs,10 g) *Mettez 30 g de ce mélange dans 1 l d'eau bouillante, laissez infuser 10 min. Prenez 1 tasse 3 fois/jour après le repas.*

TROUBLES/ MALADIES	TRAITEMENTS (Les traitements indiqués ci-dessous peuvent être utilisés ensemble ou séparément, partiellement ou en totalité. C'est la nécessité et la raison qui doivent dicter le choix.)
Tabagisme	• **GÉLULES** **menthe poivrée ou saule** *Prenez 2 gélules, midi et soir au repas.* **AROMATHÉRAPIE** ➜ Voie interne : **HE de sassafras** (4 gouttes), **HE de menthe poivrée** (4 gouttes) *Prenez, matin, midi et soir, les huiles essentielles mélangées à 1 cuil. à café de miel, ou dans un verre d'eau ou une tasse de tisane.*
	Tachycardie ➜ *L'homéopathie peut être bénéfique.*
	Tendinite ➜ *L'homéopathie peut être bénéfique.*
	Tennis-elbow ➜ *voir Épicondylite*
	Terreurs nocturnes ➜ *voir Cauchemars et terreurs nocturnes*
	Tétanie ➜ *voir Anxiété, Spasmophilie*
	Tête (mal de) ➜ *voir Céphalée, Migraine*
Torticolis	*En complément d'un traitement homéopathique.* **AROMATHÉRAPIE** ➜ Voie externe : • **MASSAGES** **HE de menthe poivrée** (3 gouttes), **HE de romarin** (3 gouttes), **HE d'arnica** (7 gouttes) *Diluez les huiles essentielles dans 2 cuil. à soupe d'huile d'amande douce, procédez à un massage doux du cou et des épaules. Faites 3-4 massages par jour jusqu'à guérison.*
	Tour de reins ➜ *voir Dos (mal de), Lumbago*
Toux sèche/grasse	*En complément d'un traitement homéopathique.* **PHYTOTHÉRAPIE** ➜ Voie interne : • **INFUSION** **droséra officinale** (feuilles, 30 g), **pâquerette** (fleurs, 35 g), **fenouil** (graines, 10 g), **myrte** (feuilles, 45 g) *Mettez 40 g de ce mélange dans 1 l d'eau bouillante, laissez infuser 10 min. Prenez 1 tasse 3 fois/jour après le repas jusqu'à amélioration.* **AROMATHÉRAPIE** ➜ Voie interne (adulte et enfant + de 5 ans) : **HE de cyprès d'Italie** (3 gouttes), **HE d'hysope** (3 gouttes), **HE de lavande** (4 gouttes) *Prenez, matin, midi et soir, les huiles essentielles mélangées à 1 cuil. à café de miel, ou dans un verre d'eau ou une tasse de tisane, jusqu'à amélioration.* ➜ *Chez l'enfant, l'homéopathie est préférable.*
	Trac ➜ *voir Anxiété*

TROUBLES/ MALADIES	TRAITEMENTS (Les traitements indiqués ci-dessous peuvent être utilisés ensemble ou séparément, partiellement ou en totalité. C'est la nécessité et la raison qui doivent dicter le choix.)
	Trachéite ➜ *voir Laryngite*
	Transpiration excessive ➜ *L'homéopathie propose des remèdes adaptés selon les modalités du trouble.*
	Transports (mal des) ➜ *voir Mal des transports*
	Tremblements ➜ *L'homéopathie peut être bénéfique.*
Ulcère d'estomac	**PHYTOTHÉRAPIE** ➜ Voie interne : • **INFUSION** **saule** (écorce, 20 g), **genièvre** (bois, 20 g), **bouleau** (écorces, 20 g), **verveine officinale** (fleurs, 20 g), **réglisse** (poudre de bois, 20 g) *Mettez 20 g de ce mélange dans 1 l d'eau bouillante, laissez infuser 10 min. Prenez 1 tasse 2 fois/jour après le repas jusqu'à amélioration.*
Ulcère variqueux	➜ *En complément du traitement allopathique.* **PHYTOTHÉRAPIE** ➜ Voie externe : • **COMPRESSES AVEC INFUSION** **pensée** (plante, 30 g), **noyer** (feuilles, 30 g), **géranium vivace** (plante, 10 g) *Mettez les plantes dans 1 l d'eau bouillante, laissez infuser 10 min. Imbibez une compresse de cette infusion et placez-là 30 min sur l'ulcère. Appliquez une compresse 3 fois/jour jusqu'à cicatrisation.*

TROUBLES/ MALADIES	TRAITEMENTS (Les traitements indiqués ci-dessous peuvent être utilisés ensemble ou séparément, partiellement ou en totalité. C'est la nécessité et la raison qui doivent dicter le choix.)
	Urinaire (infection) ➜ *voir Cystite*
Uriner (difficulté à)	**PHYTOTHÉRAPIE** ➜ Voie interne : • **INFUSION** **cerises** (queues, 30 g) *Mettez les queues de cerise dans 1 l d'eau bouillante, laissez infuser 10 min. Prenez 1 tasse 3 fois/jour après le repas.* ➜ *En l'absence d'amélioration au bout de 2-3 jours, consultez un médecin.*
Urticaire	**PHYTOTHÉRAPIE** ➜ Voie interne : • **INFUSION** **pensée** (fleurs, 60 g) *Mettez les plantes dans 1 l d'eau bouillante, laissez infuser 10 min. Prenez 1 tasse 3 fois/jour après le repas jusqu'à amélioration.* • **DÉCOCTION** **aristoloche** (racines, 50 g) *Mettez les racines dans 1 l d'eau froide, faites bouillir 15 min, laissez infuser 10 min, filtrez. Prenez 1 tasse 3 fois/jour après le repas jusqu'à amélioration.* • **GÉLULES** **boldo ou radis noir** *Prenez 2 gélules, midi et soir au repas.* ➜ Voie externe : • **LOTION AVEC INFUSION** **fumeterre** (plante, 70 g) *Mettez les plantes dans 1 l d'eau bouillante, laissez infuser 10 min. Imbibez une compresse et passez sans frotter et délicatement sur les plaques d'urticaire. Procédez 3 fois/jour jusqu'à amélioration.*

TROUBLES/ MALADIES	TRAITEMENTS (Les traitements indiqués ci-dessous peuvent être utilisés ensemble ou séparément, partiellement ou en totalité. C'est la nécessité et la raison qui doivent dicter le choix.)
	Varicelle ➜ *L'homéopathie peut être bénéfique.*
Varices	**PHYTOTHÉRAPIE** ➜ Voie interne : • **INFUSION** **cassis** (feuilles, 50 g), **noisetier** (feuilles, 40 g), **séneçon doré** (plante, 40 g), **hamamélis** (feuilles, 20 g) *Mettez 30 g de ce mélange dans 1 l d'eau bouillante, laissez infuser 15 min. Prenez 1 tasse 3 fois/jour après le repas jusqu'à amélioration.* • **DÉCOCTION** **cyprès d'Italie** (noix, 30 g), **gratteron** (plante entière, 60 g), **millefeuille** (sommités fleuries, 50 g) *Mettez 50 g de ce mélange dans 1 l d'eau froide, faites bouillir 15 min, infuser 10 min, filtrez. Prenez 1 tasse 3 fois/jour après le repas jusqu'à amélioration.* • **GÉLULES** **vigne rouge ou hamamélis** *Prenez 2 gélules, midi et soir au repas, jusqu'à amélioration.* **AROMATHÉRAPIE** ➜ Voie interne : **HE d'ail** (1 goutte), **HE de citron** (3 gouttes), **HE de cyprès d'Italie** (3 gouttes) *Prenez, matin, midi et soir, les huiles essentielles mélangées à 1 cuil. à café de miel, ou dans un verre d'eau ou une tasse de tisane, jusqu'à amélioration.*
Verrue	**PHYTOTHÉRAPIE** ➜ Voie interne : • **GÉLULES** **carotte ou varech vésiculeux** *Prenez 2 gélules, midi et soir au repas, jusqu'à guérison.* ➜ Voie externe : **jus de chélidoine ou TM de thuya** *À l'aide d'un Coton-Tige, appliquez sur la verrue matin et soir un peu de jus ou de teinture mère, jusqu'à guérison.* **AROMATHÉRAPIE** ➜ Voie externe : **HE d'ail** (3 gouttes), **HE d'oignon** (3 gouttes) *Diluez les huiles essentielles dans x quantité d'huile d'amande douce. Appliquez un peu de ce mélange, matin, midi et soir, sur la ou les verrues, jusqu'à guérison.*
Vers (infestation par les)	*En complément d'un traitement donné.* **PHYTOTHÉRAPIE** ➜ Voie interne : ASCARIS • **INFUSION** **tanaisie** (feuilles, 20 g), **thym** (plante, 10 g) *Mettez les plantes dans 1 l d'eau bouillante, laissez infuser 10 min. Prenez 1 tasse 3 fois/jour après le repas jusqu'à guérison.* OXYURES • **INFUSION** **céleri** (feuilles, 10 g) *Mettez les plantes dans 1 l d'eau bouillante, laissez infuser 10 min. Prenez 1 tasse 3 fois/jour après le repas jusqu'à guérison.*

TROUBLES/ MALADIES	TRAITEMENTS (Les traitements indiqués ci-dessous peuvent être utilisés ensemble ou séparément, partiellement ou en totalité. C'est la nécessité et la raison qui doivent dicter le choix.)
Vers (infestation par les)	• **DÉCOCTION** **gentiane jaune** (fleurs, 30 g) *Mettez les fleurs dans 1 l d'eau froide, faites bouillir 2 min, laissez infuser 10 min, filtrez. Prenez 1 tasse 3 fois/jour après le repas jusqu'à guérison.* **AROMATHÉRAPIE** → Voie interne (enfant au-dessus de 5 ans) : **HE de serpolet** (3 gouttes) *Donnez à l'enfant ou prenez, midi et soir, l'huile essentielle mélangée à 1 cuil. à café de miel, ou dans un verre d'eau ou une tasse de tisane, jusqu'à guérison.*
Vertiges	**PHYTOTHÉRAPIE** → Voie interne : • **INFUSION** **menthe poivrée** (feuilles, 30 g), **verveine officinale** (feuilles, 30 g) *Mettez 30 g de ce mélange dans 1 l d'eau bouillante, laissez infuser 10 min. Prenez 1 tasse 3 fois/jour après le repas jusqu'à amélioration.* • **GÉLULES** **aubépine ou mélisse** *Prenez 2 gélules, midi et soir au repas, jusqu'à amélioration.* **AROMATHÉRAPIE** → Voie interne : **HE de basilic** (2 gouttes), **HE de lavande** (3 gouttes), **HE de menthe poivrée** (2 gouttes) *Prenez, matin, midi et soir, les huiles essentielles mélangées à 1 cuil. à café de miel, ou dans un verre d'eau ou une tasse de tisane, jusqu'à amélioration.*
	Vésicule biliaire (douleurs de la) → *voir Calcul biliaire*
Vomissements	**PHYTOTHÉRAPIE** → Voie interne : • **INFUSION** **armoise commune** (sommités fleuries, 10 g) *Mettez les plantes dans 1 l d'eau bouillante avec 1 citron coupé en tranches (avec le zeste), laissez infuser 10 min. Prenez 1 tasse 3 fois/jour après le repas jusqu'à amélioration.* • **DÉCOCTION** **acore vrai** (racines, 55 g), **aunée officinale** (racines, 25 g) *Mettez 40 g de ce mélange dans 1 l d'eau froide, faites bouillir 15 min, laissez infuser 10 min, filtrez. Prenez 1 tasse 3 fois/jour après le repas jusqu'à amélioration.* • **GÉLULES** **menthe poivrée ou badiane** *Prenez 2 gélules, midi et soir au repas, jusqu'à amélioration.* **AROMATHÉRAPIE** → Voie interne (adulte et enfant + de 5 ans) : **HE de menthe poivrée** (3 gouttes), **HE de romarin** (3 gouttes), **HE de citron** (3 gouttes) *Prenez, matin, midi et soir, les huiles essentielles mélangées à 1 cuil. à café de miel, ou dans un verre d'eau ou une tasse de tisane, jusqu'à amélioration.* → *Si un enfant vomit après une chute ou se plaint d'un fort mal de ventre ou de tête, consultez un médecin en urgence.*

TROUBLES/ MALADIES	TRAITEMENTS (Les traitements indiqués ci-dessous peuvent être utilisés ensemble ou séparément, partiellement ou en totalité. C'est la nécessité et la raison qui doivent dicter le choix.)	TROUBLES/ MALADIES	TRAITEMENTS (Les traitements indiqués ci-dessous peuvent être utilisés ensemble ou séparément, partiellement ou en totalité. C'est la nécessité et la raison qui doivent dicter le choix.)
Zona	**PHYTOTHÉRAPIE** ➜ Voie interne : • **DÉCOCTION** **patience** (racines, 30 g), **grande ortie** (feuilles et racine, 45 g), **saponaire** (racine, 45 g) *Mettez 30 g de ce mélange dans 1 l d'eau froide, faites bouillir 15 min, laissez infuser 10 min, filtrez. Prenez 1 tasse 3 fois/jour après le repas jusqu'à amélioration.* • **GÉLULES** **boldo ou artichaut** *Prenez 2 gélules, midi et soir au repas jusqu'à amélioration.* **AROMATHÉRAPIE** ➜ Voie externe : **HE de citron** (10 gouttes) *Diluez l'huile essentielle dans 1 cuil. à soupe d'alcool à 45°, imbibez une compresse et appliquez sur les vésicules, laissez en place au moins 10 min. Faites 3 applications par jour jusqu'à amélioration.*		

Les plantes qui soignent de A à Z

Depuis l'apparition de la phytothérapie, l'homme n'a cessé d'étudier les plantes pour en connaître les vertus médicinales. De nombreuses espèces sont aujourd'hui utilisées dans le monde, mais nous avons choisi, pour cet ouvrage, de présenter uniquement les plantes citées dans nos traitements. Il en va de même pour celles qui figurent sur les deux listes de la pharmacopée jointes en annexe. Ce livre n'a donc pas pour vocation d'être une encyclopédie des plantes médicinales. Afin de rendre ce chapitre plus accessible au lecteur, les plantes ont été classées par leur nom commun.
Vous découvrirez ici pour chacune d'elles :

- le nom latin,
- l'habitat,
- la description,
- la ou les parties habituellement utilisées,
- l'usage thérapeutique lié aux différents principes actifs contenus dans la plante,
- le mode d'utilisation (phytothérapie, aromathérapie, autres usages),
- et enfin les précautions d'emploi éventuelles.

ACHE
voir CÉLERI

ACHILLÉE MILLEFEUILLE (millefeuille)
Achilla millefolium

Famille : Astéracées

Habitat : originaire d'Europe, la plante pousse dans toutes les régions tempérées du monde, dans les prairies et sur le bord des chemins.

Description : cette plante grimpante et vivace possède une tige érigée haute de 15 à 30 centimètres et ramifiée, avec des feuilles segmentées et linéaires ; au sommet des rameaux, apparaissent les fleurs blanches en capitules.

Partie(s) utilisée(s) : les feuilles et les parties aériennes sont récoltées en été puis mises à sécher.

Usage thérapeutique

La plante contient une huile essentielle, de coloration bleutée due à la présence d'azulènes, ainsi que des tanins et des sucs amers. Ces propriétés font qu'elle est utilisée comme stimulant circulatoire et antispasmodique digestif par voie interne. Par voie externe, la plante permet de traiter les éruptions cutanées et les irritations gynécologiques, et favorise la cicatrisation de toutes les lésions de la peau.

Mode d'utilisation

En phytothérapie par voie interne (teinture) et voie externe (cataplasmes, bains de siège).

Précaution d'emploi

L'achillée millefeuille peut provoquer des allergies ; son usage est formellement déconseillé pendant la grossesse.

ACORE VRAI
Acorus calamus

Famille : Aracées

Habitat : originaire de l'Inde, cette plante se rencontre un peu partout dans le monde, dans les régions marécageuses ou sur des sols humides.

Description : il s'agit d'une plante vivace dont le rhizome épais et ramifié porte des touffes de feuilles allongées et aplaties entourant une tige de section triangulaire ; celle-ci, qui peut atteindre plus de 1 mètre de hauteur, présente à son sommet des fleurs vert-jaune disposées en épis.

Partie(s) utilisée(s) : le rhizome, riche en huile aromatique (asarone), est récolté en automne ou au printemps, mis à sécher et réduit en menus morceaux.

Usage thérapeutique

Cette plante amère, stomachique et carminative (facilite la digestion), est utilisée pour améliorer la paresse digestive ; elle possède également des propriétés sudorifiques et diurétiques.

Mode d'utilisation

En phytothérapie par voie interne (décoctions, teinture mère).

ACTÉE À GRAPPES (cohosh noir)

Cimicifuga racemosa (syn. Actaea racemosa)

FAMILLE : Renonculacées

HABITAT : originaire d'Amérique du Nord et du Canada, l'actée à grappes, appelée encore cohosh noir, est cultivée en Europe ; elle aime les lieux ombragés (haies et bois).

DESCRIPTION : cette vivace herbacée qui peut atteindre 2 mètres de hauteur développe des inflorescences blanches en épis.

PARTIE(S) UTILISÉE(S) : les racines sont ramassées en automne.

Usage thérapeutique

La plante contient des glucosides terpéniques, des flavonoïdes et de nombreux tanins lui conférant des vertus anti-inflammatoires et sédatives qui la font utiliser dans les troubles gynécologiques et articulaires.

Mode d'utilisation

En phytothérapie par voie interne (décoctions, teintures, gélules, comprimés).

Précaution d'emploi

Son emploi est formellement déconseillé chez la femme enceinte.

AGRIPAUME

Leonurus cardiaca

FAMILLE : Labiacées

HABITAT : originaire de l'Orient, cette plante pousse naturellement un peu partout dans les lieux sauvages ; elle est cultivée pour les besoins de l'industrie pharmaceutique.

DESCRIPTION : cette vivace à tige velue possède des feuilles dentées, à l'aisselle desquelles s'épanouissent des bouquets de fleurs blanc rosé en été ; ses fruits sont des tétrakènes velus.

PARTIE(S) UTILISÉE(S) : les feuilles et les sommités fleuries sont récoltées à la main en pleine floraison, puis séchées.

Usage thérapeutique

L'agripaume contient des tanins, des huiles essentielles et des alcaloïdes ; elle est traditionnellement considérée comme un des grands remèdes du cœur, en particulier des palpitations ; elle est également employée en association avec des plantes sédatives.

Mode d'utilisation

En phytothérapie par voie interne (décoctions de poudre de plante).

Précaution d'emploi

Son usage est déconseillé chez la femme enceinte ou sujette à des règles trop abondantes.

AIGREMOINE (eupatoire)

Agrimonia eupatoria

Famille : Rosacées

Habitat : cette plante sauvage croît sur les terrains secs et dégagés, un peu partout en Europe.

Description : il s'agit d'une herbacée vivace ; la tige droite, haute de 50 centimètres environ, émerge d'une rosette de feuilles alternes, lancéolées, dentées et velues ; à son extrémité, se déploie en été un épi floral jaune, qui donne naissance à un fruit akène (capsule) pourvu de petits crochets.

Partie(s) utilisée(s) : la tige et les feuilles sont récoltées à la main, à la fin de l'été, et mises à sécher en bouquets.

Usage thérapeutique

Très riche en tanins et en acide silicique, la plante est astringente et utilisée dans les troubles fonctionnels gastro-intestinaux ou contre les maux de gorge et de bouche en gargarismes.

Mode d'utilisation

En phytothérapie par voie interne (décoctions) et voie externe (gargarismes avec décoction).

AIL

Allium sativum

Famille : Liliacées

Habitat : à l'origine présente en Mésopotamie, Chine, Japon et dans les pays méditerranéens, la plante a été introduite en Europe du Nord.

Description : cette vivace possède un bulbe brun, qui se scinde en plusieurs gousses ; la tige dressée porte des feuilles pointues et effilées et des fleurs blanchâtres à bulbilles, se déployant en ombelles ; il existe plusieurs variétés d'ail, mais seul celui d'hiver connaît une floraison.

Partie(s) utilisée(s) : le bulbe frais ou en conserve.

Usage thérapeutique

Le bulbe est riche en vitamines, sels minéraux et sucre, mais ses propriétés médicinales résident principalement dans les huiles essentielles qu'il contient : elles renferment en effet un composé soufré, l'alliine, qui se décompose sous l'effet de l'air en allicine, et confère une action antiseptique ; l'ail est également hypotenseur, antisclérosant vasculaire (permet aux vaisseaux sanguins de garder leur souplesse), désinfectant intestinal, vermifuge et draineur de la vésicule biliaire ; par voie externe, il traite et soulage les piqûres d'insectes.

Mode d'utilisation

En phytothérapie par voie interne (décoctions, gélules, sirop) et voie externe (cataplasmes) ; en aromathérapie par voie interne et voie externe (applications cutanées, emplâtres).

Autres utilisations

Culinaire et condimentaire.

Précaution d'emploi

Les gélules d'ail doivent toujours être prises au cours des repas, et l'huile essentielle ne jamais être utilisée pure. Attention, l'ail est irritant pour la peau et les muqueuses en cas d'utilisation prolongée, et déconseillé également chez les enfants (sauf dans la cuisine).

ALCHÉMILLE

Alchemilla xanthochlora

FAMILLE : Rosacées

HABITAT : dans toute l'Europe, plutôt à l'ombre et sur des terres maigres.

DESCRIPTION : c'est une plante herbacée vivace, dont la tige haute d'environ 50 centimètres porte des feuilles larges pétiolées, et se termine, en été, par des bouquets de petites fleurs jaunes ; les fruits ronds, jaunes et brillants, sont des akènes.

PARTIE(S) UTILISÉE(S) : la tige avec les feuilles est coupée, par beau temps, à 30 centimètres de la tête puis mise à sécher.

Usage thérapeutique

La plante, astringente, contient de nombreux tanins et de l'acide salicylique (principe actif de l'aspirine) et est utilisée en particulier dans les troubles digestifs (colites, ballonnements, diarrhée) et gynécologiques irritatifs avec pertes blanches, démangeaisons, etc.

Mode d'utilisation

En phytothérapie par voie interne (infusions) et voie externe (injections vaginales, bains).

Précaution d'emploi

Uniquement sur avis médical chez la femme enceinte.

ANÉMONE PULSATILLE

Anemone pulsatilla
(syn. Pulsatilla vulgaris)

FAMILLE : Renonculacées

HABITAT : dans les prairies sèches en Europe, sauf dans les régions méditerranéennes.

DESCRIPTION : c'est une petite plante vivace dont la tige poilue porte de grandes fleurs violet-bleu et de larges feuilles velues.

PARTIE(S) UTILISÉE(S) : les parties aériennes fleuries sont récoltées au printemps.

Usage thérapeutique

La présence de protoanémomine confère des propriétés antibactériennes à la plante, traditionnellement utilisée dans le traitement des règles douloureuses et de la nervosité.

Mode d'utilisation

En phytothérapie par voie interne (infusions composées).

Précaution d'emploi

En raison de son caractère irritant, son emploi relève uniquement de la prescription médicale.

ANETH (fenouil bâtard)

Anethum graveolens

FAMILLE : Apiacées

HABITAT : plante commune dans le Bassin méditerranéen et en Orient, d'où elle est originaire, elle se complaît n'importe où, sur une terre meuble dans une région chaude ; elle est également cultivée pour l'usage industriel.

DESCRIPTION : cette plante annuelle aromatique, à tige creuse cannelée et ramifiée, atteint couramment 1 mètre de hauteur ; ses feuilles sont petites, linéaires, pennées et alternes ; au début de l'été, apparaissent de nombreuses fleurs jaune doré, groupées en larges ombelles terminales, qui donneront des fruits diakènes côtelés.

PARTIE(S) UTILISÉE(S) : lorsque les fruits sont parvenus à maturité, les ombelles sont coupées, tôt le matin à la rosée ; après une période de séchage, les graines pourront ensuite être extraites ; la tige feuillée est également parfois ramassée récoltée.

Usage thérapeutique

Cette plante aux vertus carminatives est réputée aider à lutter contre l'aérophagie et les ballonnements gazeux ; elle agit aussi sur la lactation.

Mode d'utilisation

En phytothérapie par voie interne (décoctions) et en aromathérapie par voie interne et voie externe.

Autres utilisations

Culinaire avec l'aneth frais, séché ou en grains ; l'huile aromatique obtenue par distillation est utilisée en pharmacie, en cosmétologie et dans la fabrication de liqueurs.

Précaution d'emploi

Son emploi est fortement déconseillé chez l'enfant et la femme enceinte.

ANGÉLIQUE

Angelica archangelica

FAMILLE : Apiacées

HABITAT : en Asie, en Europe du Nord et en altitude, dans des zones souvent humides ; elle est également cultivée industriellement ou dans les jardins.

DESCRIPTION : cette plante aromatique bisannuelle possède une très haute tige (allant parfois jusqu'à 2 mètres) cannelée et ramifiée, avec une racine puissante ramifiée et noirâtre ; elle donne, la deuxième année, une floraison en ombelles composées ; ses fruits sont des diakènes.

PARTIE(S) UTILISÉE(S) : les racines et les fruits sont récoltés la deuxième année, en automne.

Usage thérapeutique

L'huile essentielle et les tisanes composées sont utilisées comme équilibrant du système nerveux par voie interne, et la racine par voie externe en bains et gargarismes.

Mode d'utilisation

En phytothérapie par voie interne (infusions) et voie externe (bains, gargarismes) ; en aromathérapie par voie interne et voie externe (applications cutanées).

Autres utilisations

Comme arôme dans la cuisine et la confiserie ; en liqueur (Chartreuse).

Précaution d'emploi

Si vous devez vous exposer au soleil, évitez d'utiliser l'huile essentielle car elle est photosensibilisante. Par ailleurs, si vous êtes sujet aux saignements, demandez l'avis du médecin.

ANIS ÉTOILÉ

voir BADIANE DE CHINE

ANIS VERT

Pimpinella anisum

Famille : Apiacées

Habitat : plante des régions méditerranéennes, appréciant les endroits secs et ensoleillés ; sa culture est également industrielle.

Description : cette plante herbacée annuelle présente une tige dressée et ramifiée avec des feuilles alternes, dentelées et pointues ; elle produit en juillet une floraison de petites fleurs blanches, en ombelles composées, qui donnent des petits fruits ovales striés.

Partie(s) utilisée(s) : les fruits récoltés sont mis à sécher ; les graines, seules parties utilisées, sont ensuite recueillies.

Usage thérapeutique

Il s'agit d'une des plus anciennes plantes médicinales connues ; ses graines contiennent une huile essentielle, dont l'effet carminatif est largement utilisé pour bien digérer et lutter contre les ballonnements abdominaux ; c'est aussi un bon expectorant.

Mode d'utilisation

En phytothérapie par voie interne (décoction seule ou associée) ; en aromathérapie par voie interne et voie externe (bains, emplâtres).

Autres utilisations

En gastronomie, dans la confiserie et les liqueurs ; l'essence et des extraits alcooliques sont utilisés pour donner du goût.

Précaution d'emploi

Attention, à forte dose la plante peut être narcotique ; elle peut également provoquer des réactions allergiques ; son emploi est formellement déconseillé chez la femme enceinte.

ANSÉRINE

voir POTENTILLE ANSÉRINE

ARBOUSIER (arbre aux fraises)

Arbustus unedo

FAMILLE : Éricacées

HABITAT : très commun autour de la Méditerranée, en altitude sur des terres pauvres ; sa culture est peu répandue.

DESCRIPTION : il s'agit d'un arbuste parfois de grande taille (8 à 10 mètres), à la tige très ramifiée, à l'écorce brun-rouge, avec des feuilles ovales, lustrées et dentées ; il fleurit à l'automne en panicules jaunâtres, qui donnent des fruits ronds de 2 à 3 centimètres de diamètre, grumeleux, virant au rouge à maturité.

PARTIE(S) UTILISÉE(S) : toute la plante est utilisée ; feuilles, bois et racines sont récoltées à l'automne, les fruits mûrs en janvier/février.

Usage thérapeutique

La plante entière est astringente ; elle est utilisée pour traiter la diarrhée (marmelade de fruits), l'hypertension et comme diurétique (décoction).

Mode d'utilisation

En phytothérapie par voie interne (marmelade, décoction).

Précaution d'emploi

Son usage est déconseillé chez la femme enceinte et en cas d'infections rénales.

ARBRE À THÉ

Melaleuca alternifolia

FAMILLE : Myrtacées

HABITAT : originaire d'Australie, cette plante s'est développée en Europe et aux États-Unis sur des sols marécageux et doit sa multiplication aux surgeons.

DESCRIPTION : les branches de cet arbre vert, qui ne dépasse pas 6 mètres de hauteur, sont pourvues de feuilles alternes, étroites et lancéolées, surmontées de petites fleurs blanches en épis.

PARTIE(S) UTILISÉE(S) : cultivés par bouturage pendant l'été, les rameaux feuillus sont ensuite ramassés tout au long de l'année pour l'huile essentielle qu'ils contiennent.

Usage thérapeutique

L'huile essentielle est connue pour ses vertus antiseptiques locales, notamment en dermatologie (plaies, furoncles).

Mode d'utilisation

En aromathérapie par voie externe (bains et compresses).

Précaution d'emploi

L'huile essentielle relève de la prescription médicale.

ARBRE AUX FRAISES

voir ARBOUSIER

ARISTOLOCHE

Aristolochia clematitis

Famille : Aristolochiacées

Habitat : régions chaudes d'Europe et d'Asie, le plus souvent à proximité des champs et des zones cultivées.

Description : plante herbacée vivace haute de plus de 1 mètre, issue d'un rhizome souterrain ; à l'aisselle des feuilles alternes, de forme ovale et larges à la base, naissent des fleurs jaunes en calice ; le fruit est une capsule.

Partie(s) utilisée(s) : la tige avec les feuilles est cueillie à la pleine floraison, à la main, et mise à sécher.

Usage thérapeutique

L'action de la plante tient à son huile essentielle, à la présence de ses tanins et d'un alcaloïde, l'aristolochine ; par voie interne, elle est utilisée comme antispasmodique des muscles striés (crampes, palpitations, etc.) et des muscles lisses (spasmes digestifs, douleurs de colite, etc.) ; par voie externe, elle est utilisée dans la cicatrisation et la guérison des maladies cutanées (eczémas, éruptions diverses).

Mode d'utilisation

En phytothérapie par voie interne (infusions, décoctions) et par voie externe (décoctions ou compresses).

Autres utilisations

En médecine vétérinaire pour soigner les plaies des animaux.

Précaution d'emploi

L'usage interne doit se faire sur prescription médicale, la plante étant à forte dose toxique pour l'appareil digestif, le foie et les reins.

ARMOISE COMMUNE

Artemisia vulgaris

Famille : Astéracées

Habitat : dans les régions tempérées de l'hémisphère Nord, où elle est une mauvaise herbe des jardins ; elle est cultivée également pour l'industrie dans des terres légères.

Description : plante vivace herbacée dont la haute tige rougeâtre (de 1 à 1,50 mètre), rigide, porte des feuilles alternes, fortement lancéolées, vertes sur le dessus, et blanches et velues sur la face interne ; les fleurs, petits capitules disposés en épis, apparaissent l'été ; les fruits sont des akènes ovales et lisses.

Partie(s) utilisée(s) : les sommités fleuries sont récoltées dès le début de la floraison pour être séchées.

Usage thérapeutique

La plante est utilisée pour son huile essentielle (qui contient du cinéol et du thuyone), ses tanins et ses sucs amers ; elle a des vertus stomachiques et digestives, toniques et stimulantes, et sert dans le traitement des troubles menstruels (régule les règles).

Mode d'utilisation

En phytothérapie par voie interne (infusions, décoctions) et voie externe (moxas, c'est-à-dire poudre de plante en cigarette utilisée pour chauffer les points d'acupuncture) ; en aromathérapie par voie interne (sur avis médical exclusivement) et voie externe.

Précaution d'emploi

La prise régulière d'huile essentielle d'armoise doit se faire sous surveillance médicale car elle n'est pas sans danger ; elle est totalement déconseillée chez la femme enceinte et chez l'enfant.

ARNICA

voir ARNIQUE DES MONTAGNES

ARNIQUE DES MONTAGNES (arnica)

Arnica montana

Famille : Astéracées

Habitat : régions montagneuses d'Europe et d'Amérique du Nord, où la plante est protégée car elle est en voie de disparition.

Description : il s'agit d'une plante herbacée vivace rhizomateuse, dont la tige velue, haute d'environ 50 centimètres, est entourée d'une rosette de feuilles au niveau du sol ; au début de l'été, une fleur jaune orangé apparaît à l'extrémité de la tige ; elle donnera naissance à un fruit akène noir et duveteux.

Partie(s) utilisée(s) : les fleurs se ramassent au début de leur floraison puis sont mises à sécher ; le rhizome qui contient l'huile essentielle est également récolté, bien que plus rarement.

Usage thérapeutique

L'arnica est universellement connu pour son usage externe, sous forme de teinture mère, dans les chocs et contusions.

Mode d'utilisation

En phytothérapie et en aromathérapie, uniquement par voie externe (compresses, pansements, gargarismes, bains, etc.).

Précaution d'emploi

Attention à ne pas faire confondre l'arnica homéopathique (en granules) et l'arnica phytothérapique (en teinture mère) : ce dernier est en effet un poison, qui ne doit être utilisé par voie interne que sur prescription médicale car il est irritant pour les muqueuses digestives et les reins.

ARTICHAUT

Cynara scolymus

Famille : Astéracées

Habitat : les jardins du midi de l'Europe.

Description : cette plante herbacée vivace est la barigoule provençale ; sa tige, qui peut atteindre 2 mètres, porte des feuilles épineuses et lancéolées vert pâle sur le dessus et blanchâtres dessous ; à son extrémité, se développe la fleur, gros capitule de ligules bleu-violet issu d'un groupe de bractées pointues (la partie consommable) ; le fruit est un akène duveteux.

Partie(s) utilisée(s) : les feuilles sont récoltées à la main, à la période de la pleine floraison, puis mises à sécher.

Usage thérapeutique

Les feuilles sont riches en cynarine, tanins, mucilages et vitamine A ; les propriétés cholagogues sont traditionnellement mises à profit pour traiter les maladies biliaires et hépatiques ; la plante a aussi un effet bénéfique dans le diabète ; en voie externe, le suc frais est utilisé contre l'eczéma.

Mode d'utilisation

En phytothérapie par voie interne (décoctions) et voie externe (suc).

Autres utilisations

Culinaire ; dans la fabrication de liqueurs digestives amères.

ASPÉRULE ODORANTE

Galium odoratum (syn. Asperula odorata)

Famille : Rubiacées

Habitat : régions tempérées d'Europe, d'Amérique et d'Asie, dans les zones ombragées et les sols humides des sous-bois, de hêtres principalement.

Description : cette petite plante vivace de 10 à 40 centimètres possède un feuillage lancéolé disposé en étoile ; à l'extrémité de la tige, mince et quadrangulaire, s'épanouissent en ombelles des fleurs blanches et odorantes ; les fruits sont recouverts de soies, qui leur donnent un aspect velu.

Partie(s) utilisée(s) : les sommités sont récoltées dès la floraison et mises à sécher en évitant autant que faire se peut tout phénomène de brunissement.

Usage thérapeutique

L'aspérule odorante étant sédative, elle aide à lutter contre les spasmes digestifs, les palpitations cardiaques et favorise le sommeil ; elle est également diurétique et utilisée par voie externe en dermatologie (lésions surinfectées).

Mode d'utilisation

En phytothérapie par voie interne (infusions, décoctions et macérations – vin de mai) et voie externe (bains et compresses).

Précaution d'emploi

Des concentrations excessives sont susceptibles de générer des troubles neurologiques et digestifs.

AUBÉPINE

Crataegus oxyacantha (syn. Crataegus laevigata)

Famille : Rosacées

Habitat : régions tempérées de l'hémisphère Nord (Europe, Afrique du Nord, Asie).

Description : cet arbre ou arbuste disposé en haie, qui peut avoir jusqu'à 3 ou 4 mètres de hauteur, possède des rameaux gris, hérissés d'épines et couverts d'un feuillage vert, lobulaire et alterne ; les fleurs, blanches teintées de rose, sont disposées en corymbes ; les fruits sont des baies rouges et oblongues.

Partie(s) utilisée(s) : principalement les fleurs, cueillies avant épanouissement puis séchées à l'ombre ; également les sommités fleuries, voire les feuilles seules.

Usage thérapeutique

L'huile essentielle est extraite des fleurs, qui contiennent de nombreuses substances dont des glucosides et des flavonoïdes ; les feuilles renferment des stérols, des catéchines et des flavonoïdes. Traditionnellement, la plante est indiquée dans les troubles cardiaques (hypertension artérielle, artériosclérose, éréthisme cardiaque) et les états neurotoniques (insomnies).

Mode d'utilisation

En phytothérapie par voie interne (infusions, décoctions, gélules).

Précaution d'emploi

Potentiellement toxique à forte dose, l'usage de la plante doit faire l'objet d'une surveillance médicale.

AUNÉE OFFICINALE (grande aunée)

Inula helenium

Famille : Astéracées

Habitat : originaire des Balkans, la plante aime les sols humides des pays tempérés.

Description : il s'agit d'une vivace pouvant atteindre 1,50 mètre de hauteur, à la racine puissante, d'où partent une ou plusieurs tiges ramifiées à leur extrémité ; elles portent des feuilles alternes, ovales, dentées et allongées, qui vont décroissant de la base vers le sommet, et des inflorescences jaunes organisées en capitules ; les fruits sont des akènes surmontés d'une aigrette.

Partie(s) utilisée(s) : les racines sont déterrées en automne, puis mises à sécher et découpées.

Usage thérapeutique

La présence d'inuline, de composés amers (hélénine) et d'huiles essentielles confèrent des vertus qui, par voie orale, facilitent les fonctions d'élimination rénale et digestive et agissent comme sédatif de la toux ; par voie externe, la plante est utilisée en dermatologie (éruptions cutanées, lichens, etc.).

Mode d'utilisation

En phytothérapie par voie interne (infusions, décoctions, vins) et voie externe (gargarismes, bains) ; en aromathérapie par voie interne (sur avis médical) et voie externe (sur avis médical si le sujet présente un risque d'allergie).

Précaution d'emploi

Chez la femme enceinte, son utilisation par voie interne est soumise à un avis médical ; des réactions allergiques peuvent survenir quand la plante est utilisée en application locale.

BADIANE DE CHINE (anis étoilé)

Illicium verum

FAMILLE : Illicacées

HABITAT : sur les terres humides de Chine mais également du Japon, des Indes, voire d'Amérique du Nord et de France.

DESCRIPTION : il s'agit d'un arbre persistant qui peut mesurer jusqu'à 5 mètres de hauteur, à l'écorce grise et aux feuilles effilées ; ses fleurs sont de couleur jaune à vert pâle, et ses fruits sont formés de plusieurs coques assemblées en étoile, d'où le nom d'anis étoilé.

PARTIE(S) UTILISÉE (S) : les fruits (anis étoilés) sont récoltés à maturité.

Usage thérapeutique

Les fruits renferment principalement une huile essentielle, ainsi qu'une huile grasse, des tanins, des flavonoïdes et des phénols, qui leur confèrent des vertus digestives, utilisées pour lutter contre les flatulences, les ballonnements gastriques, les coliques ; la plante est également indiquée dans les états inflammatoires des voies respiratoires.

Mode d'utilisation

En phytothérapie par voie interne (décoction, infusions, gélules) ; en aromathérapie par voie interne.

Autres utilisations

Industrie agroalimentaire.

Précaution d'emploi

Illicium verum ne requiert pas de précautions particulières mais attention à *Illicium religiosum* qui est toxique, ainsi qu'à l'huile essentielle d'*Illicium anisatum* dont la vente ne peut se faire que sur prescription médicale.

BALLOTE NOIRE

Ballota nigra

FAMILLE : Lamiacées

HABITAT : les régions tempérées et chaudes d'Europe, des États-Unis et d'Asie, dans des sols incultes, riches en azote (jardins, décombres, etc.).

DESCRIPTION : cette plante vivace est velue, haute de 50 centimètres à 1 mètre, avec une tige garnie de feuilles alternes, ovales et dentées ; les fleurs de couleur pourpre sont groupées en verticilles au niveau des feuilles supérieures.

PARTIE(S) UTILISÉE(S) : les sommités fleuries sont cueillies en été, à la pleine floraison, et mises à sécher.

Usage thérapeutique

La présence de tanins, d'huiles essentielles, de pectine et d'acides organiques confèrent à la ballote des vertus sédatives (anxiété, insomnie, bouffées de chaleur, etc.), antispasmodiques et antitussives lorsqu'elle est utilisée par voie interne, et antalgiques (douleurs rhumatismales) par voie externe.

Mode d'utilisation

En phytothérapie par voie interne (infusions, décoctions) et voie externe (application locale de décoction).

Précaution d'emploi

L'usage de la plante est à éviter pendant la grossesse et en cas de troubles du rythme cardiaque ; à forte dose, elle peut également provoquer des diarrhées et une irritation rénale ; l'utilisation de l'huile essentielle par voie interne est fortement déconseillée.

BALSAMIER

Commiphora myrrha

FAMILLE : Burséracées

HABITAT : originaire du Yémen, d'Éthiopie et de Somalie, cette plante apprécie les sols ensoleillés.

DESCRIPTION : cet arbre haut de 4 à 5 mètres est pourvu de nombreuses épines, de feuilles caduques, et de fleurs rouges qui donnent des fruits pointus.

PARTIE(S) UTILISÉE(S) : la résine odorante (myrrhe) qui suinte du tronc.

Usage thérapeutique

Les principaux composants de la myrrhe (l'huile essentielle et la résine) servent à traiter les troubles de la bouche (aptes, gingivites) ainsi que certains troubles cutanés (plaies, hémorroïdes, ulcères, etc.).

Mode d'utilisation

En phytothérapie par voie interne (gélules, teinture mère) et voie externe (bains de bouche, gargarismes avec poudre de plante ou teinture mère) ; en aromathérapie par voie externe (massages, gargarismes).

Autres utilisations

En parfumerie.

BARDANE

Arctium lappa
(syn. Arctium majus)

FAMILLE : Astéracées

HABITAT : originaire d'Europe et d'Asie, la plante se rencontre désormais un peu partout dans le monde sous des climats tempérés, dans les zones incultes.

DESCRIPTION : c'est une plante bisannuelle, composée d'une racine fuselée, d'une tige cylindrique pouvant atteindre plus de 1 mètre de hauteur et de feuilles alternes dentelées ; les fleurs rouge sombre sont organisées en capitules et entourées de bractées terminées par un crochet.

PARTIE(S) UTILISÉE(S) : la racine, qui renferme de nombreuses substances, est récoltée au printemps juste avant la floraison, puis séchée à une température avoisinant 35 °C ; elle est ensuite le plus souvent ébouillantée avant séchage, ce qui potentialise ses vertus.

Usage thérapeutique

La racine contient des tanins, des mucilages, de l'inuline, des huiles essentielles, des composés antimicrobiens et antifongiques ; par voie interne, la plante est traditionnellement utilisée dans le traitement de diverses dermatoses et des furonculoses en particulier, pour le diabète et pour favoriser l'élimination digestive et rénale ; en application locale, elle constitue un traitement d'appoint des affections dermatologiques.

Mode d'utilisation

En phytothérapie par voie interne (infusions, décoctions) et voie externe (bains, cataplasmes, lotions/huiles capillaires, gargarismes).

BASILIC

Ocimum basilicum

Famille : Lamiacées

Habitat : originaire d'Asie, la plante qui aime la chaleur s'est répandue dans les régions méditerranéennes.

Description : cette plante annuelle aromatique peut atteindre 50 centimètres de hauteur ; sur la tige, branchue et anguleuse, les feuilles ovales et épaisses sont disposées de façon opposée ; les fleurs blanches, parfois légèrement rosées, sont organisées en verticilles formant des épis ; les fruits sont des tétrakènes.

Partie(s) utilisée(s) : les sommités sont récoltées en pleine floraison puis séchées à l'ombre.

Usage thérapeutique

Le basilic contient une huile essentielle (estragol principalement), des tanins, de la saponine et des glucosides ; par voie interne, il est utilisé pour ses propriétés antispasmodiques et digestives (constipation, douleurs gastriques, aérophagie, coliques, etc.) ; par voie externe, il est apprécié pour ses vertus relaxantes.

Mode d'utilisation

En phytothérapie par voie interne (infusions) et voie externe (bain, compresses, gargarismes).

Autres utilisations

Industrielle dans la fabrication de parfums ou d'encens ; comme aromate dans l'agroalimentaire.

Précaution d'emploi

Attention, prise à forte dose l'huile essentielle peut avoir des effets hypnotiques.

BENJOIN

Imperatoria ostruthium

Famille : Apiacées

Habitat : les régions de basses et moyennes montagnes, riches en sols siliceux, particulièrement à proximité des cours d'eau.

Description : il s'agit d'une plante vivace dont la racine en forme de

tubercule donne naissance à une grosse tige cylindrique avoisinant le mètre ; le feuillage est alterne et composé de feuilles pétiolées, divisées en folioles ; les fleurs blanches forment de larges ombelles ; le fruit est un diakène, elliptique dans sa partie basse.
Partie(s) utilisée(s) : le tubercule, recueilli au printemps ou à l'automne, est découpé, séché et conservé au sec.

Usage thérapeutique

tanins, principes amers et huiles essentielles (limonène, phélandrène et pinène) confèrent au benjoin des propriétés tonifiantes, diurétiques, sudorifiques, antiasthéniques et surtout carminatives (facilite la digestion, atténue les gaz intestinaux).

Mode d'utilisation

En phytothérapie par voie interne (décoctions, macérations à froid).

Précaution d'emploi

À forte dose, le benjoin peut s'avérer toxique pour l'organisme.

BENOITE

Geum urbanum

Famille : Rosacées
Habitat : les sols frais et humides des régions d'Afrique du Nord, d'Asie et d'Europe.
Description : il s'agit d'une plante vivace à gros rhizome, dont la tige mince et ramifiée dépasse rarement 50 centimètres ; les feuilles sont trifoliées, lancéolées et dentées ; des fleurs jaunes solitaires s'épanouissent à l'extrémité de la tige ; elles donneront des akènes à excroissances crochetées.
Partie(s) utilisée(s) : les feuilles et le rhizome sont ramassés puis mis à sécher.

Usage thérapeutique

Le rhizome contient des substances amères, des tanins, de l'huile essentielle et un pigment ; par voie interne, la plante possède des vertus astringentes (hémorragies, diarrhées) et antipyrétiques (combat la fièvre) ; elle soulage également certains troubles digestifs (douleurs gastriques, aérophagie) ; par voie externe, elle améliore les états hémorragiques et inflammatoires de la cavité buccale, les hémorroïdes et certaines dermatoses.

Mode d'utilisation

En phytothérapie par voie interne (décoctions, vin fortifiant) et voie externe (gargarismes, bains, compresses).

BERCE COMMUNE

Heracleum sphondylium

Famille : Apiacées
Habitat : les régions fraîches d'Europe.
Description : c'est une plante vivace velue, dont la grosse tige cylindrique striée (jusqu'à 2 mètres de hauteur) porte de larges feuilles alternes et dentées, et des fleurs, terminales,

disposées en ombelles ; les fruits sont ovales et striés.

Partie(s) utilisée(s) : les feuilles sont récoltées avant la floraison et séchées.

Usage thérapeutique

La berce commune est utilisée pour ses propriétés diurétiques ; elle facilite encore la digestion, soulage les rhumatismes et est aussi connue pour ses vertus aphrodisiaques.

Mode d'utilisation

En phytothérapie par voie interne (décoctions).

Précaution d'emploi

Des réactions de phototoxicité liées à la présence de dérivés de coumarines ont été décrites.

BERGAMOTIER

Citrus bergamia

Famille : Rutacées

Habitat : originaire d'Asie, le bergamotier pousse dans les régions méditerranéennes et notamment en Italie.

Description : cet arbre, qui peut atteindre une dizaine de mètres de hauteur, arbore un feuillage persistant d'où émergent des fleurs blanches très parfumées ; les fruits ont une écorce également très aromatique.

Partie(s) utilisée(s) : l'écorce du fruit dont on extrait le principe actif.

Usage thérapeutique

Le principe actif est une huile essentielle riche en limonème, bergaptène, linalol et acétate de linalyle, principalement utilisée localement à des fins de relaxation.

Mode d'utilisation

En aromathérapie par voie interne et voie externe (inhalation).

Autres utilisations

Dans l'industrie agroalimentaire et cosmétique.

Précaution d'emploi

L'huile essentielle de bergamote ne doit être utilisée, par voie interne, que sur avis médical ; en raison de son caractère photosensibilisant, elle est à éviter avant toute exposition solaire ; elle peut également favoriser l'apparition de taches ; chez la femme, son emploi est fortement déconseillé durant les 3 premiers mois de grossesse.

BÉTOINE

Stachys officinalis
(syn. Stachys betonica)

Famille : Lamiacées

Habitat : originaire d'Europe occidentale et méridionale, la plante se complaît dans les zones ombragées (clairières, prairies, pâturages, etc.).

Description : cette plante vivace à petite racine et tige simple d'environ 50 centimètres s'orne de feuilles ovales, opposées et pétiolées à la base ; les fleurs, pourpres, sont regroupées en verticilles donnant un épi terminal ; le fruit est un tétrakène.

Partie(s) utilisée(s) : les parties aériennes sont récoltées en juin, au début de la floraison, puis entreposées au sec dans un espace aéré.

Usage thérapeutique

Tanins, alcaloïdes, huiles essentielles et principes amers constituent les principaux composés de la plante ; ses différentes propriétés (désinfectantes, astringentes ou encore stimulantes) sont utilisées par voie interne pour lutter contre la fièvre, l'asthme et les affections respiratoires ; par voie externe, pour diminuer les réactions inflammatoires locales.

Mode d'utilisation

En phytothérapie par voie interne (infusions, poudre) et voie externe (application locale de compresse).

Autres utilisations

En médecine vétérinaire contre les troubles digestifs.

Précaution d'emploi

Son emploi est formellement déconseillé chez la femme enceinte.

BIGARADIER

voir ORANGER AMER

BISTORTE

Polygonum bistorta *(syn. Persicaria bistorta)*

Famille : Polygonacées

Habitat : toutes les régions d'Europe, humides et tempérées, de basse ou haute altitude.

Description : plante vivace à gros rhizome coudé, donnant une tige droite et cylindrique qui peut atteindre de 80 centimètres à 1 mètre ; les feuilles sont alternes et lancéolées ; les fleurs, de couleur rose, forment un épi terminal ; le fruit est un akène.

Partie(s) utilisée(s) : la racine est arrachée de préférence à l'automne, puis découpée et séchée.

Usage thérapeutique

Particulièrement riche en amidon et en tanins galliques, la bistorte renferme également de la catéchine et de l'acide silicique, qui lui confèrent des propriétés astringentes et hémostatiques quand elle est prise par voie orale ; elle diminue également les réactions inflammatoires de la peau et des muqueuses (cavité buccale).

Mode d'utilisation

En phytothérapie par voie interne (décoctions) et voie externe (gargarismes, compresses locales).

Précaution d'emploi

Le traitement ne doit pas se poursuivre au-delà de 1 mois.

BLEUET

Centaurea cyanus

Famille : Astéracées

Habitat : plante commune dans les pays d'Europe, d'Asie ou encore d'Amérique du Nord, elle s'est développée avec l'extension des cultures céréalières, principalement le blé.

Description : cette herbacée bisannuelle possède une tige ramifiée d'environ 20 centimètres, portant des feuilles alternes et linéaires ; les capitules des fleurs tubulées, d'un bleu profond, sont solitaires ; le fruit est un akène.

Partie(s) utilisée(s) : les fleurs isolées sont récoltées manuellement puis séchées en couches minces, dans l'obscurité pour préserver leur couleur.

Usage thérapeutique

Les fleurs contiennent de nombreuses substances parmi lesquelles des saponines, des mucilages, des tanins, de la cichorine, un glucoside et des pigments organiques (anthocyanosides). Traditionnellement, elles sont utilisées par voie interne pour accroître la diurèse, améliorer la digestion, soulager les irritations et gênes oculaires ; en application locale, elles calment les lésions ulcéreuses ; sous forme de lotion capillaire, elles exercent une action antipelliculaire.

Mode d'utilisation

En phytothérapie par voie interne (infusions) et voie externe (bains, lotion capillaire).

BOLDO

Peumus boldus

Famille : Monimiacées

Habitat : originaire du Chili, cet arbre pousse aujourd'hui sur les sols arides du Bassin méditerranéen et d'Amérique du Nord.

Description : ce petit arbre aromatique s'orne de feuilles persistantes, ovales, de couleur vert grisâtre, légèrement enroulées sur la face inférieure, à l'aisselle desquelles naissent des grappes de fleurs, jaunes ou blanches ; les fruits sont de petites drupes jaunes translucides.

Partie(s) utilisée(s) : les feuilles et l'écorce de l'arbre sont ramassées tout au long de l'année.

Usage thérapeutique

Les feuilles contiennent une huile essentielle monoterpénique, des flavonoïdes et des alcaloïdes représentés majoritairement par la boldine ; la plante est indiquée pour traiter les troubles dyspeptiques (flatulences, éructations, etc.) et les brûlures digestives, ainsi que pour faciliter les fonctions d'élimination rénale et digestive ou encore de stimulation et d'écoulement biliaire (cholérétique et cholagogue).

Mode d'utilisation

En phytothérapie par voie interne (décoctions, infusions, gélules) ; en aromathérapie par voie interne et voie externe.

Précaution d'emploi

Une absorption massive peut déclencher des troubles digestifs (diarrhée, nausées).

BOUILLON-BLANC (molène)

Verbascum thapsus

FAMILLE : Scrofulariacées

HABITAT : les sols incultes et ensoleillés de toute l'Europe.

DESCRIPTION : il s'agit d'une robuste plante bisannuelle, à tige simple et droite pouvant atteindre 2 mètres de hauteur, avec des feuilles ovales, crénelées, sessiles et alternes ; de grandes fleurs jaunes forment un épi terminal ; le fruit est une capsule qui contient les graines.

PARTIE(S) UTILISÉE(S) : on récolte les feuilles (avant la floraison) et les fleurs que l'on fait sécher en prenant soin de les retourner régulièrement.

Usage thérapeutique

Les fleurs contiennent du mucilage, des tanins et des saponines utilisés pour leurs propriétés expectorantes, antispasmodiques, anti-inflammatoires (digestives) et diurétiques ; en usage externe, le bouillon-blanc soulage les hémorroïdes et les ulcères.

Mode d'utilisation

En phytothérapie par voie interne (infusions, décoctions, macération à froid – onguents émollients) et voie externe (cataplasmes, bains).

BOULEAU BLANC

Betula alba
(syn. Betula pendula, Betula verrucosa)

FAMILLE : Bétulacées

HABITAT : régions tempérées d'Europe et d'Asie.

DESCRIPTION : l'écorce blanche fendillée est caractéristique de ce bel arbre, qui s'élève parfois à plus de 20 mètres ; ses rameaux flexibles sont recouverts de feuilles triangulaires, pétiolées et alternes ; les fleurs unisexuées, jaune verdâtre, sont organisées en chatons ; les fruits sont des akènes ailés.

PARTIE(S) UTILISÉE(S) : les jeunes feuilles principalement, mais aussi les fleurs et l'écorce après séchage.

Usage thérapeutique

Le bouleau blanc est traditionnellement connu pour ses vertus diurétiques et désinfectantes des voies urinaires liées à la présence de tanins, de saponines, d'huiles essentielles et de résines ; l'écorce est particulièrement indiquée pour les problèmes dermatologiques (eczéma, dartres) ; en application externe, le bouleau est rafraîchissant, soulage les rhumatismes et aide à lutter contre les pellicules.

Mode d'utilisation

En phytothérapie par voie interne (infusions, décoctions) et voie externe (bains).

BOURDAINE

Rhamnus frangula

Famille : Rhamnacées

Habitat : dans les zones humides et incultes d'Europe, d'Afrique du Nord et d'Asie.

Description : la bourdaine forme des buissons de 3 à 5 mètres de hauteur, à tiges flexibles et rameuses couvertes d'une écorce brune ; à l'aisselle des feuilles alternes, plutôt ovales et nervurées, naissent des bouquets de fleurs blanc verdâtre ; les fruits sont des drupes rouges qui deviennent noires à maturité.

Partie(s) utilisée(s) : l'écorce est récoltée au moment de la floraison, séchée puis stockée de préférence une année avant d'être utilisée.

Usage thérapeutique

L'écorce séchée contient des dérivés anthracéniques (franguloside A et B, glucofranguloside A et B), ainsi que des dimères ; traditionnellement utilisée comme laxatif, la plante a aussi une action sur le foie et la vésicule biliaire.

Mode d'utilisation

En phytothérapie par voie interne (décoctions, infusions).

Précaution d'emploi

À forte dose, l'écorce et les fruits sont toxiques.

BOURRACHE OFFICINALE

Borago officinalis

Famille : Boraginacées

Habitat : originaire du Proche-Orient, la plante croît sur les terres incultes d'Europe.

Description : cette annuelle à la tige velue et ramifiée atteint environ 50 centimètres de hauteur ; elle produit des feuilles alternes, ovales, également velues, et des fleurs bleu vif, à sépales et à étamines ; ses fruits sont des tétrakènes.

Partie(s) utilisée(s) : on récolte les sommités fleuries ou bien les fleurs et les feuilles séparément, qui sont ensuite séchées en couche mince.

Usage thérapeutique

La bourrache, qui renferme principalement des alcaloïdes (thésinine dans les fleurs ; amabiline, supinine, lycopsamine dans les tiges et les feuilles), est utilisée par voie orale comme diurétique, dépuratif, sudorifique et anti-inflammatoire, notamment en cas d'affections bronchiques aiguës bénignes ; par voie externe, c'est un anti-inflammatoire cutané.

Mode d'utilisation

En phytothérapie par voie interne (infusions) et voie externe (application locale de compresses, cataplasmes).

Précaution d'emploi

Par voie interne, son emploi nécessite un avis médical ; l'utilisation de la plante est soumise à réglementation dans certains pays.

BRUYÈRE COMMUNE

Calluna vulgaris

FAMILLE : Éricacées

HABITAT : les terrains siliceux d'Europe.

DESCRIPTION : cet arbrisseau développe un réseau de rameaux rougeâtres qui portent des feuilles opposées et sessiles, de couleur verte à grise et des petites fleurs roses en épis terminaux ; le fruit est une capsule contenant des graines.

PARTIE(S) UTILISÉE(S) : les sommités fleuries sont ramassées en début de floraison, séchées dans un lieu ombragé et aéré, et conservées dans l'obscurité.

Usage thérapeutique

La bruyère contient de nombreuses substances, parmi lesquelles des flavonoïdes, des tanins et de l'acide silicique connus pour leurs propriétés antiseptiques, diurétiques et anti-inflammatoires ; elle est utilisée dans le traitement de certains troubles de l'appareil urinaire ; c'est également un très bon décongestionnant prostatique.

Mode d'utilisation

En phytothérapie par voie interne (infusions) et voie externe (cataplasmes).

CAJEPUT

Melaleuca leucadendron (autre variété : niaouli, *Melaleuca viridiflora*)

Famille : Myrtacées

Habitat : originaire d'Asie (Philippines, Malaisie…), il est cultivé pour son bois et son huile essentielle.

Description : ce grand arbre de 30 à 40 mètres, aux feuilles ovales, est remarquable par son odeur piquante et sa floraison en abondantes grappes de bouquets blancs et velus.

Partie(s) utilisée(s) : on récolte tout au long de l'année les feuilles et les bourgeons dont on extrait l'huile essentielle.

Usage thérapeutique

L'huile essentielle est notamment très riche en cinéol, un composé très antiseptique ; la voie interne, réservée à la prescription médicale, concerne surtout les affections microbiennes des voies respiratoires supérieures ; par voie externe, elle est utilisée pour soulager les maux de gorge.

Mode d'utilisation

En aromathérapie par voie interne (toujours sous contrôle médical) et voie externe (inhalations, cataplasmes).

Précaution d'emploi

L'huile essentielle est déconseillée pendant la grossesse et ne doit être prise, par voie interne, que sur prescription médicale.

CALAMENT (menthe des montagnes)

Calamintha officinalis

Famille : Lamiacées

Habitat : la plante est très répandue en France, notamment dans les régions montagneuses.

Description : cette plante vivace ramifiée, d'une hauteur moyenne de 20 centimètres, exhale un parfum de menthe, d'où son surnom commun de menthe des montagnes ; sur les tiges molles et velues se développent des feuilles opposées, dentées et pétiolées et des fleurs roses réunies par un pédoncule ; le fruit est un tétrakène oblong.

Partie(s) utilisée(s) : les sommités fleuries sont recueillies de juin à juillet, en pleine floraison, puis séchées et conservées à l'abri de l'air et de la lumière.

Usage thérapeutique

Les sommités fleuries fournissent une huile essentielle monoterpénique connue pour son action sur les migraines et les troubles digestifs ; elle aide également à lutter contre le hoquet.

Mode d'utilisation

En phytothérapie par voie interne (infusions).

Autres utilisations

Comme plante d'agrément pour son odeur mentholée.

Précaution d'emploi

Son emploi est déconseillé chez la femme enceinte.

CALENDULA

voir SOUCI DES JARDINS

CAMOMILLE ROMAINE

Anthemis nobilis (syn. Chamaemelum nobile)

Famille : Astéracées

Habitat : toutes les régions tempérées d'Europe, sur des sols riches en silice.

Description : cette plante vivace à grosses racines fibreuses développe des tiges ramifiées de 20 à 30 centimètres, fines et velues, pourvues de feuilles alternes segmentées ; à leur sommet s'épanouissent des inflorescences, blanches et ligulées, en capitules solitaires.

Partie(s) utilisée(s) : les fleurs sont recueillies en début de floraison, séchées dans un lieu aéré, puis soumises à un tri afin d'éliminer les éléments bruns ou noirâtres.

Usage thérapeutique

La camomille romaine renferme des lactones, une huile essentielle, des coumarines, des phénols et des flavonoïdes, et est traditionnellement indiquée pour traiter les troubles digestifs (aérophagie, digestion lente) et comme antispasmodique ; localement, elle constitue un traitement d'appoint aux douleurs rhumatismales ainsi qu'à diverses dermatoses ; elle calme également les douleurs de la sphère ORL et les irritations oculaires.

Mode d'utilisation

En phytothérapie par voie interne (infusions) et voie externe (infusions, bains de bouche) ; en aromathérapie par voie interne et voie externe (compresses, pansements, bains).

Autres utilisations

Comme shampooing en cosmétologie.

Précaution d'emploi

Certains cas d'allergie ayant été signalés, l'huile essentielle par voie interne nécessite un avis médical.

CANNELLE DE CEYLAN

Cinnamomum zeylanicum

Famille : Lauracées

Habitat : originaire de l'Inde, l'arbre est principalement cultivé au Sri Lanka.

Description : c'est un arbre aromatique, haut de 10 mètres environ, au tronc droit couvert d'une écorce rugueuse, rouge à l'intérieur et grise à l'extérieur ; les feuilles sont opposées et alternes ; à leur aisselle, se déploient des inflorescences en grappes jaunâtres, qui donneront des fruits ovales.

Partie(s) utilisée(s) : les rameaux sont détachés de l'arbre pour en retirer l'écorce, la cannelle proprement dite, qui est roulée avant d'être exposée au soleil ; par la suite, elle pourra se présenter sous la forme d'un tuyau entier ou brisé, voire de morceaux, de copeaux ou de poudre.

Usage thérapeutique

Amidon, terpènes, oligomères proanthocyanidoliques, huile essentielle composée de dérivés aromatiques sont les principaux constituants de la cannelle ; ils agissent sur la fonction digestive, facilitent la prise de poids et aident à combattre la fatigue ; l'huile essentielle est souveraine dans le traitement des infections urinaires chroniques.

Mode d'utilisation

En phytothérapie par voie interne (teinture mère, infusions, vins) ; en aromathérapie par voie interne et voie externe (gargarismes, bains, massages).

Précaution d'emploi

Son emploi est formellement déconseillé chez l'enfant et nécessite un avis médical pour un adulte hypertendu ; à forte dose, la plante peut être toxique pour le foie.

CARDÈRE

Dipsacus sylvestris (syn. Dipsacus fullonum)

Famille : Dipsacacées

Habitat : les terrains incultes d'Europe, d'Asie, d'Afrique du Nord et d'Amérique du Nord.

Description : c'est une plante bisannuelle épineuse haute de 1,50 mètre ; de la tige cylindrique partent des feuilles de grande taille, opposées, lancéolées et dentées, qui constituent un godet à la base de la plante ; les fleurs roses sont réunies en gros capitules terminaux et donnent des fruits plutôt oblongs.

Partie(s) utilisée(s) : c'est principalement la racine qui est utilisée, mais la plante entière est récoltée au début de la floraison.

Usage thérapeutique

La racine de cardère a des propriétés sudorifiques, dépuratives et diurétiques, dues notamment à la présence d'acide silicique et de sels de potasse ; elle est intéressante dans les affections de la peau et des phanères (eczéma, psoriasis, acné) ; l'eau que contient le godet basal peut être appliquée sur les yeux et le visage pour ses vertus apaisantes.

Mode d'utilisation

En phytothérapie par voie interne (décoctions) et voie externe (application locale d'eau de cardère).

CARLINE ACAULE

Carlina acaulis

Famille : Astéracées

Habitat : originaire des régions montagneuses d'Europe centrale et du Sud, des Balkans et du sud de la Russie, elle pousse en France dans le Massif central et les Alpes.

Description : la tige est pérenne, courte voire absente, les feuilles dentelées et épineuses ; les capitules floraux sont hémisphériques et de grande taille (10 centimètres environ) ; à leur base se trouve une bractée, épineuse à l'extérieur et membraneuse à l'intérieur.

Partie(s) utilisée(s) : la racine est extraite manuellement puis séchée et conservée à l'abri de la lumière et de l'humidité.

Usage thérapeutique

La racine contient des huiles essentielles (carlinène, « oxyde carlinique », carilène), du phénol et de l'acide palmitique, substances possédant traditionnellement des propriétés diurétiques, laxatives et anti-infectieuses ; par voie externe, elles permettent de combattre certaines dermatoses (furonculose, pyodermie).

Mode d'utilisation

En phytothérapie par voie interne (infusions, décoctions) et voie externe (décoctions, bains).

Précaution d'emploi

Un usage abusif peut provoquer des diarrhées et des vomissements.

CAROTTE

Daucus carota

Famille : Apiacées

Habitat : originaire d'Europe, la plante est désormais cultivée un peu partout dans le monde.

Description : il s'agit d'une bisannuelle à racine fuselée de couleur orangée, dont la tige ramifiée et couverte de feuilles alternes, duveteuses et pennées, se développe tardivement ; les fleurs sont blanches et forment des ombelles terminales ; les fruits sont des diakènes à soies crochues.

Partie(s) utilisée(s) : la pulpe de la racine arrivée à maturation et le suc.

Usage thérapeutique

Les principaux constituants de la carotte sont des vitamines (A, B9, C, provitamine A ou carotène), des sucres (levulose et dextrose), des sels minéraux (fer, calcium, phosphore, sodium, potassium, magnésium, manganèse, arsenic, soufre, cuivre, brome), une essence, la carotine, de l'asparagine, de la daucarine ; ces substances agissent en qualité de diurétique, de régulateur du transit intestinal, de vermifuge et de dépuratif ; la provitamine A est bien connue pour son action sur l'acuité visuelle ; la carotte est également consommée pour son action antivieillissement.

Mode d'utilisation

En phytothérapie par voie interne (décoctions, pulpe, jus, soupe, gélules) et voie externe (décoction en compresse, lotion) ; en aromathérapie par voie interne et voie externe (applications cutanées).

Précaution d'emploi

Si des réactions allergiques surviennent avec l'huile essentielle, consultez un médecin..

CARVI (cumin des prés)

Carum carvi

Famille : Apiacées

Habitat : originaire d'Asie, il pousse de façon spontanée sur les terres calcaires d'Asie et d'Europe.

Description : plante bisannuelle, parfois vivace, le carvi mesure de 50 centimètres à 1 mètre de hauteur ; sa tige striée et ramifiée porte un feuillage découpé et alterne duquel émerge des fleurs blanches à rosées organisées en ombelles ; le fruit est une capsule ovoïde qui contient deux graines.

Partie(s) utilisée(s) : les plantes entières sont ramassées à la fin de l'été, mises à sécher puis battues pour libérer les graines des capsules, qui doivent être stockées au sec.

Usage thérapeutique

L'huile essentielle du carvi contient principalement la carvone, constituée d'acide oléique, de protéines et de glucides, de flavonoïdes et d'acides phénols, ce qui en fait un composé de choix pour traiter les troubles digestifs avec spasmes gastro-intestinaux, flatulences et ballonnements ; elle est également cholagogue et stimule la sécrétion lactée ; elle peut aussi être utilisée localement pour ses propriétés antifongiques.

Mode d'utilisation

En phytothérapie par voie interne (infusions, tisanes) ; en aromathérapie par voie interne et voie externe (bains de bouche, frictions).

Autres utilisations

Dans l'industrie agroalimentaire.

Précaution d'emploi

À forte dose, l'huile essentielle prise par voie interne peut être néfaste pour le foie et les reins ; elle nécessite un avis médical chez la femme enceinte et l'enfant.

CASSIS

Ribes nigrum

Famille : Grossulariacées

Habitat : originaire d'Asie, le cassis est cultivé en Europe centrale et, pour la France, principalement en Bourgogne.

Description : il s'agit d'un arbrisseau pouvant atteindre 2 mètres de hauteur, dont la tige branchue porte des feuilles pourvues de glandes sécrétrices sur leur face inférieure ; les fleurs rougeâtres sont organisées en grappes ; elles donnent des baies charnues, noires et odorantes.

Partie(s) utilisée(s) : les feuilles sèches sont ramassées au début de l'été, et les baies cueillies à maturité.

Usage thérapeutique

Les fruits, riches en sucre, renferment des flavones et des anthocyanosides ; les feuilles, contiennent très peu d'huile essentielle, des flavonoïdes et des prodelphinidols ; elles sont traditionnellement utilisées par voie orale pour favoriser les fonctions d'élimination rénale et digestive ; elles sont également indiquées dans le traitement des manifestations articulaires douloureuses et les régimes amaigrissants.

Mode d'utilisation

En phytothérapie par voie interne (infusions, décoctions, sirops, gélules) et voie externe (bains de bouche, cataplasmes).

Autres utilisations

Dans l'industrie agroalimentaire ; dans la cuisine (purée, confiture, jus).

CÈDRE
Cedrus atlantica

Famille : Pinacées

Habitat : principalement les montagnes de l'Atlas, en Afrique du Nord.

Description : il s'agit d'un conifère monoïque qui peut atteindre parfois 50 mètres de hauteur ; les feuilles, en aiguilles, sont de deux sortes, les unes allongées et isolées, les autres courtes et regroupées en rosette ; l'apparition des cônes vers la fin du mois d'août marque le début de la floraison.

Partie(s) utilisée(s) : on ramasse le bois, dont on extrait l'huile essentielle, et les feuilles.

Usage thérapeutique

Les principaux constituants du cèdre sont des cedrènes, du cédrol et de la cadinène, utiles dans les troubles circulatoires, cutanés et capillaires ; ils ont également des propriétés sédatives.

Mode d'utilisation

En phytothérapie par voie externe (lotion avec décoction) ; en aromathérapie par voie interne (toujours sur prescription médicale) et voie externe (applications cutanées, massages capillaires).

Autres utilisations

En cosmétologie.

Précaution d'emploi

L'huile essentielle est formellement déconseillée chez la femme enceinte ; son usage par voie interne est réservé à la prescription médicale.

CÉLERI (ache)

Apium graveolens

Famille : Apiacées

Habitat : sur les sols salins le plus souvent, dans toute l'Europe et en Asie.

Description : cette plante rameuse haute d'environ 50 centimètres développe une tige fortement striée et des feuilles coriaces, également comestibles ; les fleurs blanchâtres, regroupées en ombelles doubles, donnent des fruits globuleux très aromatiques.

Partie(s) utilisée(s) : les branches et les raves sont ramassées pour être consommées cuites ou crues selon l'indication ; les graines sont utilisées pour leur huile essentielle (linonème).

Usage thérapeutique

Outre l'huile essentielle, le céleri contient de nombreuses vitamines et oligoéléments, de la tyrosine, de l'acide glutamique, qui lui confèrent des vertus indiquées, par voie orale, dans les troubles digestifs, le surmenage, les affections rhumatismales, ainsi que des qualités diurétiques et stimulantes de la libido ; par voie externe, c'est un très bon cicatrisant des plaies et des ulcères.

Mode d'utilisation

En phytothérapie par voie interne (jus, décoctions, infusions) et voie externe (jus en lotion ou compresse, bains de bouche avec décoction) ; en aromathérapie par voie interne et voie externe.

Autres utilisations

Culinaire et condimentaire.

Précaution d'emploi

À dose élevée, le céleri peut déclencher des réactions allergiques et phototoxiques.

CERFEUIL

Anthriscus cerefolium

Famille : Apiacées

Habitat : plante courante des jardins, originaire d'Europe, d'Iran et d'Asie mineure, le cerfeuil aime les lieux en friche ; il est cultivé dans le monde entier.

Description : cette plante annuelle a une tige rameuse, haute de 70 à 80 centimètres, qui porte des feuilles alternes, pétiolées et dentées et des fleurs blanches en ombelles ; les fruits sont ovoïdes.

Partie(s) utilisée(s) : la plante entière qui sera consommée fraîche ou bien après séchage dans un local bien aéré.

Usage thérapeutique

Le cerfeuil contient du fer et de multiples vitamines ; ses propriétés diurétiques, stomachiques et cholagogues en font une plante de choix dans le traitement des œdèmes et des troubles digestifs ; localement, il est utilisé en dermatologie.

Mode d'utilisation

En phytothérapie par voie interne (infusions, bouillons, jus) et voie externe (application cutanée, cataplasmes avec feuilles séchées).

Autres utilisations

Culinaire et condimentaire.

CERISIER DE MONTMORENCY

Prunus cerasus

FAMILLE : Rosacées

HABITAT : originaire d'Asie, il est présent sous toutes les latitudes.

DESCRIPTION : l'écorce de cet arbre, haut de 7 à 8 mètres, est lisse ; parfois, des branches tombantes prolongent le tronc donnant à l'arbre un port arrondi ; les feuilles sont alternes et ovales, les fleurs blanches et regroupées en plusieurs endroits de la branche ; les fruits sont des drupes savoureuses qui se parent, selon les espèces, de différentes tonalités de rouge.

PARTIE(S) UTILISÉE(S) : les fruits et les queues, ainsi que les feuilles séchées.

Usage thérapeutique

Les queues, très riches en tanins, en vitamines (A, B, C) et en sels minéraux, sont connues pour leurs propriétés diurétiques ; elles sont également indiquées dans la prise en charge des affections articulaires et lithiasiques ; les feuilles, quant à elles, exercent une action plutôt carminative ; utilisés localement, les fruits sont tonifiants.

Mode d'utilisation

En phytothérapie par voie interne (décoctions, infusions avec les queues et les feuilles) et voie externe (emplâtres de cerises fraîches).

Autres utilisations

Dans la cuisine, comme fruit frais, en jus et sirop.

CHARDON-BÉNIT

Cnicus benedictus

FAMILLE : Astéracées

HABITAT : l'ensemble du Bassin méditerranéen.

DESCRIPTION : c'est une plante annuelle, dont la tige branchue et velue, haute de 50 centimètres, porte des feuilles alternes et lancéolées ; les fleurs, groupées en capitules terminaux, sont jaunes ; les fruits sont des akènes, également velus.

PARTIE(S) UTILISÉE(S) : les sommités fleuries sont recueillies au tout début de la floraison, de même que les feuilles qui sont mises à sécher.

Usage thérapeutique

Ses principaux constituants (sels minéraux, mucilages, huile essentielle, suc amer appelé cnicine et tanins) en font un composé de choix pour traiter les troubles digestifs et rhumatismaux ; la plante est également sédative et stimulante des fonctions hépatique et cardiaque.

Mode d'utilisation

En phytothérapie par voie interne (décoctions, infusions, teinture mère) et voie externe (baume).

Précaution d'emploi

La plante peut être toxique pour les reins.

CHARDON-MARIE

Silybum marianum

FAMILLE : Astéracées

HABITAT : les régions chaudes et ensoleillées du pourtour méditerranéen.

DESCRIPTION : haute d'environ 1 mètre, la plante se compose d'une grosse tige rameuse recouverte de longues feuilles alternes et piquantes ; les fleurs de couleur rose sombre sont organisées en capitules terminaux ; les fruits sont des akènes.

PARTIE(S) UTILISÉE(S) : on récolte les fruits après séchage des capitules ainsi que les feuilles, qui seront consommées fraîches ou sèches.

Usage thérapeutique

La présence de flavonoïdes et d'huiles essentielles confère à la plante des propriétés principalement cholagogues et antihémorragiques.

Mode d'utilisation

En phytothérapie par voie interne (décoctions de feuilles ou fruits, poudre de fruits, soupe de feuilles fraîches, gélules, teinture mère).

Autres utilisations

Dans l'industrie pharmaceutique (gouttes, pastilles).

CHÂTAIGNIER

Castanea sativa

FAMILLE : Juglandacées

HABITAT : dans les forêts à terrain silico-argileux de toute l'Europe.

DESCRIPTION : arbre caduque, le châtaignier mesure de 20 à 30 mètres de hauteur ; il arbore une écorce fissurée, des feuilles pétiolées et dentelées ; les fleurs femelles sont blanches, et les chatons, des fleurs mâles ; les fruits (châtaignes) sont groupés par deux ou trois à l'intérieur d'une cupule hérissée de piquants.

PARTIE(S) UTILISÉE(S) : les fruits, et les feuilles après séchage.

Usage thérapeutique

Les fruits, riches en eau et en amidon, contiennent aussi des protides et des lipides, des oligoéléments et des vitamines (B1, B2, C) et sont particulièrement tonifiants et énergisants ; des tanins, des terpènes, des flavonoïdes ainsi que de la vitamine C sont présents dans les feuilles, traditionnellement utilisées comme expectorant et sédatif de la toux.

Mode d'utilisation

En phytothérapie par voie interne (infusions avec feuilles ou cuisson des fruits) et voie externe (gargarismes avec décoction).

Précaution d'emploi

La châtaigne est contre-indiquée chez la personne diabétique.

CHÉLIDOINE

Chelidonium majus

FAMILLE : Papavéracées

HABITAT : les lieux incultes et pierreux d'Europe.

DESCRIPTION : cette vivace est une herbacée à tige ramifiée haute de 50 centimètres en moyenne, qui porte des feuilles alternes, pétiolées et découpées en lobes ; les fleurs jaunes sont organisées en ombelles terminales ; le fruit est une capsule allongée.

PARTIE(S) UTILISÉE (S) : les sommités fleuries sont récoltées avant la pleine floraison au début du printemps, puis séchées en couche mince.

Usage thérapeutique

Ces sommités contiennent de nombreuses substances parmi lesquelles des alcaloïdes (chélidonine notamment) liés à l'acide chélidonique, qui leur confèrent des vertus multiples : cholagogues, diurétiques, dépuratives, vermifuges, antispasmodiques et sédatives.

Mode d'utilisation

En phytothérapie par voie interne (décoctions) et voie externe (jus en applications cutanées).

Précaution d'emploi

La tige de la chélidoine fraîche contient un suc toxique, qui nécessite de porter des gants quand on cueille les sommités fleuries, et qu'il est déconseillé, comme c'est parfois l'usage dans les campagnes, d'appliquer sur des verrues pour les éliminer ; dans tous les cas, l'emploi de la plante fraîche en tisane est à proscrire et, de manière plus générale, est soumise à un avis médical.

CHÊNE PÉDONCULÉ

Quercus robur (syn. *Quercus pedunculata*)

FAMILLE : Fagacées

HABITAT : dans toutes les régions d'Europe à l'exception du Bassin méditerranéen, tantôt isolé, tantôt au sein de forêts de feuillus.

DESCRIPTION : il existe deux variétés de ce grand arbre aux rameaux tortueux, avec des feuilles alternes, pétiolées et ovales, et qui s'élève parfois à plusieurs dizaines de mètres : la première espèce se caractérise par des fleurs sessiles femelles, organisées en cupule contenant un gland ovoïde, et des fleurs mâles regroupées en chatons ; la seconde porte des fleurs pistillées avec un gland oblong.

PARTIE(S) UTILISÉE(S) : l'écorce des jeunes rameaux est prélevée avant la floraison, puis séchée au soleil ; les feuilles et les glands, d'efficacité moindre, sont bien plus rarement récoltés.

Usage thérapeutique

L'écorce contient principalement des tanins mais aussi des triterpènes et du quercétol ; stomachique et astringente, elle est indiquée dans le traitement des hémorroïdes et des pertes vaginales, des gerçures, des plaies cutanées et des inflammations de la cavité buccale.

Mode d'utilisation

En phytothérapie par voie interne (infusions, décoctions) et voie externe (bains, compresses, gargarismes, lotions, lavements, onguent, poudre).

Précaution d'emploi

Les contacts oculaires peuvent s'avérer irritants.

CHICORÉE SAUVAGE

Cichorium intybus

FAMILLE : Astéracées

HABITAT : l'Europe, l'Afrique, l'Asie et l'Amérique.

DESCRIPTION : il s'agit d'une plante vivace à grosse racine brune donnant naissance à une tige droite ramifiée, haute de 1 mètre, avec des feuilles plutôt lancéolées et sessiles ; les inflorescences, de couleur violine, s'épanouissent en capitules solitaires.

PARTIE(S) UTILISÉE(S) : les feuilles et les racines séchées.

Usage thérapeutique

Les racines sont riches en linuline. La chicorée est un stimulant des sécrétions digestives, diurétiques, dépuratives : elle aide aussi à combattre le diabète, les rhumatismes et les affections cutanées.

Mode d'utilisation

En phytothérapie par voie interne (infusions, décoctions).

CHIENDENT

Agropyrum repens (syn. Elytrigia repens)

FAMILLE : Poacées

HABITAT : l'hémisphère Nord (Europe, États-Unis, Afrique, Asie).

DESCRIPTION : c'est une plante vivace (graminée), aux racines rampantes à multiples radicelles ; sa tige, ronde, peut atteindre 1 mètre de hauteur ; les feuilles sont alternes, linéaires et engainées, les fleurs verdâtres disposées en épi terminal ; le fruit est un caryopse.

PARTIE(S) UTILISÉE(S) : les racines sont ramassées puis découpées avant d'être mises à sécher au soleil.

Usage thérapeutique

De nombreuses substances, parmi lesquelles des saponines, une huile essentielle, des sucres et des hydrocarbures, confèrent diverses vertus aux racines ; celles-ci sont réputées pour leur tropisme urinaire (action diurétique et antilithiasique) et articulaire (atteintes rhumatismales).

Mode d'utilisation

En phytothérapie par voie interne (infusions, décoctions) et voie externe (cataplasmes avec jus).

CHOU VERT

Brassica oleracea

Famille : Brassicacées

Habitat : originaire d'Europe, le chou est aujourd'hui consommé dans le monde entier.

Description : il s'agit d'une plante herbacée à tige épaisse, avec des feuilles gris-vert et des fleurs jaunes ; à la fin de l'été, se développe la tête de chou, qui se présente dans nos assiettes sous différentes formes (crue ou cuite).

Partie(s) utilisée(s) : les feuilles.

Usage thérapeutique

Outre les nombreuses vitamines, dont la vitamine C dont il est riche, le chou a des vertus désinfectantes, dépuratives et cicatrisantes.

Mode d'utilisation

En phytothérapie par voie externe (cataplasmes avec feuilles).

Autres utilisations

Cru ou cuit, dans la cuisine.

Précaution d'emploi

La pose prolongée de feuilles de chou peut parfois provoquer des irritations cutanées.

CIMICIFUGA

voir ACTÉE À GRAPPES

CITRONNELLE (verveine de l'Inde)

Cymbopogon citratus

Famille : Poacées

Habitat : originaire de l'Inde et d'Asie du Sud-Est, cette plante se cultive sur les sols d'Afrique, d'Amérique du Sud, d'Amérique centrale et de Madagascar.

Description : haute d'environ 1,50 mètre, la plante présente des feuilles étroites et lancéolées, dont les pédoncules ressemblent à des branches.

Partie(s) utilisée(s) : des feuilles est extraite l'huile essentielle.

Usage thérapeutique

Grâce à ses composants sédatifs, la citronnelle est utilisée dans les douleurs articulaires par voie externe, et aide à traiter par voie interne les troubles gastro-intestinaux (spasmes des intestins et de l'estomac).

Mode d'utilisation

En phytothérapie par voie interne (infusions) ; en aromathérapie par voie interne (sur avis médical) et voie externe (diffuseur, massages).

Précaution d'emploi

L'huile essentielle peut irriter la peau.

CITRONNIER

Citrus limon

Famille : Rutacées

Habitat : originaire d'Asie, le citronnier pousse dans les pays chauds (Bassin méditerranéen, Afrique, Caraïbes).

Description : haut parfois de 10 mètres, cet arbuste possède de longs rameaux pourvus de grandes feuilles pétiolées et ovales, à l'aisselle desquelles apparaissent des fleurs blanches, particulièrement odorantes ; les fruits, jaunes et pulpeux, sont répartis en une douzaine de quartiers autour d'un axe fibreux ; chacun contient quelques graines ovales, les pépins.

Partie(s) utilisée(s) : l'écorce du fruit mais aussi la pulpe sont recueillies pour leurs propriétés gustatives.

Usage thérapeutique

Le zeste renferme une huile essentielle composée majoritairement de limonène, ainsi que des flavonoïdes, de l'acide citrique, de la pectine, des dérivés coumariniques et des caroténoïdes ; stomachique, il agit traditionnellement comme veinotonique (augmente la tonicité des veines).

Mode d'utilisation

En phytothérapie par voie interne (infusions, jus pur) et voie externe (gargarisme avec jus pur mélangé à un verre d'eau chaude) ; en aromathérapie par voie interne (toujours sur prescription médicale) et voie externe (bains, massages, emplâtres, gargarismes).

Autres utilisations

Culinaire.

Précaution d'emploi

L'huile essentielle pouvant avoir une action photosensibilisante, il est conseillé de limiter les expositions au soleil.

CITROUILLE (courge)

Cucurbita pepo

Famille : Cucurbitacées

Habitat : originaire d'Amérique centrale, la citrouille est aujourd'hui consommée dans le monde entier.

Description : plante annuelle herbacée à longue tige rampante, de 5 à 10 mètres, elle arbore des feuilles plurilobées, pétiolées, velues et alternes ; les fleurs, jaune orangé, sont portées par un pédoncule ; le fruit (péponide) est une grosse baie charnue, à écorce épaisse, avec une loge unique contenant les graines.

Partie(s) utilisée(s) : les graines sont séchées, la pulpe entrant, elle, dans la confection de mets divers et de cataplasmes.

Usage thérapeutique

Les graines de citrouille renferment des stéroïdes, des hydrates de carbone, des huiles et des oligoéléments et sont indiquées quand il y a hypertrophie bénigne de la prostate, en cas de difficulté à uriner ; autrefois utilisées pour traiter des parasitoses intestinales, elles présenteraient aujourd'hui un intérêt dans l'infection à VIH, grâce à un effet inhibiteur sur la réplication virale.

Mode d'utilisation

En phytothérapie par voie interne (graines crues) et voie externe (cataplasmes avec décoction).

Autres utilisations

Culinaire.

COHOSH NOIR
voir ACTÉE À GRAPPES

CONSOUDE OFFICINALE
voir GRANDE CONSOUDE

COQUELICOT
Papaver rhoeas

FAMILLE : Papavéracées

HABITAT : sur les sols calcaires des zones incultes mais aussi en plein champ dans les régions tempérées d'Europe, d'Amérique, d'Afrique du Nord et d'Asie.

DESCRIPTION : cette plante herbacée produit une tige ramifiée, velue, de 50 centimètres environ, portant des feuilles alternes, allongées et dentées et déployant à son sommet une fleur d'un beau rouge vif, constituée de quatre pétales ; le fruit est une capsule conique.

PARTIE(S) UTILISÉE(S) : les pétales sont recueillis avec le plus grand soin et mis à sécher dans un endroit sec et bien aéré.

Usage thérapeutique

Les pétales contiennent principalement des alcaloïdes, qui ont des propriétés expectorantes et sédatives de la toux.

Mode d'utilisation

En phytothérapie par voie interne (infusions, sirops).

Précaution d'emploi

Cette plante qui peut être toxique doit être utilisée uniquement sur prescription médicale.

CORIANDRE
Coriandrum sativum

FAMILLE : Apiacées

HABITAT : originaire d'Inde, la coriandre aime les zones ensoleillées et est cultivée un peu partout dans le monde.

DESCRIPTION : cette herbacée annuelle présente une tige rameuse cannelée pouvant atteindre 1 mètre, des feuilles alternes et pétiolées ainsi que des inflorescences terminales en ombelles, de couleur blanche à rosée ; les fruits sont des diakènes.

PARTIE(S) UTILISÉE(S) : une fois récoltées, les ombelles sont mises à sécher puis battues pour en détacher les fruits ; ceux-ci seront ensuite entreposés dans un endroit sec et aéré.

Usage thérapeutique

Les akènes renferment une huile essentielle, des vitamines, des glucides, des lipides et de l'albumine, des tanins et de la pectine, qui confèrent à la coriandre une action principalement carminative et sédative.

Mode d'utilisation

En phytothérapie par voie interne (infusions, décoctions, gélules) et voie externe (lotions) ; en aromathérapie par voie interne (sur prescription médicale) et voie externe (bains, massages, inhalations).

Autres utilisations

Culinaire ; dans l'industrie agroalimentaire.

Précaution d'emploi

L'huile essentielle ne doit pas être prise par voie interne sans avis médical.

COUCOU

voir PRIMEVÈRE SAUVAGE

COURGE

voir CITROUILLE

CUMIN

Cuminum cyminum

Famille : Apiacées

Habitat : originaire d'Orient, le cumin se développe dans toutes les zones ensoleillées du globe.

Description : c'est une plante annuelle haute de 50 centimètres environ, à tige rameuse, et dont les feuilles, alternes, sont pétiolées et lancéolées ; les fleurs blanches sont disposées en ombelles terminales ; le fruit oblong est pourvu de striures.

Partie(s) utilisée(s) : le fruit est obtenu après séchage des tiges.

Usage thérapeutique

Il contient une huile essentielle, des flavonoïdes et des coumarines qui font du cumin un produit carminatif par excellence, indiqué notamment pour combattre les digestions difficiles, l'aérophagie, les coliques spasmodiques.

Mode d'utilisation

En phytothérapie par voie interne (infusions, décoctions) et voie externe (cataplasmes) ; en aromathérapie par voie interne et voie externe (bains, massages, emplâtres).

Autres utilisations

Dans l'industrie agroalimentaire.

Précaution d'emploi

Le cumin peut être irritant pour la peau en cas d'utilisation prolongée.

CUMIN DES PRÉS

voir CARVI

CYNORRHODON

voir ÉGLANTIER

CYPRÈS D'ITALIE

Cupressus sempervirens

FAMILLE : Cupressacées

HABITAT : les régions chaudes et ensoleillées du Bassin méditerranéen.

DESCRIPTION : le cyprès est un conifère de forme pyramidale, haut de 10 à 20 mètres, au feuillage persistant ; les feuilles sont opposées, triangulaires et étroitement appliquées en écailles sur les rameaux ; les fleurs sont des chatons, qui donneront des fruits coniques.

PARTIE(S) UTILISÉE(S) : les cônes, ou noix de cyprès, sont ramassés puis mis à sécher.

Usage thérapeutique

Les noix de cyprès renferment une huile essentielle, des dimères et oligomères proanthocyanidoliques ainsi que des terpènes ; ils entrent dans la composition de préparations destinées à combattre les insuffisances veinolymphatiques (hémorroïdes, jambes lourdes).

Mode d'utilisation

En phytothérapie par voie interne (décoctions) et voie externe (lotions) ; en aromathérapie par voie interne et voie externe (bains, massages, inhalations, gargarismes).

Précaution d'emploi

L'utilisation de l'huile essentielle par voie interne doit faire l'objet d'une prescription médicale.

DROSÉRA OFFICINALE

Drosera rotundifolia

Famille : Droséracées

Habitat : les régions humides (marécages et tourbières) et tempérées d'Europe.

Description : cette vivace est une plante carnivore dont les feuilles au long pétiole sont pourvues de tentacules desquels sourd une gouttelette gluante ; en leur centre, se dresse une ou plusieurs tiges d'une vingtaine de centimètres terminées par une grappe de petites fleurs blanches ; le fruit est une capsule.

Partie(s) utilisée(s) : les sommités fleuries sont cueillies en pleine floraison, puis mises à sécher.

Usage thérapeutique

La plante contient des composés enzymatiques, des vitamines (C notamment), des glucosides et des pigments, qui lui donnent des vertus sédatives et antispasmodiques utilisées pour lutter contre les toux rebelles et les troubles du sommeil.

Mode d'utilisation

En phytothérapie par voie interne (infusions, décoctions).

Précaution d'emploi

À utiliser avec précaution chez les personnes souffrant d'hypotension.

ÉGLANTIER

Rosa canina

Famille : Rosacées

Habitat : dans les haies et les fourrés des zones incultes d'Europe.

Description : cet arbre buissonnant et grimpant se déploie en longs arceaux couverts d'épines, de feuilles alternes et pétiolées avec des folioles dentées ; les fleurs, le plus souvent blanches, sont organisées en corymbes terminaux ; le fruit appelé cynorrhodon est un akène contenu dans un calice rouge et ovale.

Partie(s) utilisée(s) : les cynorrhodons sont utilisés aussitôt récoltés ou après séchage.

Usage thérapeutique

Ces fruits contiennent une huile grasse, une huile essentielle, de nombreux minéraux et de la vitamine C ; diurétiques, laxatifs et astringents, ils sont traditionnellement indiqués en cas d'atteintes rénales et vésiculaires (lithiases), rhumatismales et pour la goutte.

Mode d'utilisation

En phytothérapie par voie interne (infusions, décoctions, sirops, fruits frais).

Autres utilisations

Dans l'industrie agroalimentaire.

ÉPERVIÈRE

voir PILOSELLE

ÉPILOBE

Epilobium parviflorum

Famille : Onagracées

Habitat : les régions montagneuses d'Europe.

Description : plante pérenne à grande tige, portant un feuillage lancéolé et alterne, et terminée par une grappe de fleurs rose violacé ; les fruits sont des capsules.

Partie(s) utilisée(s) : les feuilles sont ramassées et entreposées dans un endroit sec et aéré.

Usage thérapeutique

Riches en mucilages et tanins de toutes sortes mais aussi en vitamine C, pectine et sucre, les feuilles sont surtout astringentes et donc efficaces dans les états inflammatoires de la prostate ou de la sphère ORL.

Mode d'utilisation

En phytothérapie par voie interne (infusions, décoctions, gélules) et voie externe (onguent).

ÉPINE-VINETTE

Berberis vulgaris

Famille : Berbéridacées

Habitat : dans toute l'Europe, sur des sols calcaires, ainsi qu'en Asie occidentale.

Description : il s'agit d'un petit arbuste vénéneux à feuillage ovale, denté et épineux, qui donne de grosses grappes tombantes d'inflorescences jaunes ; les fruits sont des baies ovoïdes rouges, non toxiques.

Partie(s) utilisée(s) : l'écorce est recueillie puis séchée ; les fruits, eux, sont consommés frais ou séchés.

Usage thérapeutique

L'écorce contient de la berbérine, un puissant alcaloïde aux propriétés antiseptiques, cholagogues et diurétiques.

Mode d'utilisation

En phytothérapie par voie interne (infusions, décoctions, tisanes).

Précaution d'emploi

À utiliser sous surveillance médicale car l'épine-vinette est toxique à forte dose (troubles digestifs et neurologiques).

ESCHSCHOLTZIA

voir PAVOT DE CALIFORNIE

EUCALYPTUS (gommier bleu)

Eucalyptus globulus

Famille : Myrtacées

Habitat : originaire d'Australie, d'Océanie et de Tasmanie, l'eucalyptus pousse dans les régions subtropicales et celles du Bassin méditerranéen.

Description : il s'agit d'un bel arbre, au tronc droit et lisse, qui peut s'élever à plusieurs dizaines de mètres de hauteur ; sur les jeunes rameaux, les feuilles sont opposées et ovales, tandis que sur les plus âgés elles sont alternes, pétiolées et pointues ; lors de la floraison, apparaît un calice recouvert d'un opercule qui se soulève pour laisser apparaître les étamines : le fruit est l'opercule du calice.

Partie(s) utilisée(s) : les feuilles sont ramassées sur les rameaux les plus âgés, puis séchées à l'ombre.

Usage thérapeutique

Les feuilles renferment une huile essentielle (le cinéole), des terpènes, des flavonoïdes et des tanins galliques ; par voie interne, elles sont traditionnellement indiquées dans le traitement des pathologies broncho-pulmonaires pour leurs vertus béchiques (contre la toux) et expectorantes, celui des troubles gastro-intestinaux et les états fébriles en général ; l'huile essentielle peut être utilisée par voie percutanée pour ses effets tonifiants ou encore en inhalation pour son action décongestionnante des voies aériennes supérieures ; enfin, la présence d'alphatocophérol et de polyphénols confèrent à l'eucalyptus une activité antioxydante.

Mode d'utilisation

En phytothérapie par voie interne (infusions, sirops, poudre, teinture mère, gélules) et voie externe (pommade, bains, nébulisation, inhalation, applications locales) ; en aromathérapie par voie interne et voie externe (applications locales, inhalations, cataplasmes, bains, massages).

Précaution d'emploi

L'eucalyptus doit être consommé sous stricte surveillance médicale ; des troubles digestifs et neurologiques ont été décrits en cas de surdosage ; son emploi est déconseillé chez le jeune enfant (moins de 3 ans), la femme enceinte ou allaitante.

EUPATOIRE

voir AIGREMOINE

EUPHRAISE

Euphrasia spp.

FAMILLE : Scrofulariacées

HABITAT : dans les prairies, pâturages et forêts d'Europe.

DESCRIPTION : la tige de cette plante annuelle haute de 20 à 30 centimètres est rameuse et recouverte de feuilles opposées et dentées, à l'aisselle desquelles naissent des fleurs blanc violacé ; le fruit est une capsule.

PARTIE(S) UTILISÉE(S) : les sommités fleuries, une fois ramassées, sont étendues en couche mince pour sécher.

Usage thérapeutique

La présence de tanins, de pigments, de sucs amers, d'une huile essentielle et d'un sucre (l'aucubine) confère à l'euphraise des vertus anti-inflammatoires, notamment ophtalmologiques (conjonctivite, blépharite) et ORL (sinusite, rhume des foins) ; par voie interne, c'est un très bon régulateur de la digestion et de l'humeur.

Mode d'utilisation

En phytothérapie par voie interne (infusions, décoctions) et voie externe (bains, compresses).

Précaution d'emploi

En cas de congestion pulmonaire, son emploi nécessite un avis médical.

FAUSSE SANGUENITE
voir SANTOLINE

FAUX ACACIA (robinier)
Robinia pseudoacacia

FAMILLE : Fabacées

HABITAT : originaire des États-Unis, il pousse aujourd'hui un peu partout en Europe, sur des sols pauvres en minéraux.

DESCRIPTION : arbuste à branches épineuses et feuilles alternes, le faux acacia donne des inflorescences blanches en grappes qui naissent à l'aisselle des feuilles ; les fruits sont des gousses tombantes.

PARTIE(S) UTILISÉE(S) : les fleurs sont récoltées en pleine floraison puis séchées dans des lieux ombragés ; l'écorce est également utilisée.

Usage thérapeutique

Outre l'huile essentielle qui a fait leur réputation, les fleurs renferment des flavonoïdes et des glucosides aux vertus antispasmodiques ; l'écorce, riche en robine et fazine, permet de combattre les anomalies gastriques.

Mode d'utilisation

En phytothérapie par voie interne (infusions, décoctions) ; en aromathérapie par voie interne.

Précaution d'emploi

L'huile essentielle relève de la prescription médicale.

FENOUIL
Foeniculum vulgare (autre variété : fenouil doux, *Foeniculum dulce*)

FAMILLE : Apiacées

HABITAT : originaire du Bassin méditerranéen, la culture du fenouil est aujourd'hui répandue dans de nombreux pays d'Afrique, d'Asie, d'Europe et d'Amérique du Sud.

DESCRIPTION : il s'agit d'une plante bisannuelle, parfois vivace, qui possède une grosse tige rameuse, ronde et lisse, pouvant mesurer 2 mètres de haut, et pourvue de feuilles pétiolées, finement segmentées et alternes ; les fleurs jaunes qui forment des ombelles terminales donnent des diakènes à côtes saillantes.

PARTIE(S) UTILISÉE(S) : on utilise principalement les graines, recueillies à partir des ombelles séchées, et aussi les racines, les feuilles et les tiges.

Usage thérapeutique

Les graines contiennent une huile essentielle (anéthole et fenchone), une huile grasse, des dérivés coumariniques, des flavonoïdes et des acides organiques ; traditionnellement, la plante est indiquée pour traiter les troubles dyspeptiques (propriétés spasmolytique et carminative), les inflammations des voies respiratoires supérieures et la rétention d'eau ; localement, elle a des vertus apaisantes pour les yeux.

Mode d'utilisation

En phytothérapie par voie interne (infusions, décoctions, gélules) et voie externe (bains oculaires avec décoction) ; en aromathérapie par voie interne et voie externe (bains, inhalations, massages).

Autres utilisations

Dans l'industrie agroalimentaire ; en cosmétologie.

Précaution d'emploi

Des réactions allergiques ayant été décrites, les préparations à base de fenouil ne doivent pas faire l'objet d'un usage prolongé sans avis médical ; l'huile essentielle étant narcotique à forte dose, son emploi relève de la prescription médicale.

FENOUIL BÂTARD

voir ANETH

FENUGREC

Trigonella foenum-graecum

Famille : Fabacées

Habitat : dans les champs des régions méditerranéennes ; le fenugrec est également cultivé en Inde et en Chine.

Description : plante herbacée annuelle, dont la tige, striée, mesure de 40 à 50 centimètres ; elle porte à son extrémité une fleur jaune pâle, le plus souvent solitaire ; les feuilles trifoliées, dentées et pétiolées sont alternes ; les gousses, semblables à des faucilles, contiennent des petites graines jaunâtres.

Partie(s) utilisée(s) : les gousses sont battues pour libérer les graines.

Usage thérapeutique

Des mucilages, des protéines, des flavonoïdes, une huile essentielle et une huile grasse, des stérols et des saponines sont les principales substances présentes dans les graines ; par voie orale, la plante est traditionnellement indiquée pour favoriser l'appétence ; elle est également galactagogue, hypocholestérolémiante et hypoglycémiante, et émolliente en usage externe.

Mode d'utilisation

En phytothérapie par voie interne (infusions, décoctions) et voie externe (cataplasmes).

Précaution d'emploi

Risque d'allergies cutanées en cas d'usage externe prolongé.

FIGUIER DE BARBARIE (nopal)

Opuntia ficus-indica

Famille : Cactacées

Habitat : originaire du Mexique, il pousse aujourd'hui dans toutes les régions méditerranéennes.

Description : il s'agit d'une plante vivace, qui peut atteindre de 4 à 5 mètres de hauteur ; la tige porte des segments juteux de forme ovale (raquettes) parsemés d'aiguilles ; au printemps, apparaissent des fleurs aux pétales jaune orangé, qui font place à des fruits oblongs, violets et comestibles.

Partie(s) utilisée(s) : les tiges, les fleurs et les fruits.

Usage thérapeutique

La plante, très riche en fibres, contient également de la vitamine C et des mucilages ; la présence de flavonoïdes confère aux fleurs des propriétés astringentes, utilisées pour traiter les troubles digestifs (colites, diarrhées, etc.) ; traditionnellement, les Mexicains utilisent la plante dans le traitement du diabète et de l'hypercholestérolémie.

Mode d'utilisation

En phytothérapie par voie interne (gélules).

Autres utilisations

Dans la fabrication de liqueur.

FLEUR DE LA PASSION

voir PASSIFLORE

FRAGON PIQUANT

voir PETIT HOUX

FRAISIER DES BOIS

Fragaria vesca

Famille : Rosacées

Habitat : dans les bois, les haies et les buissons d'Europe et du continent américain.

Description : la tige de cette plante vivace est enfouie dans la terre ; elle se prolonge, au-dessus du sol, par des feuilles trilobées, dentées et longuement pétiolées ; les inflorescences blanches forment une grappe terminale assez pauvre ; les fruits sont des akènes rouges et charnus.

Partie(s) utilisée(s) : la racine et les jeunes feuilles sont arrachées à la main puis séchées.

Usage thérapeutique

Le fraisier contient des tanins, des flavonoïdes, une huile essentielle citronnée et de la vitamine C ; les préparations à base de feuilles et de racines sont indiquées dans les troubles gastro-intestinaux (syndrome diarrhéique notamment), hépatiques (hépatite), articulaires (rhumatismes) et rénaux (calculs) ; elles sont également diurétiques, tonifiantes et dépuratives.

Mode d'utilisation

En phytothérapie par voie interne (infusions, décoctions) et voie externe (compresses et gargarismes avec décoctions, injections vaginales).

Autres utilisations

Dans l'industrie agroalimentaire.

Précaution d'emploi

Certaines personnes particulièrement sensibles peuvent faire des réactions allergiques.

FRAMBOISIER

Rubus idaeus

Famille : Rosacées

Habitat : sur des sols siliceux, dans les régions tempérées d'Europe, d'Asie et d'Amérique du Nord.

Description : le framboisier est un arbuste composé de longs rameaux (2 mètres en moyenne), épineux et recouverts de feuilles alternes, pétiolées, lancéolées et dentées ; les fleurs blanches sont organisées en grappes à l'aisselle des feuilles supérieures ; les fruits sont des drupes roses et charnues

Partie(s) utilisée(s) : les feuilles sont récoltées et séchées.

Usage thérapeutique

Elles renferment des tanins, des flavonoïdes et de la vitamine C aux propriétés astringentes et diurétiques ; elles sont également indiquées pour traiter les rhumatismes et certaines affections gynécologiques ; localement, elles diminuent les inflammations de la peau et des muqueuses.

Mode d'utilisation

En phytothérapie par voie interne (infusions, décoctions) et voie externe (bains de bouche, compresses).

Autres utilisations

Dans l'industrie agroalimentaire.

FRÊNE COMMUN

Fraxinus excelsior

Famille : Oléacées

Habitat : dans les plaines et les landes de la plupart des régions tempérées d'Europe.

Description : le tronc de ce grand arbre haut de 20 à 30 mètres est recouvert d'une écorce gris-vert ; il porte des rameaux souples garnis de grandes feuilles opposées à multiples folioles dentées ; aux bourgeons noirs succèdent des fleurs brun-rouge regroupées en faisceaux ; les fruits sont des samares.

Partie(s) utilisée(s) : les jeunes feuilles sont ramassées puis mises à sécher ; l'écorce peut également être prélevée sur les jeunes branches.

Usage thérapeutique

Le frêne est connu pour faciliter l'élimination d'eau et trouve son indication dans la prise en charge thérapeutique des œdèmes ; la présence de tanins, de sucres, d'un glucoside (la fraxine), de mannite et d'acides organiques dans les feuilles et l'écorce lui confère des propriétés bénéfiques pour les cystites et les états fébriles.

Mode d'utilisation

En phytothérapie par voie interne (infusions, décoctions) ; en aromathérapie par voie externe.

Précaution d'emploi

L'huile essentielle est déconseillée chez l'enfant et la femme enceinte ; à haute dose, la plante a des effets narcotiques et toxiques.

FUCUS

voir VARECH VÉSICULEUX

FUMETERRE

Fumaria officinalis

Famille : Fumariacées

Habitat : principalement dans les jardins et les vignes d'Europe.

Description : la fumeterre est une plante annuelle avec des feuilles alternes et pétiolées ; à l'extrémité de la tige rameuse, haute parfois de 1 mètre, s'épanouissent des grappes d'inflorescences tubulaires violacées ; le fruit est une capsule.

Partie(s) utilisée(s) : les sommités fleuries sont récoltées au moment du plein épanouissement, puis mises à sécher tête en bas dans un endroit sec et bien aéré.

Usage thérapeutique

La fumeterre est riche en fumarine, tanins de toutes sortes et alcaloïdes qui lui valent sa réputation de drogue tonifiante, apéritive, dépurative et diurétique.

Mode d'utilisation

En phytothérapie par voie interne (décoctions principalement) et voie externe (lotion avec infusion).

Précaution d'emploi

Son usage doit toujours faire l'objet d'une prescription médicale car la fumeterre est toxique à forte dose et peut entraîner une paralysie des muscles lisses et des centres respiratoires.

GARANCE

Rubia tinctorum

FAMILLE : Rubiacées

HABITAT : la plante pousse dans les régions méditerranéennes, d'où elle est originaire, sur des sols en friche et rocailleux.

DESCRIPTION : cette plante vivace présente une tige carrée d'où partent des verticilles de feuilles fortement lancéolées ; à son extrémité, se développent des inflorescences (cymes) de fleurs jaunes ; les fruits sont des baies noires.

PARTIE(S) UTILISÉE(S) : les racines sont ramassées et mises à sécher au soleil ou en séchoir (elles ont alors une coloration rougeâtre).

Usage thérapeutique

Le principal constituant de la racine est l'acide rubérythrique, un glucoside anthracénique, particulièrement indiqué dans le traitement des affections rénales (lithiases notamment) et pour atténuer les douleurs.

Mode d'utilisation

En phytothérapie par voie interne (infusions, décoctions).

GENÉVRIER COMMUN

Juniperus communis

FAMILLE : Cupressacées

HABITAT : les sols calcaires, dans toute l'Europe.

DESCRIPTION : il s'agit d'un arbuste résineux buissonnant à la tige ramifiée recouverte d'une écorce rugueuse ; les feuilles sont des aiguilles, à l'aisselle desquelles apparaissent des chatons ou des bourgeons bruns selon que les fleurs sont mâles ou femelles (caractère dioïque) ; les fruits sont des baies bleu foncé.

PARTIE(S) UTILISÉE(S) : ce sont surtout les baies qui sont récoltées puis séchées.

Usage thérapeutique

Les baies contiennent un principe amer (la junipérine), des flavonoïdes, de l'inosite et une huile essentielle dont les principaux composants sont le pinène et le bornéol ; le genévrier compte parmi les plantes les plus diurétiques, soulageant nombre d'affections dont celles des voies urinaires ; c'est également un très bon expectorant et un antirhumatismal.

Mode d'utilisation

En phytothérapie par voie interne (infusions, décoctions) et voie externe (bains) ; en aromathérapie par voie interne et voie externe (bains).

Autres utilisations

Culinaire.

Précaution d'emploi

Le genévrier doit être utilisé avec prudence chez les personnes souffrant d'insuffisance rénale.

GENTIANE JAUNE

voir GRANDE GENTIANE

GÉRANIUM VIVACE (herbe-à-Robert)

Geranium robertanium

Famille : Géraniacées

Habitat : partout en Europe, sur des sols calcaires, incultes et peu exposés à la lumière.

Description : la tige de cette plante herbacée est ramifiée, ronde et velue, et haute d'environ 40 centimètres ; elle porte des feuilles opposées et pétiolées à plusieurs lobes ainsi que des fleurs rouge sombre qui se balancent à l'extrémité de longs pédoncules ; les fruits présentent une excroissance crochetée.

Partie(s) utilisée(s) : la plante entière est coupée au moment de la floraison (qui dure toute l'année sauf en période hivernale), puis séchée.

Usage thérapeutique

Le géranium vivace renferme comme principales substances des huiles essentielles, des tanins et un principe amer (la géraniine) ; il est utilisé pour ses vertus diurétiques et astringentes, ainsi que localement pour calmer les inflammations de la peau et des muqueuses.

Mode d'utilisation

En phytothérapie par voie interne (macérations) et voie externe (compresses avec infusion, gargarismes) ; en aromathérapie par voie interne et voie externe (bains, massages, cataplasmes, bains de bouche).

Autres utilisations

En cosmétologie dans la fabrication des parfums.

GINGEMBRE

Zingiber officinale

Famille : Zingibéracées

Habitat : originaire d'Asie, il est cultivé dans la plupart des pays tropicaux et subtropicaux.

Description : il s'agit d'une grande herbacée vivace aux rhizomes ramifiés et turberculeux d'où partent de longues tiges pouvant atteindre 1 mètre de hauteur ; les feuilles sont alternes et lancéolées ; les fleurs violette à périanthe jaune, organisées en épis ovales, donnent des capsules trilobées.

Partie(s) utilisée(s) : après la floraison, les rhizomes sont mis à sécher à l'ombre avant d'être coupés en morceaux.

Usage thérapeutique

Outre diverses vitamines, des sucres et de l'amidon, le rhizome contient une huile essentielle et des arylalcanes ; le gingembre est utilisé dans les troubles digestifs pour ses propriétés cholagogues (drainage de la vésicule biliaire) ; il est également tonifiant et aphrodisiaque.

Mode d'utilisation

En phytothérapie par voie interne (infusions, décoctions, gélules) ; en aromathérapie par voie interne et voie externe (bains, cataplasmes, inhalations).

Autres utilisations

Culinaire.

Précaution d'emploi

L'usage du gingembre demande un avis médical en cas d'ulcère de l'estomac ; l'huile essentielle par voie interne est formellement déconseillée chez la femme enceinte, et, dans tous les cas, relève de la prescription médicale.

GINSENG

Panax ginseng

FAMILLE : Araliacées

HABITAT : le ginseng est une plante commune des montagnes d'Asie orientale. Rare à l'état sauvage, elle est fréquemment cultivée en Asie du Nord-Est, au Japon et en Corée.

DESCRIPTION : cette plante herbacée vivace d'environ 1 mètre de hauteur possède une racine pivotante, de forme variable, parfois ramifiée et recouverte d'une écorce brunâtre, une tige cylindrique d'où partent des feuilles pétiolées, dentées et ovales ; à son extrémité se déploient des inflorescences blanches en ombelles qui deviendront des baies rouges.

PARTIE(S) UTILISÉE(S) : la racine est extraite du sol puis immédiatement séchée au soleil.

Usage thérapeutique

La racine contient divers composants dont une huile essentielle, des sucres, des vitamines, de l'amidon, des glycanes, des dérivés polyacétyléniques ainsi que des hétérosides triterpéniques (ginsénosides) ; avant tout tonifiant mais aussi aphrodisiaque, le ginseng trouve encore une indication dans le diabète.

Mode d'utilisation

En phytothérapie par voie interne (infusions, gélules) ; en aromathérapie par voie interne (infusions, gélules).

Précaution d'emploi

À forte dose et en cas d'utilisation prolongée, le ginseng peut générer des insomnies et des troubles digestifs.

GIROFLIER

Eugenia caryophyllata (syn. Caryophyllus aromaticus ; Syzygium aromaticum)

FAMILLE : Myrtacées

HABITAT : traditionnellement cultivé à Madagascar et en Tanzanie.

Description : cet arbre persistant, qui peut atteindre une dizaine de mètres, présente des rameaux à feuilles opposées, ovales et pointues, avec des fleurs roses qui forment des cymes terminales ; les fruits sont des drupes.
Partie(s) utilisée(s) : les bourgeons non éclos (clous de girofle) ainsi que les feuilles sont récoltés puis séchés.

Usage thérapeutique

Les clous principalement et les feuilles contiennent une huile essentielle (eugénol), des dérivés terpéniques et aromatiques ainsi que du caryophyllène ; le clou de girofle est utilisé localement pour ses propriétés antalgiques et antiseptiques (cavité buccale) et pour traiter des plaies superficielles ; par voie interne, il est indiqué contre les troubles digestifs.

Mode d'utilisation

En phytothérapie par voie interne (infusions) et voie externe (bains de bouche, collutoires, gargarismes, compresses) ; en aromathérapie par voie interne et voie externe (bains de bouche).

Autres utilisations

Dans l'industrie agroalimentaire.

Précaution d'emploi

L'huile essentielle est à utiliser sous contrôle médical par voie interne ; par voie externe, elle peut faire apparaître des réactions cutanées chez certaines personnes.

GOMMIER BLEU
voir EUCALYPTUS

GRANDE AUNÉE
voir AUNÉE OFFICINALE

GRANDE CONSOUDE (consoude officinale)

Symphytum officinale

Famille : Boraginacées
Habitat : les sols humides en Europe.
Description : la consoude est une plante vivace duveteuse à gros rhizome, dont la tige, qui peut atteindre 1 mètre, porte des feuilles alternes et lancéolées, rêches au toucher, et des fleurs violettes tombantes ; les fruits sont des tétrakènes.
Partie(s) utilisée(s) : on récolte les racines, qui sont découpées puis séchées, et les feuilles.

Usage thérapeutique

Les racines contiennent des alcaloïdes, des tanins, des mucilages et de l'amidon ; utilisées le plus souvent en application locale, elles sont émollientes et sédatives (brûlures, gerçures, ulcères, affections rhumatismales, etc.) ; par voie générale, elles sont expectorantes, antitussives et astringentes.

Mode d'utilisation

En phytothérapie par voie interne (décoctions, infusions) et voie externe (applications cutanées avec teinture mère et baume, cataplasmes avec feuilles et poudre de plante) ; en aromathérapie par voie externe (massages, bains).

Précaution d'emploi

Son emploi chez la femme enceinte est soumis à avis médical.

GRANDE GENTIANE (gentiane jaune)

Gentiana lutea

FAMILLE : Gentianacées

HABITAT : originaire à l'état sauvage des massifs montagneux de France, d'Espagne et des Balkans, elle est cultivée en Europe centrale sur des sols calcaires, dans des endroits ombragés.

DESCRIPTION : cette plante vivace à tige ronde, haute parfois de 1 mètre, porte de larges feuilles ovale opposées, à l'aisselle desquelles se développent des inflorescences jaunes en grappes ; le fruit est une capsule ovoïde.

PARTIE(S) UTILISÉE(S) : après la floraison qui a lieu entre les mois de juin et d'août, les racines des plantes anciennes (5 ou 6 ans) sont ramassées et séchées au soleil.

Usage thérapeutique

La racine renferme des sucs amers (gentiopicrine), des alcaloïdes, des xanthones et un glucoside (amarogentiine), qui la font utiliser pour traiter les troubles digestifs et hépatiques et pour soigner la fatigue et le manque d'appétit faisant suite à certaines maladies infectieuses.

Mode d'utilisation

En phytothérapie par voie interne (infusions, décoctions, gélules, teinture mère, vins) et voie externe (massages avec décoction).

Autres utilisations

Dans la fabrication des liqueurs.

Précaution d'emploi

Son emploi doit être évité en cas d'ulcère gastrique ou de maux de tête récurrents.

GRANDE ORTIE (ortie dioïque)

Urtica dioica

FAMILLE : Urticacées

HABITAT : les décombres et les lieux abandonnés des régions tempérées du monde entier.

DESCRIPTION : cette plante herbacée vivace est particulièrement envahissante ; la souche ramifiée porte une tige velue, qui s'élève parfois à 1 ou 1,50 mètre, d'où partent des feuilles ovales et dentelée, opposées deux à deux ; à leur aisselle, apparaissent des fleurs verdâtres organisées en grappes ; les fruits sont des akènes ; les poils sur

la tige contiennent de l'acide formique qui occasionne une douleur cuisante quand il pénètre dans l'épiderme.
La variété *Urtica urens* (ortie brûlante) est utilisée dans la préparation des remèdes homéopathiques.
Partie(s) utilisée(s) : on récolte les sommités et les feuilles que l'on fait sécher.

Usage thérapeutique

Les feuilles sont surtout riches en flavonoïdes et indiquées dans le traitement des troubles urinaires par voie interne et des atteintes articulaires et dermatologiques par voie externe ; les fruits, qui contiennent des mucilages, des protéines et une huile grasse, sont plutôt utilisés comme activateurs métaboliques.

Mode d'utilisation

En phytothérapie par voie interne (infusions, décoctions, teinture mère, gélules) et voie externe (onguents).

Autres utilisations

Culinaire.

GRAND PLANTAIN (plantain majeur)

Plantago major

Famille : Plantaginacées
Habitat : originaire des pays d'Europe, d'Asie et d'Afrique du Nord, il pousse à l'état sauvage dans les lieux incultes ; il est rarement cultivé.
Description : il s'agit d'une plante vivace dont la tige dressée haute d'une trentaine de centimètres porte des feuilles ovales, qui partent de la base en rosette pour se terminer en épi ovale avec des fleurs petites et vertes.
Partie(s) utilisée(s) : les feuilles sont ramassées l'été et séchées.

Usage thérapeutique

Le grand plantain contient entre autres des mucilages, des flavonoïdes, des tanins, des acides phénoliques ; il est traditionnellement utilisé dans le traitement des états inflammatoires respiratoires, cutanés et muqueux.

Mode d'utilisation

En phytothérapie par voie interne (infusions) et voie externe (gargarismes et compresses avec infusion, onguents, lotions).

GRATTERON

Galium aparine

Famille : Rubiacées
Habitat : dans les régions tempérées, dans les haies ou sur le bord des routes des pays d'Europe, en Australie et aux États-Unis.
Description : cette plante annuelle possède une tige carrée de 1 mètre de hauteur avec des feuilles oblongues et des petites touffes de fleurs blanches ; les fruits verts, ronds et munis de crochets, permettent à la plante de s'accrocher.

Partie(s) utilisée(s) : les parties aériennes sont cueillies au printemps, avant la floraison.

Usage thérapeutique

En raison de ses composants diurétiques, le gratteron permet de traiter les troubles de l'appareil urinaire ; il est également indiqué dans certaines pathologies de la peau (eczéma, psoriasis) et pour traiter les varices.

Mode d'utilisation

En phytothérapie par voie interne (décoction, jus frais, poudre).

Précaution d'emploi

En raison de son effet diurétique, le gratteron ne doit pas être utilisé de manière prolongée sans avis médical.

GRIFFE-DU-DIABLE

voir HARPAGOPHYTUM

GUIMAUVE

Althaea officinalis

Famille : Malvacées

Habitat : sur les terrains humides d'Europe et d'Asie occidentale.

Description : cette plante vivace à longue racine fusiforme et à grosse tige mesurant plus de 1,50 mètre de hauteur développe des feuilles alternes, pétiolées, ovales et à plusieurs lobes ; à leur aisselle, naissent des grappes de fleurs blanc rosé ; les fruits sont composés de carpelles.

Partie(s) utilisée(s) : les feuilles sont récoltées au début de l'été – les fleurs un peu après – puis séchées ; la racine peut également être mise dans du vin sucré.

Usage thérapeutique

La guimauve renferme de l'amidon, des mucilages et des flavonoïdes ; par voie interne, elle permet de lutter contre les inflammations de la bouche, de la gorge et du tube digestif, la toux et les troubles fonctionnels digestifs ; par voie externe, elle est apaisante et protectrice et trouve son indication dans diverses dermatoses comme les piqûres d'insectes, les gerçures, les plaies superficielles et les furoncles.

Mode d'utilisation

En phytothérapie par voie interne (infusions) et voie externe (cataplasmes, compresses).

HAMAMÉLIS (noisetier des sorcières)

Hamamelis virginiana

Famille : Hamamélidacées

Habitat : originaire des bois humides de l'Amérique du Nord et de la Virginie comme l'indique son nom scientifique, la plante est aussi cultivée en Europe.

Description : cet arbuste peut atteindre de 6 à 7 mètres de hauteur ; ses rameaux sont souples et portent des feuilles ovales, faiblement pétiolées, aux bords ondulés ; les fleurs sont organisées en bouquets axillaires de couleur jaune.

Partie(s) utilisée(s) : l'écorce et les feuilles, fraîches ou séchées.

Usage thérapeutique

Elles contiennent des tanins, une huile essentielle, des acides organiques et des flavonoïdes et font de l'hamamélis la plante souveraine des insuffisances veineuses (hémorroïdes, varices, jambes lourdes).

Mode d'utilisation

En phytothérapie par voie interne (infusions, teinture mère, suppositoires) et voie externe (eau distillée, lotions avec infusion).

Autres utilisations

En cosmétologie.

Précaution d'emploi

L'usage de la plante est soumis à avis médical.

HARPAGOPHYTUM (griffe-du-diable)

Harpagophytum procumbens

Famille : Pédaliacées

Habitat : les régions semi-désertiques d'Afrique du Sud, du Botswana et de Namibie.

Description : plante vivace à racine profonde et à tiges rampantes pouvant atteindre 1,50 mètre de longueur, l'harpagophytum développe des feuilles pétiolées, opposées ou alternes ; les fleurs s'épanouissent en larges corolles rouge violacé, qui donneront des fruits recouverts de spicules (sortes de dards).

Partie(s) utilisée(s) : les racines secondaires sont ramassées, découpées en rondelles et mises à sécher dans des lieux bien aérés.

Usage thérapeutique

Riche en composés divers dont des iridoïdes, des polysaccharides et des flavonoïdes, la racine possède des vertus anti-inflammatoires bien connues qui la font traditionnellement utiliser dans le traitement des douleurs articulaires.

Mode d'utilisation

En phytothérapie par voie interne (infusions, gélules, teinture mère) et voie externe (pommade).

Précaution d'emploi

Son emploi est contre-indiqué en cas d'ulcères gastro-duodénaux.

HÉLICHRYSE

Helichrysum arenarium
(syn. Helichrysum augustifolium)

Famille : Astéracées

Habitat : les zones incultes d'Europe centrale, du Sud et de l'Est.

Description : c'est une herbacée vivace dont la tige mesure quelques dizaines de centimètres ; des feuilles lancéolées, duveteuses et alternes, émergent les inflorescences jaunes en ombelles ; le fruit est un akène.

Partie(s) utilisée(s) : les fleurs après séchage.

Usage thérapeutique

Les flavonoïdes et l'huile essentielle contenues dans les fleurs confèrent à la plante des propriétés diurétiques, antidyspeptiques (soulageant les troubles digestifs) et cholérétiques (stimulant la sécrétion de la bile).

Mode d'utilisation

En phytothérapie par voie interne (infusions) et voie externe (compresses avec infusion) ; en aromathérapie par voie interne et voie externe (compresses).

Autres utilisations

Dans la fabrication industrielle de tisanes.

Précaution d'emploi

La prescription nécessite une surveillance médicale, d'autant plus s'il existe des antécédents de lithiases des voies biliaires.

HERBE-À-ROBERT

voir GÉRANIUM VIVACE

HERBE DE LA SAINT-JEAN

voir MILLEPERTUIS

HOUBLON

Humulus lupulus

Famille : Cannabidacées

Habitat : originaire d'Europe et d'Asie, le houblon est cultivé en Europe occidentale.

Description : plante herbacée vivace, le houblon peut atteindre 10 mètres de hauteur ; ses tiges volubiles et anguleuses portent des feuilles longuement pétiolées, à plusieurs lobes et opposées ; les fleurs femelles forment des grappes ovoïdes, ou « cônes », vert jaunâtre, les fleurs mâles des grappes de cymes ; le fruit est un akène.

Partie(s) utilisée(s) : les fleurs femelles sont séchées puis tamisées afin d'isoler les glandes qui renferment les principes actifs.

Usage thérapeutique

Le houblon renferme des substances amères, des flavonoïdes et une huile essentielle ; comme il a des vertus sédatives sur le système nerveux, il est utilisé pour favoriser le sommeil et lutter contre le stress. Traditionnellement, il sert à stimuler l'appétit.

Mode d'utilisation

En phytothérapie par voie interne (infusions, sirops, teinture mère, gélules, sachets) ; en aromathérapie par voie interne (gélules).

Autres utilisations

Dans la confection d'oreillers à visée sédative.

Précaution d'emploi

Il est vivement déconseillé de l'utiliser en cas de dépression.

HYSOPE

Hyssopus officinalis

Famille : Lamiacées

Habitat : originaire du Bassin méditerranéen, cette plante pousse dans les régions tempérées d'Europe.

Description : c'est une plante vivace à tige ramifiée d'environ 50 centimètres, aux feuilles lancéolées et opposées, à l'aisselle desquelles naissent des verticilles de fleurs bleues ; les fruits sont des tétrakènes.

Partie(s) utilisée(s) : les sommités fleuries sont ramassées vers le mois de juin, en début de floraison ; elles sont ensuite séchées puis conservées dans des emballages hermétiques.

Usage thérapeutique

La présence de tanins, d'une huile essentielle riche en pinécaphène, pinène, limonène et d'un glucoside-flavone (hespéridine) confère à l'hysope des vertus expectorantes et sédatives de la toux par voie interne ; la plante est également indiquée pour l'asthme, les inflammations des voies urinaires et digestives et les tableaux de transpiration excessive ; localement, elle calme les irritations de la gorge.

Mode d'utilisation

En phytothérapie par voie interne (infusions, décoctions) et voie externe (gargarismes) ;
en aromathérapie par voie interne et voie externe (frictions, inhalations, diffuseur).

Précaution d'emploi

L'usage de la plante nécessite un avis médical en cas d'instabilité émotionnelle ; à forte dose, l'hysope peut déclencher des contractures musculaires involontaires.

IMMORTELLE DES SABLES

voir HÉLICHRYSE

IRIS

Iris germanica

Famille : Iridacées

Habitat : l'iris est aujourd'hui cultivé dans la plupart des régions d'Europe, sur des terres à dominante sablonneuse.

Description : il s'agit d'une plante herbacée vivace à gros rhizome, à partir duquel se développent des feuilles ensiformes et une tige mesurant jusqu'à 1 mètre ; la fleur, dont l'odeur est caractéristique, peut être jaune, blanche, violette ; le fruit est une capsule ovoïde.

Partie(s) utilisée(s) : le rhizome des plants âgés (3 à 4 ans) est pelé puis séché en couche mince.

Usage thérapeutique

L'iris contient des tanins, de l'amidon, du mucilage et une huile essentielle ; par voie orale, il est indiqué dans le traitement des encombrements bronchiques et des troubles gastro-intestinaux ; localement, il exerce une action anti-inflammatoire.

Mode d'utilisation

En phytothérapie par voie interne (infusions) et voie externe (compresses) ; en aromathérapie par voie interne et voie externe.

Autres utilisations

En cosmétologie (essence d'iris) ; comme correcteur de goût et d'odeur pour certains médicaments.

LAVANDE

Lavandula angustifolia (syn. Lavandula officinalis)

Famille : Lamiacées

Habitat : la lavande pousse naturellement dans le midi de la France et dans les pays du Bassin méditerranéen (Italie, Dalmatie) entre 800 et 1 400 mètres d'altitude ; elle est aujourd'hui cultivée dans le monde entier pour ses qualités ornementales et ses vertus médicinales.

Description : cette plante vivace et broussailleuse aux longues tiges arbore des feuilles lancéolées et des inflorescences bleu-violet composées de petites capsules.

Partie(s) utilisée(s) : les fleurs sont cueillies l'été puis mises à sécher ; les fraîches servent à la fabrication de l'huile essentielle obtenue par distillation.

Usage thérapeutique

La lavande contient des flavonoïdes, des tanins et coumarines, ainsi qu'une huile essentielle riche en acétates de linalyle, de linéol et de bornéol ; elle est utilisée pour soigner les troubles du système nerveux, les troubles de la digestion et certaines formes d'asthme ; l'huile essentielle, antiseptique, est indiquée dans le traitement des brûlures, les piqûres d'insectes et les plaies.

Mode d'utilisation

En phytothérapie par voie interne (infusions, teinture mère) ; en aromathérapie par voie interne et voie externe (bains, massages, frictions, applications cutanées, cataplasmes, diffuseur).

Autres utilisations

En cosmétologie et parfumerie.

Précaution d'emploi

L'utilisation de l'huile essentielle par voie interne est réservée à la prescription médicale.

LIERRE COMMUN

Hedera helix

Famille : Araliacées

Habitat : commun en Asie et en Europe, il affectionne les buissons, les haies, les forêts et les murs.

Description : le lierre commun est une plante grimpante à longs rameaux sarmenteux donnant naissance à de petites racines adventives ainsi qu'à des feuilles alternes, pétiolées, d'allure triangulaire ; l'extrémité des rameaux s'agrémente de fleurs jaunes en ombelles ; le fruit est une baie noire.

Partie(s) utilisée(s) : les feuilles sont ramassées en mars-avril, puis étendues en couche mince pour sécher au soleil.

Usage thérapeutique

Les feuilles sont riches en tanins, saponine, glucoside, acides organiques et iode, des composants utilisés notamment dans le traitement de la cellulite ; ils ont aussi une action antispasmodique et activatrice des fonctions hépatobiliaires.

Mode d'utilisation

En phytothérapie par voie interne (infusions) et voie externe (compresses, cataplasmes frais ou sec).

Précaution d'emploi

Le lierre commun peut être irritant pour la peau ; compte tenu par ailleurs de son effet stimulant sur le système cardio-vasculaire, son emploi ne peut se faire que sous stricte surveillance médicale.

LIN

Linum usitatissimum

Famille : Linacées

Habitat : originaire des pays tempérés d'Europe et d'Asie, le lin est cultivé aux États-Unis et au Canada.

Description : c'est une plante annuelle, dont la tige dressée et cassante, haute d'environ 70 centimètres, porte des feuilles sessiles et lancéolées ; au printemps, apparaissent des fleurs bleues, puis des capsules ovales ; ces fruits renferment dans leurs lobes les fameuses graines de lin.

Partie(s) utilisée(s) : les tiges de lin sont récoltées en été, lorsque les graines sont arrivées à maturité, puis séchées et battues pour libérer les graines.

Usage thérapeutique

Les graines contiennent une huile essentielle riche en oméga-3 (acide gras essentiel) ainsi que des protéines, des fibres, des glucosides cyanogéniques (lin amarine et lotaustraline), des lignanes et des mucilages ; comme elles ont un effet laxatif, mais très doux, elles sont particulièrement indiquées pour les troubles intestinaux chez des personnes aux intestins fragiles ; elles sont bénéfiques pour l'appareil cardio-vasculaire, grâce à la présence d'oméga-3 ; elles ont également des vertus émollientes et calorifères, bénéfiques dans les affections des bronches (c'est le fameux cataplasme de nos grands-mères à base de moutarde et de farine de lin) ; quant aux lignanes, ils agissent sur les œstrogènes et expliquent pourquoi le lin est indiqué en période de ménopause.

Mode d'utilisation

En phytothérapie par voie interne (graines concassées, farine) et voie externe (farines pour cataplasmes) ; en aromathérapie par voie interne.

Autres utilisations

Dans l'industrie.

LIS CANDIDE (lis de la Madone)

Lilium candidum

Famille : Liliacées

Habitat : originaire d'Orient, la plante se rencontre aujourd'hui du sud-est de l'Europe jusqu'à l'est de la Méditerranée.

Description : cette vivace à la tige érigée pouvant atteindre 1 mètre développe des racines fibreuses avec un bulbe ; les feuilles vert clair sont alternes et lancéolées ; à l'époque de la floraison, apparaît un bouquet de fleurs blanches de grande taille, très parfumées ; le fruit est une capsule.

Partie(s) utilisée(s) : à la pleine floraison, on récolte les pétales que l'on fait sécher à l'ombre avant de les faire tremper dans de l'huile ou de l'alcool, et le bulbe.

Usage thérapeutique

Il est uniquement externe ; le bulbe, cuit au four ou dans du lait ou de l'eau, est employé en cataplasme pour faire mûrir les abcès, furoncles et panaris, tandis que les pétales mis à macérer dans l'huile servent à la cicatrisation et à l'antisepsie des petites plaies ; la macération huileuse a des propriétés sédatives et cicatrisantes bénéfiques dans le traitement des brûlures légères.

Mode d'utilisation

En phytothérapie par voie externe (cataplasmes et applications cutanées).

LIS DE LA MADONE

voir LIS CANDIDE

LIVÈCHE

Levisticum officinale

Famille : Apiacées

Habitat : originaire d'Orient et d'Europe du Sud, la livèche est aujourd'hui cultivée partout en Europe et en Amérique du Nord.

Description : cette herbacée vivace à rhizome court (5 centimètres) développe des racines qui peuvent atteindre 25 centimètres et une tige, puissante et ramifiée, haute d'environ 2 mètres ; elle porte des feuilles pennées et des ombelles de fleurs jaunes ; les fruits sont des diakènes.

Partie(s) utilisée(s) : les rhizomes et les racines sont rapidement séchés après la récolte.

Usage thérapeutique

Les rhizomes et les racines contiennent surtout une huile essentielle (terpinéol) et des coumarines, qui agissent dans le traitement des troubles digestifs (aérophagie, éructations), en cas d'œdème des membres inférieurs, de spasmes et d'encombrements bronchiques ; elles sont également sédatives.

Mode d'utilisation

En phytothérapie par voie interne (infusions) et voie externe (inhalations) ; en aromathérapie par voie interne et voie externe (applications cutanées).

Autres utilisations

Dans l'industrie agroalimentaire.

Précaution d'emploi

Attention aux risques de phototoxicité (pigmentation de la peau possible lors des expositions au soleil) ; la racine de livèche est contre-indiquée en cas d'inflammation rénale ou urinaire.

LOTIER CORNICULÉ

Lotus corniculatus

FAMILLE : Fabacées

HABITAT : les prairies d'Europe.

DESCRIPTION : cette herbacée vivace à la tige semi-rampante d'une hauteur de 10 à 40 centimètres porte des feuilles trifoliées et alternes, au pétiole court, et des fleurs jaune d'or pédonculées ; les fruits sont des petites gousses.

PARTIE(S) UTILISÉE(S) : les plantes entières sont récoltées au début de l'été, puis séchées en bottes.

Usage thérapeutique

En raison de ses propriétés sédatives et apaisantes du système neurovégétatif, la plante est utilisée comme antispasmodique et pour favoriser l'endormissement.

Mode d'utilisation

En phytothérapie par voie interne (infusions).

MARJOLAINE

Origanum majorana

FAMILLE : Lamiacées

HABITAT : originaire des pourtours de la Méditerranée, la plante pousse également en Europe centrale.

DESCRIPTION : il s'agit d'une plante herbacée vivace dont la tige porte des feuilles ovales à l'aisselle desquelles apparaissent des fleurs roses et blanches en épis.

PARTIE(S) UTILISÉE(S) : les sommités fleuries et les feuilles dont on extrait par distillation l'huile essentielle sont récoltées au moment de la floraison.

Usage thérapeutique

La plante, qui contient des tanins, des sucs amers, des carotènes et de la vitamine C, est un excellent antioxydant ; l'huile essentielle qui en est extraite renferme du terpinéol, un antispasmodique stomachique (tonifie l'estomac) qui agit particulièrement au niveau du colon et de l'estomac ; elle est souvent utilisée en association avec des plantes carminatives (contre les flatulences) comme l'anis, le fenouil, le genévrier par exemple, pour traiter les colites et les paresses digestives.

Mode d'utilisation

En phytothérapie par voie interne (infusions, décoctions) ;
en aromathérapie par voie interne et voie externe (bains, massages, frictions, cataplasmes, gargarismes, inhalations, diffuseur).

Précaution d'emploi

L'huile essentielle par voie interne relève de la prescription médicale ; l'usage de la plante est déconseillé chez la femme enceinte.

MARJOLAINE SAUVAGE

voir ORIGAN

MARRONNIER D'INDE

Aesculus hippocastanum

FAMILLE : Hippocastanacées

HABITAT : originaire d'Asie mineure, la plante pousse communément en France, où elle fut introduite au XVe siècle.

DESCRIPTION : ce grand arbre haut de 30 mètres environ présente des branches couvertes de feuilles palmées d'où émergent, à la floraison, des fleurs irrégulières, d'une couleur blanc jaunâtre, qui donneront naissance à des capsules épineuses abritant les graines (les marrons).

PARTIE(S) UTILISÉE(S) : l'écorce, les feuilles et feuilles sont récoltées au printemps, dès le début de la floraison, et les fruits en automne, une fois qu'ils sont parvenus à maturité.

Usage thérapeutique

La plante contient des saponines, de l'aescine et surtout de l'aesculine, de la fraxine et des tanins très efficaces dans le traitement des affections circulatoires veineuses en général et des hémorroïdes en particulier ; elle agit également sur la paroi des vaisseaux sanguins (qu'elle tonifie) et sur la coagulation du sang (qu'elle diminue) ; elle a également des effets expectorants sur les voies respiratoires supérieures.

Mode d'utilisation

En phytothérapie par voie interne (infusions, décoctions, gélules) et voie externe (bains de siège avec décoction, lotion).

Précaution d'emploi

Attention, la plante peut occasionner des troubles intestinaux ; son usage est formellement interdit chez l'enfant et nécessite, dans tous les cas, un avis médical afin d'éviter tout risque d'incompatibilité avec des médicaments allopathiques.

MARRUBE BLANC

Marrubium vulgare

FAMILLE : Lamiacées

HABITAT : originaire des pays d'Europe, la plante est très commune aux États-Unis où elle affectionne les décombres et le bord des chemins.

DESCRIPTION : cette plante vivace haute de 50 centimètre environ arbore des feuilles ovales ou arrondies dentées et des fleurs blanches bilabiées.

PARTIE(S) UTILISÉE(S) : on ramasse les feuilles d'avril à juin.

Usage thérapeutique

Le marrube blanc contient des flavonoïdes, des alcaloïdes, des sels minéraux et notamment de la marrubine, un lactone diterpénique. Ce dernier composant lui confère ses propriétés expectorantes et fluidifiantes et lui permet de traiter certaines maladies respiratoires comme la bronchite.

Mode d'utilisation

En phytothérapie par voie interne (infusions, décoctions, gélules).

Autres utilisations

Dans l'industrie (action lavante et moussante des saponides).

Précaution d'emploi

La plante est très amère.

MAUVE SAUVAGE

Malva sylvestris

FAMILLE : Malvacées

HABITAT : à l'état naturel, la plante croît en Europe et en Asie où elle pousse spontanément dans les clairières et les prés ; elle est cultivée en Europe centrale.

DESCRIPTION : il s'agit d'une plante herbacée bisannuelle velue, à la tige érigée, dotée de feuilles palmatilobées et dentées munies d'un long pétiole ; à leur aisselle, se déploient des bouquets de fleurs rose violacé ; le fruit est un akène.

Partie(s) utilisée(s) : on récolte les racines, les fleurs et les feuilles au moment de la floraison.

Usage thérapeutique

La présence de tanins, mucilages, anthocyanosides et anthocyanidine, confère à la mauve sauvage ses vertus astringentes et antitussives, bénéfiques dans le traitement des irritations de la bouche et des toux sans expectorations ; en bains et en compresses, la plante est utilisée comme cicatrisant et sédatif des ulcères et des éruptions cutanées.

Mode d'utilisation

En phytothérapie par voie interne (infusions) et voie externe (gargarismes, compresses avec décoction).

MELALEUCA

voir ARBRE À THÉ

MÉLILOT

Melilotus officinalis

Famille : Fabacées

Habitat : originaire d'Europe, la plante pousse communément en Amérique du Nord, dans les taillis et en lisière des bois.

Description : plante bisannuelle à la tige anguleuse, elle peut atteindre 1 mètre de hauteur ; ses feuilles dentées, découpées en trois lobes, sont pédonculées avec des folioles ovales ; l'été, elle se pare de grappes de fleurs jaunes.

Partie(s) utilisée(s) : Les parties aériennes sont récoltées en période estivale.

Usage thérapeutique

La plante, qui contient principalement de la coumarine (fluidifiant sanguin), de la mélilotine et des tanins ainsi que des pigments flavonoïques, augmente la perméabilité des petits vaisseaux sanguins et diminue la coagulation sanguine ; ces propriétés justifient son emploi dans le traitement des varices et des hémorroïdes ; le mélilot est également connu pour ses effets sédatifs et antispasmodiques ; en collyre ou en bain d'œil, il est efficace pour traiter la conjonctivite.

Mode d'utilisation

En phytothérapie par voie interne (infusions, macérations, gélules).

Autres utilisations

Dans l'industrie pharmaceutique et tabacole en raison de ses vertus aromatiques.

Précaution d'emploi

À forte dose, la plante peut provoquer des maux de tête.

MÉLISSE CITRONNELLE

voir MÉLISSE OFFICINALE

MÉLISSE OFFICINALE (mélisse citronnelle)

Melissa officinalis

Famille : Lamiacées

Habitat : originaire d'Europe du Nord et des États-Unis, la mélisse pousse partout dans le monde, sur des sols riches et non acides.

Description : plante pérenne et herbacée, elle développe une tige qui peut atteindre 70 centimètres de hauteur, avec des feuilles dentées pédonculées, de forme ovale et opposées ; à leur aisselle apparaissent l'été des petites fleurs blanches groupées.

Partie(s) utilisée(s) : on récolte les parties aériennes l'été, lors de la floraison, puis on les fait sécher.

Usage thérapeutique

La plante contient une huile essentielle et des tanins, des mucilages et des flavonoïdes qui lui confèrent des propriétés stomachiques et stimulantes de la vésicule biliaire ; elle a une action bénéfique dans le traitement des spasmes digestifs et sédative chez les personnes nerveuses (l'eau de mélisse des Carmes est universellement connue).

Mode d'utilisation

En phytothérapie par voie interne (infusions, teinture mère, gélules) et voie externe (lotion, onguent) ; en aromathérapie par voie interne et voie externe (bains, massages, cataplasmes, gargarismes).

Autres utilisations

Culinaire ; dans la fabrication de liqueur.

Précaution d'emploi

L'usage interne est réservé à la prescription médicale.

MENTHE DES MONTAGNES

voir CALAMENT

MENTHE POIVRÉE

Menthax piperita
(syn. Mentha odorata)

Famille : Lamiacées

Habitat : commune en Europe, où elle était déjà connue dans l'Antiquité, la plante est également cultivée aux États-Unis et en Asie.

Description : cette plante pérenne et herbacée, qui peut atteindre 1 mètre de hauteur, possède une tige quadrangulaire qui porte des feuilles dentées et opposées, en forme de lance ; à la fin de l'été, période de la floraison, apparaissent des fleurs mauves organisées en épis terminaux.

Partie(s) utilisée(s) : on récolte les parties aériennes avant la floraison.

Usage thérapeutique

La menthe poivrée contient une essence dont le principal composant est le menthol, ainsi que du méthylester, du menthone, des sucs et des tanins ; c'est un tonique de l'estomac, un antispasmodique et un stimulant de la digestion en cas de ballonnements et de diarrhées ;
par voie externe, la plante entre dans la composition de pommades ou baumes utilisés en massages des tempes ou du front pour soulager les sinusites frontales.

Mode d'utilisation

En phytothérapie par voie interne (infusions, gélules, teinture mère) et voie externe (lotion) ;
en aromathérapie par voie interne et voie externe (bains, inhalations, cataplasmes, gargarismes, massage avec baume).

Précaution d'emploi

L'usage de l'huile essentielle par voie externe est déconseillé chez l'enfant de moins de 6 ans ; la voie interne relève uniquement de la prescription médicale.

MILLEFEUILLE

voir ACHILLÉE MILLEFEUILLE

MILLEPERTUIS (herbe de la Saint-Jean)

Hypericum perforatum

FAMILLE : Hypéricacées

HABITAT : originaire Europe, cette plante se rencontre partout dans le monde, dans les prairies et les taillis.

DESCRIPTION : c'est une plante vivace et herbacée, dont la tige se dresse à 60 centimètres de hauteur, avec des feuilles ovales et sessiles et de multiples fleurs jaunes pédonculées.

PARTIE(S) UTILISÉE(S) : les sommités fleuries sont récoltées l'été.

Usage thérapeutique

Le millepertuis contient des flavonoïdes, de l'hypéricine, et principalement de l'hyperforine qui lui confère une action antibiotique, des tanins qui interviennent dans le traitement des diarrhées, ainsi qu'une huile essentielle ; par voie interne, le millepertuis est utilisé dans le traitement des états anxieux et dépressifs ; par voie externe, il sert pour soigner les brûlures superficielles, les plaies, les contusions et les rhumatismes car il possède également des propriétés anti-inflammatoires.

Mode d'utilisation

En phytothérapie par voie interne (infusions) et voie externe (crèmes, gargarismes, applications cutanées) ;
en aromathérapie par voie interne et voie externe (applications cutanées).

Précaution d'emploi

L'huile essentielle par voie interne relève de la prescription médicale ; attention, l'exposition au soleil est déconseillée pour éviter tout risque de photosensibilisation.

MOLÈNE
voir BOUILLON-BLANC

MORGELINE
voir MOURON-DES-OISEAUX

MOURON-DES-OISEAUX (morgeline)
Stellaria media

FAMILLE : Caryophyllacées

HABITAT : originaire des pays d'Europe et d'Asie, la plante pousse un peu partout dans le monde.

DESCRIPTION : cette plante vivace de 10 à 15 centimètres de hauteur, aux feuilles ovales, développe des petites fleurs blanches à plusieurs pétales.

PARTIE(S) UTILISÉE(S) : les parties aériennes sont cueillies l'été.

Usage thérapeutique

Riche en saponosides triterpéniques, en coumarines et en flavonoïdes, la plante agit sur certains troubles cutanés comme l'eczéma et les érythèmes tandis que ses propriétés calmantes sont utilisées dans le traitement des rhumatismes ; elle est également recommandée pour soulager les états nauséeux.

Mode d'utilisation

En phytothérapie par voie interne (infusions) et voie externe (bains, cataplasmes, crème).

Précaution d'emploi

Attention, à forte dose, la plante peut provoquer des vomissements et des diarrhées ; son emploi est déconseillé chez la femme enceinte.

MÛRIER SAUVAGE
voir RONCE DES BUISSONS

MYRTE
Myrtus communis

FAMILLE : Myrtacées

HABITAT : la plante pousse sur les collines des régions méditerranéennes, d'où elle est originaire.

DESCRIPTION : il s'agit d'un arbrisseau persistant, dont les feuilles vertes sont opposées, lancéolées et ovales ; ses fleurs blanches ont des étamines et dégagent un parfum très odorant ; les fruits sont des baies d'un bleu foncé presque noir.

PARTIE(S) UTILISÉE(S) : les feuilles dont on veut extraire l'huile essentielle sont récoltées au printemps ; les autres sont utilisées en phytothérapie.

Usage thérapeutique

Constituées principalement de tanins et de flavonoïdes, les feuilles sont astringentes, antiseptiques et toniques ; elles servent, en usage externe, à traiter des ulcères de la peau ou les plaies ; par voie interne, l'infusion aide à soigner certains troubles de l'appareil urinaire ou des voies digestives ; l'huile essentielle contient, quant à elle, du cinéol, du myrténol et de l'alphapinène qui lui confèrent des propriétés décongestionnantes, expectorantes et antispasmodiques, principalement utilisées dans les troubles respiratoires.

Mode d'utilisation

En phytothérapie par voie interne (infusions) et voie externe (compresses avec infusion) ; en aromathérapie par voie interne et voie externe.

Précaution d'emploi

L'huile essentielle relève strictement de la prescription médicale.

MYRTILLE
Vaccinium myrtillus

Famille : Éricacées

Habitat : la myrtille pousse spontanément dans tout l'hémisphère Nord, dans les forêts de montagne au sol acide et humide ; elle est aujourd'hui cultivée un peu partout dans le monde.

Description : cet arbuste caduc de 40 à 50 centimètres de hauteur déploie des branches anguleuses et ailées, pourvues de feuilles dentées et oblongues ; les fleurs blanc verdâtre, parfois teintées de rouge, donnent naissance à des baies comestibles bleu-noir qui se consomment fraîches ou en confiture.

Partie(s) utilisée(s) : en été, on ramasse les feuilles, puis on récolte les fruits au début de l'automne quand ils sont arrivés à maturité.

Usage thérapeutique

La myrtille contient des tanins, des flavonoïdes, des acides et des phénols ainsi que des vitamines ; en raison de ses propriétés toniques, astringentes et antiseptiques, elle sert dans le traitement de certains troubles digestifs, urinaires et circulatoires ; les feuilles, quant à elles, sont utilisées en complément dans le traitement du diabète.

Mode d'utilisation

En phytothérapie par voie interne (décoction, teinture mère, gélules) et voie externe.

Autres utilisations

Culinaire.

Précaution d'emploi

En décoction, la durée d'utilisation ne doit pas excéder 3 semaines, sauf avis médical contraire.

NÉNUPHAR BLANC

Nymphaea alba

FAMILLE : Nymphéacées

HABITAT : originaire d'Europe, le nénuphar se développe dans les étangs et les lacs.

DESCRIPTION : plante vivace dotée de très longues racines, le nénuphar possède des feuilles rondes de grande taille flottant à la surface de l'eau, au centre desquelles se déploient de larges pétales de fleur roses et blancs.

PARTIE(S) UTILISÉE(S) : les rhizomes et les fleurs sont récoltés au printemps et en automne.

Usage thérapeutique

Le rhizome contient des alcaloïdes, notamment de la nymphéine, qui confère à la plante ses propriétés astringentes, hémostatiques et sédatives ; le nénuphar est par ailleurs connu pour calmer les ardeurs sexuelles et utilisé également dans le traitement de l'insomnie.

Mode d'utilisation

En phytothérapie par voie interne (décoctions) et voie externe (cataplasmes, douches vaginales avec décoction, gargarismes avec décoction).

NIAOULI

voir CAJEPUT

NOISETIER DES SORCIÈRES

voir HAMAMÉLIS

NOPAL

voir FIGUIER DE BARBARIE

NOYER COMMUN

Juglans regia

FAMILLE : Juglandacées

HABITAT : pousse un peu partout en Europe dans les jardins et les forêts.

DESCRIPTION : le tronc de cet arbre haut parfois de 25 mètres est recouvert d'une écorce gris clair ; les feuilles coriaces sont alternes et pétiolées avec des folioles ovales terminales ; le feuillage de couleur rouge laisse progressivement la place à un beau vert foncé ; sur les rameaux de l'année passée se développent les fleurs mâles (chatons) de couleur brun foncé, tandis qu'à l'extrémité des nouvelles branches apparaissent les fleurs femelles ; le fruit est une drupe ovale dure, vert clair puis brune, contenant une graine à quatre lobes : la noix.

PARTIE(S) UTILISÉE(S) : au printemps, on ramasse les feuilles que l'on fait sécher ; en septembre, on récolte le brou (coquille entourant la coque de la noix).

Usage thérapeutique

Grâce à la présence de tanins, de flavonoïdes, d'acides phénols et de son huile essentielle, le noyer possède de nombreuses propriétés utilisées dans le traitement d'un grand nombre d'affections ; tonique, stimulant, dépuratif, antifongique et bactéricide, il permet ainsi de soigner des troubles cutanés (acné, impétigo, inflammations, transpiration excessive, etc.) et gastro-intestinaux ; ses vertus astringentes sont bénéfiques pour traiter les hémorroïdes, les maux de gorge et les écoulements vaginaux ;
il agit également sur les pellicules, et permet d'étancher la soif dans le traitement du diabète.

Mode d'utilisation

En phytothérapie par voie interne (infusions) et voie externe (gargarismes, douches vaginales, compresses, bains de siège avec décoction).

Autres utilisations

Culinaire (huile de noix).

OIGNON

Allium cepa

Famille : Liliacées

Habitat : originaire de la Mésopotamie, de l'Inde et des pays méditerranéens, l'oignon a été introduit dans le nord de l'Europe ; il est aujourd'hui cultivé dans le monde entier.

Description : il s'agit d'une plante vivace de 1 mètre de hauteur, au bulbe brun et écailleux, doté de feuilles arrondies, d'où sort une hampe portant des fleurs blanchâtres.

Partie(s) utilisée(s) : le bulbe.

Usage thérapeutique

Le bulbe, qui contient des huiles essentielles, des sucres, des vitamines et des minéraux, se caractérise de surcroît par sa teneur en composés organiques soufrés (l'allicine et l'alliine) qui lui permettent d'exercer un véritable effet antibiotique ; coupé en deux, il aurait la faculté d'éloigner les moustiques.

Mode d'utilisation

En phytothérapie par voie interne (infusions, décoctions, gélules, macérations, vins) et voie externe (cataplasmes, compresses, frictions) ; en aromathérapie par voie interne et voie externe (applications cutanées).

Autres utilisations

En cosmétologie ; dans la cuisine.

Précaution d'emploi

En cas de troubles gastriques, il est conseillé de limiter la consommation d'oignon cru.

OLIVIER

Olea europaea

Famille : Oléacées

Habitat : originaire des pourtours de la Méditerranée, l'olivier se rencontre à l'état sauvage mais est également très cultivé en Grèce, dans le midi de la France…

Description : cet arbre persistant qui peut atteindre 10 mètres de hauteur se reconnaît à son tronc tortueux, couvert d'une écorce cannelée de couleur grisâtre ; les feuilles sont ovales et opposées, les fleurs petites et blanches organisées en grappes ; les fruits sont des drupes ovoïdes (olives) de couleur verte quand elles sont immatures, virant ensuite au noir.

Partie(s) utilisée(s) : on récolte les feuilles toute l'année, et les fruits une fois parvenus à maturité (en automne) pour en extraire l'huile végétale.

Usage thérapeutique

Les feuilles contiennent principalement des iridoïdes (oleuropéoside), mais aussi des flavonoïdes, des triterpènes et des glycosides conférant à l'olivier des vertus hypotensives, antispasmodiques et antioxydantes ; elles favorisent aussi l'élimination rénale et digestive ; les drupes mûres, à l'origine de huile, renferment des lipides, des glucides, de l'eau, de nombreux sels minéraux et des vitamines ; elles possèdent des propriétés laxatives et cholagogues par voie interne, résolutives (calmant les inflammations) par voie externe.

Mode d'utilisation

En phytothérapie par voie externe (applications locales d'huile, massages, frictions, compresses, lavements) et voie interne (infusions, décoctions) ; en aromathérapie par voie interne et voie externe (massages).

Autres utilisations

Culinaire (huile d'olive) ; dans l'industrie cosmétologique et pharmaceutique (huile utilisée comme solvant).

ORANGER AMER (bigaradier)

Citrus aurantium

Famille : Rutacées

Habitat : originaire de Chine, l'oranger pousse spontanément dans les régions du Bassin méditerranéen ; il est également cultivé dans le monde entier sous les climats chauds.

Description : haut d'une dizaine de mètres, cet arbre présente des feuilles vertes et ovales à longueur d'année ; les fleurs blanches, qui exhalent un délicieux parfum, feront ensuite place aux fruits, les oranges.

Partie(s) utilisée(s) : on récolte l'écorce, les feuilles, les boutons floraux, les fleurs fraîches et les fruits ; par extraction mécanique des zestes, on obtient l'huile essentielle d'orange ; par distillation des feuilles, on obtient l'huile essentielle de petitgrain ; par le même procédé, on extrait des fleurs fraîches et des bourgeons l'huile essentielle de néroli, qui par distillation donne ensuite l'eau de fleur d'oranger.

Usage thérapeutique

Les principaux constituants (flavonoïdes, principes amers et huile essentielle) sont à l'origine des multiples vertus de la plante ; boutons floraux, fleurs et feuilles ont des propriétés sédatives ; le zeste, quant à lui, est tonifiant et aide à combattre les digestions difficiles ; l'eau distillée est sédative et spasmolytique (surprime les spasmes).

Mode d'utilisation

En phytothérapie par voie interne (infusions, jus, sirops, vins) ; en aromathérapie par voie interne et voie externe (bains, frictions, diffuseur, applications cutanées).

Autres utilisations

Culinaire.

Précaution d'emploi

L'huile essentielle pouvant être photosensibilisante, son emploi par voie interne relève de la prescription médicale.

ORGE

Hordeum vulgar

Famille : Poacées

Habitat : céréale cultivée dans les régions à climat tempéré.

Description : l'orge est une plante annuelle dont la tige droite se dresse jusqu'à 1 mètre, portant des feuilles lancéolées ; à son extrémité un épi à longs poils renferme les grains.

Partie(s) utilisée(s) : les grains sont récoltés en été, lors de la moisson, puis décortiqués : selon la façon dont s'effectue cette opération, on obtient l'orge mondé ou l'orge perlé (qui a subi un polissage par abrasion).

Usage thérapeutique

Riche en amidon, sels minéraux, maltine et alcaloïdes (hordénine), l'orge est principalement utilisée dans le traitement symptomatique des diarrhées de l'adulte et de l'enfant.

Mode d'utilisation

En phytothérapie par voie interne (décoctions, infusions, bouillies).

Autres utilisations

Culinaire ; dans l'industrie pharmaceutique.

Précaution d'emploi

Son emploi est soumis à un avis médical chez les personnes hypertendues.

ORIGAN (marjolaine sauvage)

Origanum vulgare

FAMILLE : Lamiacées

HABITAT : originaire d'Espagne, de Grèce et d'Afrique du Nord, la plante se rencontre en Asie et en Europe, sur les coteaux buissonneux et dans les clairières ensoleillées.

DESCRIPTION : c'est une plante vivace aromatique, haute de 40 à 80 centimètres, dont la tige organisée en rameaux supérieurs porte des petites feuilles entières, opposées et pétiolées de forme ovale ; en été et à l'automne, apparaissent des panicules de fleurs roses ou blanchâtres.

PARTIE(S) UTILISÉE(S) : les parties aériennes sont coupées lors de la floraison et séchées à l'ombre.

Usage thérapeutique

L'origan contient des principes amers, des tanins et une huile essentielle (thymol) ; il est indiqué dans divers troubles digestifs et les affections bronchiques ; également bon stimulant général de l'organisme, il aide à lutter contre les états infectieux, la fatigue et les fluctuations de la libido ; en usage local, il est antiprurigineux (soulage les démangeaisons).

Mode d'utilisation

En phytothérapie par voie interne (infusions, décoctions) ;
en aromathérapie par voie interne (uniquement sur prescription médicale) et voie externe (massages, frictions).

Autres utilisations

Culinaire.

Précaution d'emploi

L'huile essentielle étant très dermocaustique, il est prudent d'en restreindre l'usage ; elle est formellement déconseillée chez la femme enceinte.

ORTIE DIOÏQUE

voir GRANDE ORTIE

OSEILLE À FEUILLES CRISPÉES

voir PATIENCE CRÉPUE

PALMIER DE FLORIDE (sabal)

Sabal serrulata

Famille : Arécacées

Habitat : en Amérique, notamment en Caroline du Sud et au Texas, sur les dunes sablonneuses.

Description : ce petit arbre qui n'excède pas 6 mètres de hauteur développe des feuilles vert-jaune en forme d'éventail et des fleurs blanches ; les fruits sont des baies brunes et vertes.

Partie(s) utilisée(s) : les baies sont ramassées lorsqu'elles sont parvenues à maturité, en automne, puis séchées.

Usage thérapeutique

Les baies, riches en acides gras (acide laurique), alcanes divers, phytostérols et acide anthranilique, sont particulièrement indiquées pour lutter contre les hypertrophies bénignes de la prostate.

Mode d'utilisation

En phytothérapie par voie interne (infusions, teinture mère).

PÂQUERETTE VIVACE

Bellis perennis

Famille : Astéracées

Habitat : les pâturages d'Europe, en plaine mais aussi en altitude, également dans les chemins ou sur les talus.

Description : cette petite plante velue d'environ 10 centimètres de hauteur possède des feuilles persistantes en rosette d'où sort un pédoncule sans feuilles, surmonté d'un capitule unique blanc, rose, parfois rouge, de petite taille ; le fruit est un akène.

Partie(s) utilisée(s) : les fleurs et les feuilles sont récoltées au moment de la floraison.

Usage thérapeutique

Les tanins, pigments, mucilages, saponines et huiles essentielles qu'elles contiennent confèrent à la plante des vertus fortement astringentes et émollientes, indiquées dans les troubles digestifs et respiratoires ; localement, la pâquerette est hémostatique.

Mode d'utilisation

En phytothérapie par voie interne (infusions) et voie externe (compresses avec infusion ou macération à froid).

PASSIFLORE (fleur de la Passion)

Passiflora incarnata

Famille : Passifloracées

Habitat : en Europe et en Amérique du Sud, dans des lieux ensoleillés.

Description : c'est une plante grimpante, volubile, pouvant atteindre 10 mètres de hauteur, qui s'accroche avec des vrilles ; ses feuilles sont trilobées ; ses nombreuses grandes fleurs blanc rosé cèdent la place à des fruits comestibles de couleur jaune orangé de la grosseur d'une pomme ; la plante tire son nom de la forme de ses organes sexuels, qui rappellent les instruments de la Passion du Christ.

Partie(s) utilisée(s) : à la floraison, on ramasse les parties aériennes que l'on fait sécher.

Usage thérapeutique

La passiflore renferme des sucres, des flavonoïdes et une huile essentielle ; elle est souveraine dans les états neurotoniques et permet notamment de lutter efficacement contre les troubles du sommeil.

Mode d'utilisation

En phytothérapie par voie interne (infusions, teinture mère, gélules).

Précaution d'emploi

Attention aux risque de somnolence si vous conduisez ; l'usage de la plante chez la femme enceinte nécessite un avis médical.

PATIENCE CRÉPUE (oseille à feuilles crispées)

Rumex crispus

Famille : Polygonacées

Habitat : la plante pousse à l'état sauvage un peu partout dans le monde, dans les fossés et les bas-côtés des routes et des sentiers.

Description : cette plante vivace avec une tige d'environ 1 mètre porte des feuilles lancéolées et des épis terminaux de petites fleurs vertes.

Partie(s) utilisée(s) : les racines sont récoltées en automne puis séchées et coupées en menus morceaux.

Usage thérapeutique

La racine contient des tanins, des flavonoïdes, des anthraquinones et des oxalates ; elle est tonifiante, laxative et dépurative et est utilisée dans le traitement de la constipation, des maladies de la peau (dont l'acné) ; elle permet également de débarrasser l'organisme de ses toxines.

Mode d'utilisation

En phytothérapie par voie interne (décoctions, infusions, vins) et voie externe (bains de vapeur du visage).

Précaution d'emploi

Son usage est déconseillé chez la femme enceinte et en cas de calculs rénaux.

PAVOT DE CALIFORNIE

Eschscholzia californica

Famille : Papavéracées

Habitat : originaire des États-Unis, la plante pousse dans les plaines, vallées et dunes de Californie ; elle se complaît dans des sols sablonneux.

Description : haute de 40 cm à 60 cm, cette plante peut être annuelle (durée de vie de un an) ou vivace (plusieurs années de vie) ; elle porte des feuilles

très découpées et des fleurs, à nombreuses étamines, qui peuvent être jaunes, oranges, rouges ou roses ; le fruit est une capsule.
Partie(s) utilisée(s) : la plante entière.

Usage thérapeutique

Elle contient des glucosides flavoniques ainsi que des alcaloïdes isoquinoléiques ; ses propriétés antispasmodiques, antidouleur et légèrement sédatives la font utiliser dans le traitement des états nerveux et insomniaques, ainsi que de certains maux de tête (migraines et céphalées).

Mode d'utilisation

En phytothérapie par voie interne (gélules).

PENSÉE
Viola tricolor

Famille : Violacées
Habitat : originaire d'Europe et d'Afrique du Nord, elle se rencontre sur les bords de mer et dans les montagnes.
Description : cette petite plante herbacée, haute d'une trentaine de centimètres, peut être annuelle ou bisannuelle ; sa tige anguleuse porte des feuilles lobées, ovales et dentées et une fleur unique aux couleurs mélangées (jaune et violet) ; le fruit est une capsule.
Partie(s) utilisée(s) : les sommités fleuries sont récoltées d'avril à octobre, lors de la floraison.

Usage thérapeutique

La plante renferme des hétérosides, des mucilages, des tanins et de l'acide salicylique (principe actif de l'aspirine) ; elle est indiquée pour soulager des atteintes digestives et respiratoires et certaines affections cutanées (eczéma, psoriasis, acné, etc.).

Mode d'utilisation

En phytothérapie par voie interne (infusions) et voie externe (compresses avec infusion).

PERSIL
Petroselinum crispum

Famille : Apiacées
Habitat : originaire de Grèce, le persil s'est développé en Europe, où il se rencontre parfois à l'état sauvage ; il est le plus souvent cultivé.
Description : c'est une petite plante bisannuelle à tige dressée d'environ 50 à 60 centimètres, dont les feuilles, alternes, sont soit lisses, soit enroulées ; il présente des inflorescences jaune verdâtre en ombelles, qui donneront des graines striées.
Partie(s) utilisée(s) : au printemps on ramasse les feuilles, et à l'automne les graines, dont on extrait par distillation l'huile essentielle.

Usage thérapeutique

Le persil, riche en dérivés coumariniques et en huile essentielle, favorise l'élimination rénale, aide à lutter contre les règles douloureuses, l'hypertension et les troubles digestifs ; par voie externe, il soulage les piqûres d'insectes, les hémorroïdes et les contusions.

Mode d'utilisation

En phytothérapie par voie externe (injections vaginales avec décoction, applications cutanées) ; en aromathérapie par voie interne (uniquement sur prescription médicale).

Autres utilisations

Culinaire.

Précaution d'emploi

À forte dose, les graines peuvent être toxiques ; l'usage de la plante nécessite un avis médical en cas de grossesse.

PETIT HOUX (fragon piquant)

Ruscus aculeatus

FAMILLE : Ruscacées

HABITAT : dans les bois et les taillis d'Europe et d'Afrique du Nord à l'état sauvage ; mais la plante est également cultivée.

DESCRIPTION : vivace ligneuse de 60 centimètres à 1 mètre de hauteur, le petit houx présente des rameaux verts toute l'année, aplatis en forme de feuilles (cladodes) et finissant par une épine terminale ; les fleurs, de petite taille, sont portées par les cladodes ; les fruits sont des baies rouges toxiques.

PARTIE(S) UTILISÉE(S) : on déterre les rhizomes que l'on fait sécher ainsi que les sommités fleuries.

Usage thérapeutique

Le rhizome et les sommités fleuries contiennent surtout des saponosides stéroïdiques et font du petit houx une plante souveraine en cas d'insuffisance veinolymphatique et d'hémorroïdes.

Mode d'utilisation

En phytothérapie par voie interne (infusions, gélules).

Précaution d'emploi

Son emploi est déconseillé en cas d'hypertension ; dans tous les cas, la plante peut générer des troubles digestifs.

PEUPLIER NOIR

Populus nigra

FAMILLE : Salicacées

HABITAT : originaire d'Amérique du Nord, le peuplier noir aime les sols humides des régions tempérées d'Europe, d'Afrique du Nord et d'Asie.

DESCRIPTION : cet arbre qui s'élève jusqu'à 20 mètres, et dont l'écorce peut être plus ou moins claire, étale ou dresse ses rameaux ; les feuilles finement dentées, rondes à la base, se terminent en pointe ; avant d'éclore, les chatons sont protégés par des bourgeons ronds, de couleur brun jaunâtre, contenant une résine très parfumée ; les fruits sont des capsules.

Partie(s) utilisée(s) : au printemps, on récolte les bourgeons.

Usage thérapeutique

Les bourgeons renferment des tanins, des glucosides, de la résine et des huiles essentielles ; leur action est surtout diurétique et les font utiliser pour traiter les atteintes rhumatismales, dégager les bronches, et localement soigner les hémorroïdes.

Mode d'utilisation

En phytothérapie par voie interne (infusions, décoctions).

Précaution d'emploi

À proscrire en cas d'allergie à l'aspirine.

PILOSELLE (épervière)

Hieracium pilosella

Famille : Astéracées

Habitat : sur les sols sablonneux des régions tempérées d'Europe, d'Asie et d'Amérique du Nord.

Description : il s'agit d'une petite plante vivace dont la tige dressée porte des capitules de fleurs jaunes et des feuilles ovales et allongées organisées en rosette ; le fruit est ovale.

Partie(s) utilisée(s) : les sommités fleuries sont ramassées en été, au moment de la floraison.

Usage thérapeutique

Les sommités renferment des flavonoïdes, des acides phénols, des hétérosides (ombelliférone) ; la piloselle est traditionnellement connue pour faciliter les fonctions d'élimination digestive et rénale.

Mode d'utilisation

En phytothérapie par voie interne (infusions, teinture mère) et voie externe (cataplasmes).

PIN SYLVESTRE

Pinus sylvestris

Famille : Pinacées

Habitat : originaire des régions montagneuses d'Europe, le pin sylvestre pousse dans les massifs montagneux et froids de tout l'hémisphère Nord.

Description : ce conifère qui se dresse à plus de 25 mètres de hauteur présente des aiguilles allant par paire et des inflorescences en cônes : les pommes de pin.

Partie(s) utilisée(s) : on ramasse en été les aiguilles, les branches, les bourgeons ainsi que les graines dont est extraite l'huile essentielle.

Usage thérapeutique

Ce sont surtout les bourgeons qui sont utilisés ; ils contiennent une huile essentielle, de la vitamine C, de la résine et des acides gras, et sont utilisés pour calmer l'inflammation des voies urinaires et respiratoires ; par voie externe, en raison de leur propriété antiseptique, ils entrent dans la composition de divers produits destinés à lutter contre les éruptions cutanées.

Mode d'utilisation

En phytothérapie par voie interne (infusions, gélules) et voie externe (lavement vaginal avec décoction, bains de vapeur du visage) ; en aromathérapie par voie interne et voie externe (bains, massages, gargarismes, pastilles).

Précaution d'emploi

Attention, il existe un risque d'allergie ; dès l'apparition de troubles, arrêtez le traitement et consultez un médecin.

PISSENLIT

Taraxacum officinale

Famille : Astéracées

Habitat : originaire d'Europe, le pissenlit pousse partout dans le monde.

Description : cette plante herbacée et vivace possède des rhizomes épais, avec de longues racines contenant du latex, et une tige creuse d'où partent des feuilles dentelées en rosette, pennées et lancéolées ; les inflorescences jaunes qui apparaissent au printemps sont groupées en un gros capitule ; le fruit est un akène surmonté d'une aigrette.

Partie(s) utilisée(s) : les racines sont déterrées en automne, les feuilles ramassées au printemps puis mises à sécher.

Usage thérapeutique

Les racines et la plante entière contiennent des principes amers, des flavonoïdes, des terpènes et des stérols ; le pissenlit est reconnu faciliter les éliminations rénales, digestives et biliaires.

Mode d'utilisation

En phytothérapie par voie interne (infusions, décoctions, jus, teinture mère, sirops, gélules) et voie externe (bains de siège avec décoction).

Autres utilisations

Culinaire.

Précaution d'emploi

Son emploi nécessite impérativement un avis médical en cas d'insuffisance cardiaque ou rénale.

PIVOINE COMMUNE

Paenonia officinalis

Famille : Paéoniacées

Habitat : dans les pays du Bassin méditerranéen et d'Europe du Sud.

Description : cette plante vivace aux racines tuberculeuses possède une tige érigée de 60 centimètres, portant des feuilles lancéolées ou ovales et divisées ; à la floraison, apparaissent de grosses fleurs blanches, roses ou rouges, très odorantes ; le fruit est une capsule contenant des graines noires.

Partie(s) utilisée(s) : les racines sont récoltées en automne et les pétales au moment de la floraison.

Usage thérapeutique

Des pigments anthocyaniques, des tanins et des flavonoïdes confèrent à la pivoine des vertus multiples ; elle est ainsi utilisée contre les atteintes cutanéo-muqueuses (dont les hémorroïdes et les fissures anales), respiratoires et articulaires (fleurs), mais aussi digestives, neurologiques et cardio-vasculaires (racine).

Mode d'utilisation

En phytothérapie par voie interne (infusions, décoctions, sirops, suppositoires).

Autres utilisations

Plante d'ornement dans les jardins.

Précaution d'emploi

Les préparations à base de pivoine relèvent uniquement de la prescription médicale ; la plante est formellement déconseillée chez la femme enceinte.

PLANTAIN MAJEUR

voir GRAND PLANTAIN

POLYGALA DE VIRGINIE

Polygala senega

Famille : Polygalacées

Habitat : originaire du Canada et des États-Unis, la plante se complaît sur des sols arides.

Description : cette herbacée d'environ 30 à 40 centimètres de hauteur, aux feuilles lancéolées et sessiles, développe à son extrémité des épis serrés de fleurs blanches aux sépales inégaux.

Partie(s) utilisée(s) : à l'automne, on déterre les racines.

Usage thérapeutique

Les racines renferment des traces d'huile essentielle, des lipides, des alcaloïdes, des saponosides et des dérivés xanthoniques dotant la plante de vertus bénéfiques pour les affections des voies respiratoires (bronchite, asthme…).

Mode d'utilisation

En phytothérapie par voie interne (infusions, décoctions).

Précaution d'emploi

À forte dose, la plante peut provoquer des vomissements et des diarrhées ; son usage est fortement déconseillé chez la femme enceinte.

POTENTILLE ANSÉRINE

Potentilla anserina

FAMILLE : Rosacées

HABITAT : les zones humides des plaines et de moyenne montagne de toute l'Europe.

DESCRIPTION : c'est une plante herbacée pérenne, dont les tiges rampantes et racinantes portent des feuilles dentées ; l'été, apparaît une grande fleur jaune vif, solitaire et longuement pédiculée, qui donnera naissance à un fruit akène.

PARTIE(S) UTILISÉE(S) : à la pleine floraison, les sommités branchiales sont récoltées à la main et mises à sécher.

Usage thérapeutique

La présence de tanins et de principes amers, donne à la plante des propriétés astringentes utilisées pour les troubles fonctionnels gastro-intestinaux (diarrhée, hémorroïdes, etc.) ; par voie externe, elle sert en gargarisme à soulager les maux de gorge, et en bain à calmer les inflammations.

Mode d'utilisation

En phytothérapie par voie interne (infusions, décoctions) et voie externe (compresses en décoction).

Précaution d'emploi

Son emploi est à proscrire absolument chez la femme enceinte ; dans tous les cas, il relève de la prescription médicale, la plante comportant un risque de toxicité.

PRÊLE DES CHAMPS

Equisetum arvense

FAMILLE : Équisétacées

HABITAT : originaire d'Europe, d'Afrique du Nord et d'Asie, la prêle pousse dans les champs et au bord des chemins sur des sols humides.

DESCRIPTION : il s'agit d'une plante vivace plutôt grêle, haute de 40 à 60 centimètres, pourvue de tiges à la fois fertiles et non fertiles ; les tiges fertiles, non ramifiées, présentent à leur sommet un épi de feuilles sporifères de couleur brune ; les autres, de couleur verte, sont cannelées avec des verticilles de rameaux simples et dispersés.

PARTIE(S) UTILISÉE(S) : l'été, les tiges stériles sont ramassées et mises à sécher.

Usage thérapeutique

Ces tiges renferment des alcaloïdes, des flavonoïdes, des glucosides, des saponines et de l'acide silicique qui confèrent à la prêle des vertus principalement diurétiques, reminéralisantes et hémostatiques ; en usage local, elle agit sur les ulcères variqueux et les aphtes buccaux.

Mode d'utilisation

En phytothérapie par voie interne (décoctions, infusions) et voie externe (bains avec décoction, compresses, bains de bouche).

Précaution d'emploi

Le traitement de doit pas dépasser 3 semaines sans avis médical ; attention aux espèces voisines, qui, elles, sont toxiques.

PRIMEVÈRE SAUVAGE (coucou)

Primula veris

FAMILLE : Primulacées

HABITAT : dans les bois, les près et les pâturages d'Europe et d'Asie ; elle est cultivée sur des sols humides et riches.

DESCRIPTION : c'est une plante vivace, haute de 15 à 30 centimètres, au rhizome ovale ; ses feuilles sortent en rosette et se dressent après la floraison ; les fleurs jaunes, en ombelles, sont orientées à droite ou à gauche.

PARTIE(S) UTILISÉE(S) : les feuilles et les fleurs des plantes cultivées sont recueillies l'été, les rhizomes à l'automne.

Usage thérapeutique

Les fleurs sont riches en saponosides, caroténoïdes, flavonoïdes et huile essentielle ; par voie orale, elles sont sédatives de la toux, en application locale, émollientes et trophiques ; les racines, quant à elles, contiennent principalement des saponosides et possèdent globalement les mêmes indications que les fleurs.

Mode d'utilisation

En phytothérapie par voie interne (infusions, décoctions) et voie externe (compresses, bains de bouche).

Précaution d'emploi

À forte dose, la plante peut provoquer des troubles digestifs ; son usage est fortement déconseillé chez la femme enceinte.

PRUNELLIER

Prunus spinosa

FAMILLE : Rosacées

HABITAT : originaire des pays d'Europe et d'Asie, cette espèce se rencontre communément dans les prés ou sur le bord des routes.

DESCRIPTION : cette plante vivace, de 20 à 50 centimètres de hauteur, possède un rhizome avec de nombreuses radicelles, et des feuilles ovales, dont certaines dentées, à proximité desquelles naissent des inflorescences blanches ; les fruits sont des drupes bleu foncé.

PARTIE(S) UTILISÉE(S) : les sommités fleuries sont ramassées en début de floraison, les racines en fin de floraison.

Usage thérapeutique

Les fleurs sont riches en flavonoïdes et en hétérosides cyanogénétiques ; les fruits, les fleurs et les feuilles sont astringents, purgatifs et diurétiques et indiqués en cas de constipation, de cellulite et d'affections de l'appareil urinaire.

Mode d'utilisation

En phytothérapie par voie interne (infusions) et voie externe (gargarismes avec infusion, lotion).

Autres utilisations

En liqueur ; en homéopathie.

PRUNUS AFRICANA

Prunus africana (syn. Pygeum africanum)

Famille : Rosacées

Habitat : originaire d'Afrique, cet arbre pousse dans des zones à fortes précipitations.

Description : cet arbre qui peut se dresser jusqu'à 30 mètres de hauteur présente des feuilles épaisses, des petites fleurs blanches et des fruits qui sont des akènes.

Partie(s) utilisée(s) : on ramasse l'écorce.

Usage thérapeutique

C'est l'écorce qui renferme les principes actifs tels que terpènes, stérols, lipides et alcanols (esters de l'acide férulique) ; elle possède des vertus antiœdémateuses et est également indiquée en cas d'adénome de la prostate.

Mode d'utilisation

En phytothérapie par voie interne (décoctions, gélules).

Précaution d'emploi

Son utilisation relève de la stricte prescription médicale.

QUINQUINA
Cinchona spp.

FAMILLE : Rubiacées

HABITAT : originaire d'Amérique du Sud, l'arbre est cultivé en Inde et dans certains pays africains.

DESCRIPTION : haut de 20 mètres au plus, le quinquina est un arbre persistant avec une écorce brun-rouge et de grandes feuilles opposées ; ses fleurs sont des grappes d'inflorescences de couleur rose pâle.

PARTIE(S) UTILISÉE(S) : l'écorce des racines, des branches ou encore du tronc est prélevée sur des arbres ayant au moins 6 ans d'âge, puis séchée au soleil.

Usage thérapeutique

Les écorces contiennent surtout des composés amers, des tanins et des alcaloïdes ; elles sont indiquées pour stimuler l'appétit, mais aussi pour lutter contre les états grippaux ; localement, elles exercent une action antiprurigineuse (soulage les démangeaisons).

Mode d'utilisation

En phytothérapie par voie interne (décoctions, poudre de plante, teinture mère, vins) et voie externe (gargarismes).

Précaution d'emploi

À forte dose, le quinquina peut s'avérer très toxique, et ne doit être pris que sur prescription médicale ; son emploi est à proscrire chez la femme enceinte.

RADIS NOIR

Raphanus sativus var. *niger*

Famille : Brassicacées

Habitat : originaire d'Asie du Sud, le radis noir est cultivé sur tous les continents.

Description : cette crucifère est une plante annuelle d'environ 1 mètre de hauteur, pourvue d'une racine pivotante bulbeuse et de feuilles composées ; les fleurs, blanches ou rosées, sont groupées au sommet des tiges ; le fruit est une silique.

Partie(s) utilisée(s) : la racine est déterrée en automne.

Usage thérapeutique

Par sa richesse en vitamines (B, C), en thioglucosides et en composés antiseptiques, le radis noir est un très bon cholagogue et, plus largement, trouve une indication dans la plupart des troubles digestifs.

Mode d'utilisation

En phytothérapie par voie interne (jus, gélules) et voie externe (applications cutanées).

Autres utilisations

Culinaire.

Précaution d'emploi

Son emploi est déconseillé en cas de maux d'estomac.

RAIFORT

Armoracia rusticana (syn. *Cochlearia armoracia*)

Famille : Brassicacées

Habitat : originaire d'Europe de l'Est et du Sud, la plante est aujourd'hui présente sur l'ensemble du continent européen.

Description : cette crucifère est une plante herbacée vivace à grosse racine cylindrique et à tige creuse et rameuse pouvant dépasser 1 mètre de hauteur ; les feuilles de la base sont longuement pétiolées et ovales ; celles de la partie supérieure sont plutôt lancéolées ; les fleurs, de couleur blanche, forment des panicules terminaux qui laisseront la place à des siliques.

Partie(s) utilisée(s) : la racine fraîche ou sèche.

Usage thérapeutique

La racine contient une huile essentielle (sénevol), des acides aminés et des vitamines (C notamment) ainsi que des composés aux propriétés antiseptiques ; elle est indiquée en cas d'embarras digestifs, de gêne respiratoire (encombrement bronchique, asthme, etc.), d'atteintes articulaires (goutte, rhumatismes).

Mode d'utilisation

En phytothérapie par voie interne (infusions, décoctions) et voie externe (cataplasmes).

Autres utilisations

Dans l'industrie agroalimentaire.

Précaution d'emploi

Les cataplasmes peuvent être source d'irritation locale.

RÉGLISSE

Glycyrrhiza glabra

Famille : Fabacées

Habitat : originaire d'Europe méridionale ou d'Asie mineure selon les variétés, cette plante est aujourd'hui très cultivée.

Description : il s'agit d'une herbacée vivace, haute de 1,50 à 2 mètres, dont la racine donne des stolons ; la tige rameuse porte des feuilles imparipennées ; les fleurs de couleur mauve plus ou moins foncé et de petite taille forment des grappes qui donneront naissance à une gousse oblongue.

Partie(s) utilisée(s) : quand la plante atteint l'âge de 3 ans, on arrache les racines et les stolons en automne puis on les fait sécher.

Usage thérapeutique

La racine est riche en différents constituants (polysaccharides, flavonoïdes, composés aromatiques, saponosides) ; elle est utilisée pour soulager les problèmes digestives et respiratoires ; localement, elle calme la douleur de certaines affections de la bouche.

Mode d'utilisation

En phytothérapie par voie interne (infusions, décoctions, bâtons à mâcher ou à sucer, teinture mère).

Autres utilisations

Dans l'industrie alimentaire, notamment la confiserie ; dans la fabrication des liqueurs.

Précaution d'emploi

Son emploi est contre-indiqué en cas de pathologie hépatique ou rénale, d'hypertension ou encore de grossesse.

REINE-DES-PRÉS (spirée ulmaire)

Spiraea ulmaria
(syn. Filipendula ulmaria)

Famille : Rosacées

Habitat : les terrains humides d'Amérique du Nord et d'Europe, à l'exception du Bassin méditerranéen.

Description : cette plante herbacée pouvant atteindre 2 mètres de hauteur présente une tige ramifiée portant des feuilles imparipennées à folioles dentées et des panicules de petites fleurs blanc jaunâtre ; le fruit est de conformation hélicoïdale.

Partie(s) utilisée(s) : les fleurs sont récoltées avant la pleine floraison et séchées rapidement.

Usage thérapeutique

Elles contiennent surtout des flavonoïdes et des hétérosides phénoliques simples, dont une huile essentielle riche en dérivé salicylé (principe actif de l'aspirine) ; par voie orale, elles sont traditionnellement utilisées pour faciliter les fonctions d'élimination rénale et digestive, mais aussi dans les états fébriles ; localement, elles constituent un traitement d'appoint pour les articulations douloureuses.

Mode d'utilisation

En phytothérapie par voie interne (infusions) et voie externe (compresses) ; en aromathérapie par voie interne et voie externe.

Précaution d'emploi

L'emploi de la plante est déconseillée en cas d'allergie aux dérivés salicylés (produits contenant de l'aspirine).

RENOUÉE-DES-OISEAUX

Polygonum aviculare

FAMILLE : Polygonacées

HABITAT : dans les champs, les friches ou près des maisons, dans toutes les régions tempérées du monde.

DESCRIPTION : c'est une plante annuelle à la tige grêle, dont la hauteur varie de 10 à 60 centimètres, et qui porte des feuilles lancéolées ; les fleurs qui apparaissent au cours de l'été jusqu'au milieu de l'automne sont blanches ou roses.

PARTIE(S) UTILISÉE(S) : les parties aériennes sont cueillies durant la floraison.

Usage thérapeutique

Cette herbe des jardins contient des flavonoïdes, des tanins, des mucilages et de l'acide silicique, et est traditionnellement utilisée pour ses propriétés expectorantes, diurétiques et hémostatiques.

Mode d'utilisation

En phytothérapie par voie interne (décoctions) et voie externe (compresses, lavements).

ROBINIER

voir FAUX ACACIA

ROMARIN

Rosmarinus officinalis

FAMILLE : Lamiacées

HABITAT : les sols secs et ensoleillés des régions méditerranéennes où il fleurit tout au long de l'année ; il est cultivé dans le monde entier.

DESCRIPTION : cet arbrisseau aromatique, d'une hauteur de 1 à 2 mètres, est un persistant qui garde son feuillage vert foncé toute l'année : des feuilles coriaces et duveteuses ; sortent de mai à juin des glomérules de fleurs bleu pâle.

PARTIE(S) UTILISÉE(S) : en été, on récolte les feuilles que l'on fait sécher ; toutefois certaines sont utilisées fraîches pour les préparations et l'extraction de l'huile essentielle.

Usage thérapeutique

Outre leur huile essentielle riche en cinéol et en camphre, les feuilles contiennent des dérivés terpéniques, des flavonoïdes et des stéroïdes ; le romarin est particulièrement intéressant pour traiter les troubles dyspeptiques et faciliter les fonctions d'élimination des voies urinaires et biliaires ; par voie externe, il permet de dégager les voies aériennes supérieures.

Mode d'utilisation

En phytothérapie par voie interne (infusions, teinture mère) et voie externe (massage du cuir chevelu avec infusion) ; en aromathérapie par voie interne et voie externe (diffuseur, bains, massages, inhalations).

Autres utilisations

Culinaire et condimentaire.

Précaution d'emploi

Sa richesse en camphre explique pourquoi l'usage interne est réservé à la prescription médicale ; dans tous les cas, sous forme médicinale, le romarin est contre-indiqué chez la femme enceinte et l'enfant.

RONCE DES BUISSONS (mûrier sauvage)

Rubus fruticosus

FAMILLE : Rosacées

HABITAT : dans les friches, les haies, à la lisière des bois et des prés, dans les régions tempérées d'Europe.

DESCRIPTION : cet arbuste rameux et épineux haut de 2 à 4 mètres présente des feuilles ovales et dentées à 3 ou 5 lobes et des grappes d'inflorescences roses ou blanches qui cèdent la place à des baies noires lorsqu'elles sont parvenues à maturité : les mûres.

PARTIE(S) UTILISÉE(S) : les feuilles surtout ainsi que les fruits sont récoltés en été et à l'automne.

Usage thérapeutique

Les feuilles renferment des acides organiques, des dérivés terpéniques, des tanins et des flavonoïdes qui leur confèrent des propriétés astringentes utilisées par voie orale dans le traitement des diarrhées et des insuffisances veineuses, et localement sur les plaies cutanées persistantes et les inflammations de la cavité buccale.

Mode d'utilisation

En phytothérapie par voie interne (décoctions) et voie externe (gargarismes avec infusion et décoction).

ROSIER DES APOTHICAIRES (rosier de Provins)

Rosa gallica

(syn. Rosa officinalis)

FAMILLE : Rosacées

HABITAT : originaire de Perse, le rosier pousse dans les Landes et sur les sols incultes.

Description : arbuste broussailleux, à la tige garnie de piquant et aux feuilles caduques et dentées, le rosier arbore des fleurs roses ou rouges qui céderont la place à des fruits rouges.
Partie(s) utilisée(s) : on ramasse les fleurs pour les pétales qui sont ensuite mis à sécher en plein air.

Usage thérapeutique

Les pétales contiennent une huile essentielle (géraniol), des pigments, des tanins et des glucosides et ont pour principales vertus d'être antiseptiques et anti-inflammatoires par voie externe ou interne.

Mode d'utilisation

En phytothérapie par voie externe (compresse avec eau de rose) ; en aromathérapie par voie interne et voie externe (bains, massages, gargarismes).

RUE DES JARDINS

Ruta graveolens

Famille : Rutacées
Habitat : les pays d'Europe du pourtour méditerranéen, sur des sols calcaires et siliceux.
Description : plante aromatique pérenne, haute de 50 centimètres environ, aux feuilles alternes, la rue des jardins donne des inflorescences jaune-vert aux pétales ovales, qui font place à un fruit rond en capsule contenant des graines noires.
Partie(s) utilisée(s) : on récolte en été les sommités fleuries lorsqu'elles sont jeunes, ainsi que les feuilles qui se trouvent à la base, puis on les fait sécher.

Usage thérapeutique

Elles contiennent une huile essentielle vénéneuse, des antiseptiques végétaux, un glucoside (rutine), des tanins et des principes amers ; la rue des jardins possède des propriétés antihypertensives, antispasmodiques et cardio-régulatrices ; elle est encore indiquée dans les atteintes digestives mineures ; localement, elle constitue un très bon traitement d'appoint des plaies et ulcérations cutanées.

Mode d'utilisation

En phytothérapie par voie externe (compresses avec infusion ou teinture mère) ; en aromathérapie par voie externe.

Précaution d'emploi

La voie interne est réservée à la prescription médicale en raison du caractère toxique de la plante.

SABAL
voir PALMIER DE FLORIDE

SALSEPAREILLE
Smilax aspera

FAMILLE : Smilacées

HABITAT : dans les forêts tropicales, en Asie, en Australie et aussi en Europe du Sud.

DESCRIPTION : cette liane à la tige rameuse et grimpante pouvant atteindre 5 mètres naît d'un volumineux rhizome tubéreux ; elle présente de grandes feuilles ovales en forme de cœur, alternes et pétiolées, qui portent à leur base des vrilles permettant à la plante de s'accrocher ; l'été, apparaissent des ombelles de fleurs blanches, qui donneront ensuite naissance à des grappes de baies vertes puis rouges.

PARTIE(S) UTILISÉE(S) : la racine est déterrée en automne, débitée en éclats puis séchée.

Usage thérapeutique
C'est un excellent dépuratif dont il est recommandé de faire usage, une ou deux fois par an sous forme de cure, en cas de maladie chronique de la peau ; elle a également une action sur les rhumatismes et la goutte.

Mode d'utilisation
En phytothérapie par voie interne (décoctions).

SANTOLINE (fausse sanguenite)
Santolina chamaecyparissus

FAMILLE : Astéracées

HABITAT : les terres sèches et caillouteuses du midi de l'Europe, jusqu'à mi-pente des montagnes.

DESCRIPTION : ce petit arbrisseau grisâtre, buissonnant et noueux, a des feuilles alternes et linéaires, dentées et charnues ; le milieu de l'été est la période d'épanouissement des capitules terminaux de couleur jaune verdâtre, qui donneront naissance à des fruits oblongues (capsules).

PARTIE(S) UTILISÉE(S) : les sommités fleuries sont récoltées en été en pleine floraison, puis mises à sécher.

Usage thérapeutique
La santoline, qui contient de la santonine, de l'artémisite et une huile essentielle renfermant principalement du linéol, est surtout utilisée comme vermifuge ; elle a également une action bénéfique sur le cycle menstruel ; les capitules, réduits en poudre et mélangés à du miel, sont efficaces dans le traitement des verminoses.

Mode d'utilisation
En phytothérapie par voie interne (décoctions, vins).

Autres utilisations
En liqueur.

Précaution d'emploi
Son emploi est déconseillé chez la femme enceinte et l'enfant de moins de 12 ans.

SAPONAIRE OFFICINALE

Saponaria officinalis

Famille : Caryophyllacées

Habitat : elle se rencontre à l'état sauvage dans des lieux humides et dégagés en Europe et en Asie, où elle est également cultivée.

Description : cette plante herbacée vivace à rhizome, haute de 50 centimètres environ, fleurit de juillet à septembre en panicules de fleurs rosées, qui apparaissent à l'extrémité de tiges dressées robustes portant de grandes feuilles ovales, lancéolées et opposées.

Partie(s) utilisée(s) : les racines et les parties aériennes sont ramassées à l'automne, puis mises à sécher.

Usage thérapeutique

La saponaire contient de la saporubine et de la saponarine, chimiquement des dérivés terpéniques à l'action irritante, qui lui confèrent des vertus expectorantes en stimulant la toux et en fluidifiant les sécrétions des muqueuses respiratoires ; elle est également dépurative et diurétique.

Mode d'utilisation

En phytothérapie par voie interne (décoctions) et voie externe (massages avec décoction pour le cuir chevelu ou les zones d'eczéma).

Autres utilisations

La racine est traditionnellement utilisée pour fabriquer des produits lavants.

Précaution d'emploi

En raison d'une toxicité possible, il est conseillé de prendre un avis médical.

SARRIETTE DES MONTAGNES

Satureja montana

Famille : Lamiacées

Habitat : dans les terrains secs et ensoleillés, à mi-altitude dans les régions du Bassin méditerranéen.

Description : cette plante est une annuelle buissonnante d'environ 50 centimètres de hauteur, qui fleurit à la fin de l'été en petites fleurs violacées naissant à l'aisselle de feuilles linéaires opposées, portées par des tiges rameuses et rougeâtres ; les fruits sont des tétrakènes.

Partie(s) utilisée(s) : les tiges herbacées sont coupées à la floraison puis mises à sécher en bouquets.

Usage thérapeutique

Traditionnellement stimulante de l'activité sexuelle, la sarriette contient une huile essentielle renfermant du carvacrol et du cymol ; son action bactéricide et antiseptique en fait un remède de choix dans le traitement des troubles gastro-intestinaux (ballonnements, gaz, diarrhées) et des infections des voies respiratoires.

Mode d'utilisation

En phytothérapie par voie interne (décoctions, infusions, sirops, vins) ; en aromathérapie par voie interne et voie externe (bains, massages, gargarismes).

Autres utilisations

Dans la cuisine ; en liqueur.

Précaution d'emploi

L'huile essentielle par voie interne relève de la stricte prescription médicale ; elle est totalement déconseillée chez la femme enceinte.

SASSAFRAS

Sassafras albidum (syn. Sassafras officinale ; Sassafras variifolium)

FAMILLE : Lauracées

HABITAT : originaire des États-Unis, du Brésil et de Chine.

DESCRIPTION : cet arbre caduc, d'une hauteur de 10 à 15 mètres, porte des feuilles à un ou plusieurs lobes (2 ou 3), qui passent d'une couleur jaune orangé à rouge vif en automne ; les fruits sont des drupes bleues de forme ovale.

PARTIE(S) UTILISÉE(S) : du bois et des racines est extraite une huile essentielle jaune foncé.

Usage thérapeutique

Le bois de sassafras, outre son huile essentielle (safrole), contient des stérols, des lignanes, des tanins et alcaloïdes, traditionnellement utilisés comme diurétiques et dépuratifs ; il sert aujourd'hui d'aromatisant alimentaire (sans safrole) et à titre antalgique aux États-Unis.

Mode d'utilisation

En aromathérapie par voie externe.

Autres utilisations

Dans l'industrie agroalimentaire.

Précaution d'emploi

L'huile essentielle étant très toxique et irritante pour les muqueuses, son usage relève de la prescription médicale.

SAUGE OFFICINALE

Salvia officinalis

FAMILLE : Lamiacées

HABITAT : originaire des régions méditerranéennes (Balkans, Grèce), la sauge officinale est cultivée un peu partout en Europe dans les régions ensoleillées.

DESCRIPTION : il s'agit d'un arbrisseau aromatique et persistant d'une hauteur de 80 centimètres ; sa tige, d'où part une multitude de rameaux, porte des feuilles pétiolées vertes ou violettes et des inflorescences en grappes délicieusement parfumées.

PARTIE(S) UTILISÉE(S) : les feuilles et les fleurs sont cueillies avant la floraison et s'utilisent fraîches ou séchées.

Usage thérapeutique

La plante, riche en constituants divers (terpènes, flavonoïdes, huile essentielle, tanins), aide à combattre les troubles digestifs à tendance spasmodique ainsi que les inflammations de la sphère ORL.

Mode d'utilisation

En phytothérapie par voie interne (teinture mère, infusions, sirops, vins) et voie externe (applications cutanées – feuilles fraîches, gargarismes en infusion) ; en aromathérapie par voie interne et voie externe (bains, gargarismes, massages, douches vaginales).

Autres utilisations

En liqueur.

Précaution d'emploi

L'huile essentielle doit être employée à petite dose et toujours sur avis médical car elle peut entraîner des convulsions.

SAULE BLANC

Salix alba

Famille : Salicacées

Habitat : dans toute l'Europe, notamment les zones humides, ainsi qu'en Asie.

Description : cet arbre peut se dresser à plus de 23 mètres ; ses feuilles sont allongées voire lancéolées, avec un bord dentelé ; les fleurs, groupées en chatons, ont des couleurs différentes selon qu'elles sont femelles ou mâles.

Partie(s) utilisée(s) : l'écorce fraîche ou séchée.

Usage thérapeutique

L'écorce contient des composés phénoliques et des dérivés alcooliques salicylés (principe actif de l'aspirine) qui la font indiquer dans les états fébriles (voie orale) et rhumatismaux (voie locale).

Mode d'utilisation

En phytothérapie par voie interne (décoctions, teinture mère, gélules).

Précaution d'emploi

Son utilisation est formellement déconseillée en cas d'allergie à l'aspirine, ainsi que chez la femme enceinte ou allaitante.

SCROFULAIRE NOUEUSE

Scrophularia nodosa

Famille : Scrofulariacées

Habitat : originaire d'Europe, la plante pousse dans l'hémisphère Nord, à l'état sauvage au bord de l'eau, sur les sols humides des clairières et à la lisière des bois.

Description : la tige de cette plante vivace de 1 mètre de hauteur, au rhizome renflé, est droite et pleine, avec des feuilles dentées ovales ; les fleurs sont petites et vont du violet au pourpre, avec des graines verdâtres.

Partie(s) utilisée(s) : on ramasse en été les parties aériennes lors de la floraison ainsi que les rhizomes.

Usage thérapeutique

Les diverses parties recueillies contiennent de la résine, des acides organiques, un glucoside (scrofularine), des pectines et des saponines ; la scrofulaire noueuse possède des vertus anti-inflammatoires sur le système veinolymphatique (ganglions, hémorroïdes) et est également indiquée dans le traitement des plaies surinfectées, lentes à la cicatrisation.

Mode d'utilisation

En phytothérapie par voie interne (infusions) et voie externe (applications cutanées).

Précaution d'emploi

Son emploi nécessite un avis médical en cas de problèmes cardiaques.

SÉNEÇON DORÉ

Senecio aureus

FAMILLE : Astéracées

HABITAT : originaire du nord des États-Unis, cette plante aime les terrains humides et marécageux.

DESCRIPTION : le séneçon doré est une vivace à la tige dressée et ramifiée qui peut atteindre 1 mètre de hauteur ; ses feuilles sont lancéolées, et ses fleurs des petits capitules jaunes qui s'épanouissent à l'extrémité des rameaux.

PARTIE(S) UTILISÉE(S) : les parties aériennes sont ramassées en été.

Usage thérapeutique

La plante, qui se caractérise par la présence d'alcaloïdes, de flavonoïdes et d'huile essentielle, est utilisée avant tout pour soulager les douleurs des règles.

Mode d'utilisation

En phytothérapie par voie interne (infusions composées) et voie externe (applications cutanées).

Précaution d'emploi

Son emploi par voie interne relève de la prescription médicale en raison de sa toxicité potentielle sur le foie.

SERPOLET (thym sauvage)

Thymus serpyllum

FAMILLE : Lamiacées

HABITAT : dans les lieux sauvages et les landes ensoleillées des régions méditerranéennes.

DESCRIPTION : il s'agit d'un petit arbre aromatique, haut de 30 centimètres, dont les rameaux serrés portent des feuilles, petites et persistantes, de forme oblongue ou ovale ; à leur extrémité s'épanouissent des fleurs mauves.

PARTIE(S) UTILISÉE(S) : les sommités fleuries sont ramassées au moment de la floraison, à la fin du printemps et au début de l'été.

Usage thérapeutique

Huile essentielle, tanins, flavonoïdes comptent parmi les principaux constituants du serpolet ; ils aident à combattre les troubles digestifs (flatulences, spasmes) et les difficultés respiratoires (asthme, toux infectieuses) ; localement, l'huile essentielle a une action bénéfique sur les rhumatismes.

Mode d'utilisation

En phytothérapie par voie interne (décoctions, infusions) et voie externe (cataplasmes, lotions, bains en décoction, gargarismes en infusion) ; en aromathérapie par voie interne et voie externe (bains).

Précaution d'emploi

L'huile essentielle peut irriter les muqueuses.

SOUCI DES JARDINS

Calendula officinalis

FAMILLE : Astéracées

HABITAT : originaire d'Europe méridionale, il est cultivé dans toutes les régions tempérées du monde.

DESCRIPTION : plante annuelle ornementale à grosse tige rameuse, cylindrique et velue, le souci peut mesurer de 40 à 50 centimètres de hauteur ; ses feuilles sont épaisses, sessiles et alternes ; ses fleurs, d'un bel orangé, sont organisées en capitule terminal ; le fruit est un akène recouvert de spicules.

PARTIE(S) UTILISÉE(S) : les fleurs sont ramassées en plein épanouissement, séchées et conservées à l'abri de la lumière afin d'éviter tout phénomène de décoloration.

Usage thérapeutique

La plante est riche en flavonoïdes, carotènes et xanthophylles, huile essentielle terpénique et saponosides ; par voie interne, ses vertus sont multiples : le souci est antihypertenseur, dépuratif, cholagogue, sudorifique et antispasmodique ; son usage externe est réservé à diverses dermatoses comme l'eczéma et les ulcères, aux piqûres d'insectes, aux érythèmes solaires et aux crevasses ou gerçures ; en cosmétologie, il sert largement d'agent cicatrisant et hydratant.

Mode d'utilisation

En phytothérapie par voie interne (infusions, décoctions) et voie externe (décoctions, teinture mère, pommade).

Autres utilisations

En cosmétologie (lait, crème, savon, produit solaire).

Précaution d'emploi

Les divers extraits étant potentiellement toxiques, la prescription sera de préférence initiée par un médecin.

SPIRÉE ULMAIRE

voir REINE-DES-PRÉS

SUREAU NOIR

Sambucus nigra

Famille : Caprifoliacées

Habitat : un peu partout en Europe, sur des sols meubles et humides, notamment dans les bois et les terrains incultes.

Description : cet arbre d'une dizaine de mètres de hauteur, aux feuilles caduques et ovales, déploie des ombelles d'inflorescences jaune pâle particulièrement parfumées ; ses fruits sont des baies d'un bleu foncé à noir.

Partie(s) utilisée(s) : les sommités fleuries sont ramassées en mai-juin, à l'époque de la floraison, et les baies au début du mois de septembre ; certaines sont utilisées fraîches, d'autres une fois séchées.

Usage thérapeutique

Le sureau noir contient des huiles essentielles, des glucosides, des acides organiques et des tanins ; il est traditionnellement diurétique et permet de combattre l'insuffisance veineuse ; en usage local, c'est un anti-inflammatoire.

Mode d'utilisation

En phytothérapie par voie interne (infusions, décoctions, teinture mère) et voie externe (onguent, compresses avec infusion).

TANAISIE

Tanacetum vulgare (syn. Chrysanthemum vulgare)

Famille : Astéracées

Habitat : un peu partout en Europe, sur des sols meubles et incultes.

Description : la tige de cette plante vivace haute d'environ 1,20 mètre porte des feuilles ovales ou oblongues très divisées et des fleurs jaunes tubuleuses.

Partie(s) utilisée(s) : les sommités fleuries sont ramassées en été, au moment de l'éclosion, puis séchées.

Usage thérapeutique

La tanaisie est surtout riche en une huile essentielle, la thuyone, ainsi qu'en principes amers et en tanins ; c'est un très bon vermifuge et accessoirement un fébrifuge.

Mode d'utilisation

En phytothérapie par voie interne (infusions, poudre de plante) et voie externe (décoctions pour soins capillaires) ; en aromathérapie par voie externe (infusions pour bains de bouche).

Précaution d'emploi

La plante étant parfois très toxique, son emploi relève de la prescription médicale ; il est déconseillé chez la femme enceinte.

THÉ DE JAVA

Orthosiphon stamineus

Famille : Lamiacées

Habitat : originaire d'Asie du Sud-Est et d'Australie, la plante est cultivée dans les régions humides et chaudes de ces régions.

Description : la tige de cette vivace de 60 centimètres est quadrangulaire ; elle porte des feuilles opposées et dentées se terminant par une pointe allongée et fine (acuminée) ; les fleurs, de couleur lilas, ont des étamines très longues.

Partie(s) utilisée(s) : les feuilles sont ramassées tout au long de l'année.

Usage thérapeutique

Elles contiennent des dérivés de l'acide caféique, une huile essentielle, des flavonoïdes, des sels de potassium et de nombreux tanins ; fortement diurétiques, elles facilitent le drainage des voies urinaires et digestives ; c'est un bon adjuvant des régimes amaigrissants.

Mode d'utilisation

En phytothérapie par voie interne (infusions, gélules).

THUYA DU CANADA

Thuya occidentalis

Famille : Cupressacées

Habitat : originaire du Canada et des États-Unis, l'arbre affectionne les sols marécageux et très humides ; il est également cultivé en Europe.

Description : cet arbre persistant haut de 10 mètres a des feuilles en écailles.

Partie(s) utilisée(s) : les feuilles desquelles est extraite l'huile essentielle sont ramassées en été.

Usage thérapeutique

L'huile essentielle possède comme principales propriétés d'être expectorante, diurétique, anti-inflammatoire ; elle est utilisée dans le traitement des hémorroïdes ; appliquée localement, elle combat les végétations vénériennes.

Mode d'utilisation

En phytothérapie par voie externe (teinture mère) ; en aromathérapie par voie interne et voie externe.

Autres utilisations

Pour la décoration florale.

Précaution d'emploi

L'huile essentielle ayant des propriétés abortives et toxiques, elle ne doit être utilisée que sur avis médical ; son emploi est fortement déconseillé chez la femme enceinte ou allaitante.

THYM

Thymus vulgaris

FAMILLE : Lamiacées

HABITAT : originaire des régions méditerranéennes (Maroc, Espagne, France, Grèce notamment), le thym est aujourd'hui cultivé un peu partout dans le monde, sur des sols secs et ensoleillés.

DESCRIPTION : ce petit arbuste aromatique aux rameaux serrés d'une hauteur de 40 centimètres est pourvu de feuilles très petites, lancéolées ou oblongues ; ses fleurs roses, qui apparaissent à l'extrémité des tiges ramifiées, ont la particularité d'attirer les abeilles.

PARTIE(S) UTILISÉE(S) : les parties aériennes et les feuilles sont ramassées en été, au moment de la floraison, et utilisées fraîches ou séchées.

Usage thérapeutique

Le thym, qui contient entre autres une huile essentielle, des tanins et des flavonoïdes, est particulièrement indiqué dans les troubles digestifs et les inflammations des voies respiratoires.

Mode d'utilisation

En phytothérapie par voie interne (infusions, sirops) et voie externe (inhalation avec décoctions, teinture mère) ; en aromathérapie par voie interne et voie externe (bains aromatiques, gargarismes, bains de bouche, frictions).

Précaution d'emploi

L'huile essentielle ayant une action irritante pour la peau et les muqueuses, il est préférable de l'utiliser sur avis médical.

THYM SAUVAGE

voir SERPOLET

TILLEUL DE HOLLANDE

Tilia platyphylla

FAMILLE : Tiliacées

HABITAT : à l'état sauvage dans les forêts d'Europe, mais il peut aussi être planté dans les jardins.

DESCRIPTION : cet arbre caduc, haut parfois de 30 mètres, a un tronc droit recouvert d'une écorce gris-brun ; il porte des feuilles vert clair, pétiolées et dentées, en forme de cœur ; à la fin du printemps et au début de l'été, ses nombreuses grappes de fleurs jaune pâle se balançant au bout d'un pédoncule exhalent une douce odeur.
PARTIE(S) UTILISÉE(S) : les feuilles et les bractées sont cueillies avant éclosion.

Usage thérapeutique

Les fleurs renferment des tanins, des flavonoïdes, des mucilages et une huile essentielle, qui leur confèrent des vertus sédatives, diurétiques et antispasmodiques ; localement, elles ont une action protectrice sur la peau.

Mode d'utilisation

En phytothérapie par voie interne (infusions) et voie externe (compresses avec décoction, lotion).

TOUTE-BONNE

voir VALÉRIANE OFFICINALE

TUSSILAGE

Tussilago farfara

FAMILLE : Astéracées
HABITAT : cette espèce commune en Europe, en Asie, en Afrique et accessoirement en Amérique aime les terres fraîches et humides.
DESCRIPTION : cette vivace présente un rhizome ramifié d'où partent des tiges écailleuses couvertes, après la floraison, de feuilles pétiolées, dentées et arrondies ; les fleurs sont regroupées en capitules terminaux de couleur jaune ; les fruits sont des akènes plutôt oblongs à aigrette.
PARTIE(S) UTILISÉE(S) : les feuilles et les fleurs sont ramassées à plein épanouissement et mises à sécher sur des grilles.

Usage thérapeutique

Les feuilles et les fleurs renferment des flavonoïdes, des tanins et des mucilages qui leur confèrent des propriétés expectorantes et sédatives de la toux ; elles sont encore astringentes et diurétiques, émollientes, voire cicatrisantes et anti-inflammatoires.

Mode d'utilisation

En phytothérapie par voie interne (infusion, décoction, sirop) et voie externe (bains et compresses de décoction pour les affections cutanées).

Précaution d'emploi

Cette plante est déconseillée en cas de maladie du foie, et chez la femme enceinte ou allaitante.

VALÉRIANE OFFICINALE (toute-bonne)

Valeriana officinalis

Famille : Valérianacées

Habitat : originaire d'Europe et d'Asie, la valériane affectionne les prairies humides et le bord des ruisseaux.

Description : cette plante vivace et robuste, à la racine courte, présente des feuilles pennées et des fleurs roses dont les amples corymbes se déploient à l'extrémité de la tige.

Partie(s) utilisée(s) : les rhizomes et les racines sont déterrés en automne et mis à sécher.

Usage thérapeutique

Ils contiennent, entre autres, une huile essentielle, des iridoïdes et des dérivés terpéniques ; la valériane est traditionnellement utilisée comme sédatif du système nerveux (hyperexcitabilité, troubles du sommeil, etc.).

Mode d'utilisation

En phytothérapie par voie interne (infusions, décoctions, teinture mère) ; en aromathérapie par voie interne et voie externe (toutes deux uniquement sur prescription médicale).

Précaution d'emploi

À forte dose, la plante peut entraîner une somnolence.

VANILLIER

Vanilla fragrans

Famille : Orchidacées

Habitat : dans les régions chaudes du Pacifique, sur les îles de l'océan Indien, en Indonésie, aux Antilles…

Description : c'est une liane verte avec des racines crampons qui lui permettent de se fixer ; à l'aisselle de certaines feuilles apparaissent des inflorescences en grappes qui donneront naissance à des gousses vert clair, en balais, et contenant de petits grains noirs.

Partie(s) utilisée(s) : le fruit, exposé le jour au soleil et recouvert la nuit pour le protéger du froid, donne la gousse de vanille proprement dite, qui est récoltée à maturité ; celle-ci est parfois lavée quelques minutes à l'eau chaude avant la fermentation.

Usage thérapeutique

C'est le processus de fermentation qui est à l'origine de l'arôme de la vanille ; ce dernier est majoritairement lié à la vanilline et à des produits de dégradation du vanilloside ; la vanille est utilisée sous différentes formes (poudre, gousse entière fermentée, extrait).

Mode d'utilisation

En aromathérapie par voie interne (dans la composition de certains vins).

Autres utilisations

Dans l'industrie agroalimentaire et cosmétique.

VARECH VÉSICULEUX

Fucus vesiculosus

Famille : Fucacées

Habitat : les côtes rocheuses de l'océan Atlantique et de l'océan Pacifique (eaux froides).

Description : cette algue brune au thalle mince et ramifié peut mesurer plus de 1 mètre ; ses lames rubanées présentent une pseudonervure et des paires de vésicules aérifères qui font office de flotteurs.

Partie(s) utilisée(s) : le thalle est séché puis découpé en fragments.

Usage thérapeutique

Le thalle contient de nombreuses substances parmi lesquelles de l'iode bien sûr, des mucilages, des polyphénols, des lipides et divers oligoéléments ; initialement, cette algue constituait l'un des éléments de la thérapie iodée ; aujourd'hui, elle est utilisée dans la prise en charge de l'obésité et comme traitement symptomatique de la constipation.

Mode d'utilisation

En phytothérapie par voie interne (décoctions, gélules, teinture mère, sirops) et voie externe (cataplasmes, compresses avec décoction, bains amincissants).

Précaution d'emploi

Une augmentation de l'activité thyroïdienne a été observée lors d'une utilisation prolongée.

VÉRONIQUE

Veronica officinalis

Famille : Scrofulariacées

Habitat : à l'état sauvage, dans les prés et les landes de toute l'Europe et des États-Unis ; sur des sols argileux ou sablonneux quand elle est cultivée.

Description : cette herbacée vivace, d'environ 50 centimètres de hauteur, à la tige rampante, possède des feuilles vert cendre ovales, dentées et velues, et des grappes d'inflorescences lilas foncé qui forment des épis.

Partie(s) utilisée(s) : en été, on coupe les sommités fleuries lors de la floraison, puis on les fait sécher.

Usage thérapeutique

Les sommités fleuries, qui contiennent principalement des iridoïdes et des flavonoïdes, ont une action expectorante, facilitent la digestion et soulagent les douleurs rhumatismales ; localement, elles interviennent dans la cicatrisation des plaies et atténuent les démangeaisons (antiprurigineuses).

Mode d'utilisation

En phytothérapie par voie interne (infusions, décoctions) et voie externe (compresses et gargarismes avec décoction).

VERVEINE DE L'INDE

voir CITRONNELLE

VERVEINE OFFICINALE

Verbena officinalis

FAMILLE : Verbénacées

HABITAT : à l'état sauvage, elle se rencontre un peu partout en Europe, au Japon et en Chine ; elle est également cultivée sur des sols humides et lourds.

DESCRIPTION : haute de 70 centimètres à 1 mètre, cette plante vivace présente des tiges minces et rameuses, avec des feuilles ovales et dentées et de longs épis de petites fleurs lilas.

PARTIE(S) UTILISÉE(S) : les parties aériennes (haut de la tige en fleur) sont cueillies l'été, à la pleine floraison, puis séchées.

Usage thérapeutique

La verveine commune contient des iridoïdes, des flavonoïdes ainsi que des dérivés de l'acide caféique ; par voie interne, elle favorise l'élimination rénale et facilite la digestion ; par voie externe, elle apaise la plupart des agressions dermatologiques (coups de soleil, piqûres d'insectes, gerçures, etc.).

Mode d'utilisation

En phytothérapie par voie interne (infusions, teinture mère) et voie externe (poudre, compresses avec infusion, bains de bouche).

Précaution d'emploi

À forte dose, la verveine peut entraîner des nausées et des vomissements ; son usage est à proscrire chez la femme enceinte.

VIGNE ROUGE

Vitis vinifera var. *tinctora*

FAMILLE : Vitacées

HABITAT : originaire d'Europe méridionale, la vigne rouge pousse sous des climats tempérés et doux et se complaît dans des sols sablonneux, alluvionnaires ou argileux.

DESCRIPTION : il s'agit d'un arbuste d'environ 80 centimètres de hauteur, avec une longue et épaisse racine tordue sur laquelle poussent les sarments ; les feuilles sont rouges, à plusieurs lobes et dentées ; les fleurs verdâtres poussent en grappes, qui donneront naissance à des fruits verts ou noirs (les raisins).

PARTIE(S) UTILISÉE(S) : les feuilles en été et les raisins sont récoltés en automne, à l'époque des vendanges.

Usage thérapeutique

Riche en composés phénoliques de toutes sortes (flavonoïdes, tanins, etc.), c'est un excellent astringent indiqué en cas d'insuffisance veinolymphatique et de cellulite ; localement, la vigne rouge aide à lutter contre les états inflammatoires oculaires et favorise l'hygiène buccale.

Mode d'utilisation

En phytothérapie par voie interne (gélules, infusions) et voie externe (bains de bouche et bains d'yeux).

Autres utilisations

Dans l'industrie agroalimentaire (huile de pépins de raisin).

VIOLETTE ODORANTE

Viola odorata

FAMILLE : Violacées

HABITAT : originaire d'Europe et d'Asie, cette plante pousse dans les bois et les buissons de ces régions.

DESCRIPTION : de son court rhizome rampant partent de longs stolons radicaux, et c'est par la division de ses racines que la violette peut se reproduire ; ses feuilles, ovales et dentelées, se réunissent pour former une rosace basale d'où jaillissent des fleurs odoriférantes, blanches ou violettes.

PARTIE(S) UTILISÉE(S) : les rhizomes sont déterrés en automne avec les racines, puis séchés ; l'été, on récolte les fleurs (dans les lieux ombragés) et les feuilles, puis on les fait sécher.

Usage thérapeutique

La violette contient de nombreux constituants parmi lesquels des mucilages, des tanins, des flavonoïdes et de l'acide salicylique (principe actif de l'aspirine) ; elle est traditionnellement utilisée par voie orale pour calmer les symptômes digestifs douloureux et les toux rebelles ; localement, elle a une action antiséborrhéique et anti-inflammatoire.

Mode d'utilisation

En phytothérapie par voie interne (infusions, décoctions) et voie externe (bains d'yeux et de bouche, compresses).

Précaution d'emploi

À forte dose, la racine peut provoquer des nausées et des vomissements.

YLANG-YLANG

Cananga odorata

Famille : Annonacées

Habitat : originaire des Philippines, cet arbre est cultivé aujourd'hui en Afrique et en Asie.

Description : la floraison de cet arbre noueux, aux feuilles persistantes, dure toute l'année mais est particulièrement active lors de la saison des pluies ; les fleurs jaunes sont très parfumées quand elles sont ouvertes.

Partie(s) utilisée(s) : chaque jour, on cueille les pétales à la main à partir desquels on extraira par distillation l'huile essentielle.

Usage thérapeutique

L'huile essentielle contient des esthers (acétates de linalyle, de benzyle et de géranyle) et est indiquée dans les états de fatigue et de nervosité ; c'est un bon complément des traitements de l'impuissance et de la frigidité ; elle a également une action bénéfique sur les troubles du cuir chevelu (cheveux gras) et cutanés (peau grasse).

Mode d'utilisation

En aromathérapie par voie externe (diffuseur, massages).

Précaution d'emploi

L'utilisation de l'huile essentielle par voie interne relève de la prescription médicale.

Annexes

Décret n° 79-480 du 15 juin 1979

Décret relatif à la vente au public des plantes médicinales inscrites à la Pharmacopée

Le Premier ministre,
Sur le rapport du ministre de la Santé et de la Famille et du ministre de l'Agriculture,
Vu le Code de la santé publique, notamment les articles L512 (4°) et L659 ;
Vu le décret n° 72-937 du 12 octobre 1972, pris en application de la loi modifiée du 1er août 1905 sur les fraudes et falsifications en matière de produits ou de services,

Article 1

Les plantes ou parties de plantes médicinales inscrites à la Pharmacopée et figurant sur la liste ci-après peuvent être vendues en l'état par des personnes autres que les pharmaciens et les herboristes : bardane, bouillon-blanc, bourgeon de pin, bourrache, bruyère, camomille, chiendent, cynorrhodon, eucalyptus, frêne, gentiane, guimauve, hibiscus, houblon, lavande, lierre terrestre, matricaire, mauve, mélisse, menthe, ményanthe, olivier, oranger, ortie blanche, pariétaire, pensée sauvage, pétales de rose, queues de cerise, reine-des-prés, feuilles de ronces, sureau, tilleul, verveine, violette.

Article 2

Ces plantes ne peuvent être vendues mélangées entre elles ou à d'autres espèces à l'exception des suivantes : tilleul, verveine, camomille, menthe, oranger, cynorrhodon, hibiscus, dont les mélanges entre elles sont autorisés.

Article 3

Le décret n° 60-679 du 4 juillet 1960 est abrogé.

Article 4

Le ministre de la Santé et de la Famille et le ministre de l'Agriculture sont chargés, chacun en ce qui le concerne, de l'exécution du présent décret, qui sera publié au Journal Officiel de la République française.

Le Premier ministre, Raymond BARRE.
Le ministre de la Santé et de la Famille, Simone VEIL.
Le ministre de l'Agriculture, Pierre MEHAIGNERIE.

Liste des plantes condimentaires, aromatiques ou pouvant être employées en usage externe ou culinaire

Ail
Airelle
Angélique
Anis vert
Artichaut
Asperge
Avoine

Badiane de Chine
Bardane
Basilic
Bleuet
Bois de Panama
Bouillon-blanc
Bouleau
Bourrache
Bruyère

Camomille romaine
Camomille matricaire
Cannelle de Madagascar
Cannelle des Seychelles
Carvi noir
Cassis
Céleri
Cerfeuil
Ciboulette
Citron
Citronnelle odorante
Coriandre
Courge
Cumin

Estragon
Eucalyptus globulus

Fenouil
Fenugrec
Foin
Fraisier
Frêne

Genièvre
Gingembre

Henné naturel
Hysope

Iris

Laurier-sauce
Lin

Maïs
Macis
Marjolaine
Maté vert du Brésil
Moutarde

Noix de muscade
Noyer

Orange amère
Orge
Origan
Ortie blanche
Ortie piquante

Patchouli
Persil
Piment
Pissenlit
Poivre
Prêle
Psyllium noir de Provence

Quassia amara
Quinquina

Réglisse naturelle
Réglisse ratissée
Romarin

Sarrasin
Sarriette
Sauge
Serpolet

Thé de Ceylan
Thé vert de Chine
Thym de Provence
Tilleul

Vanille
Varech vésiculeux
Verveine odorante
Vigne rouge
Violette

LEXIQUE FRANÇAIS, ANGLAIS, ALLEMAND, ESPAGNOL

Français	Anglais	Allemand	Espagnol
Ache voir Céleri			
Achillée millefeuille	Milfoil	Gemeine Schafgarbe	Milenrama
Acore vrai	Calmus	Kalmus	Calamo Aromatico
Agripaume	Motherwoort	Herzgespann	Cardiaca
Aigremoine	Agrimony	Agrimonien	Agrimonia
Ail	Garlic	Knoblauch	Ajo
Alchémille	Lady's Mantel	Frauenmantel	Pie de Leon
Aneth	Dill	Dill	Eneldo medicinal
Angélique	Angelica	Engelwurz	Angelica
Anis vert	Sweet Cumin	Grüner Anis	Anis Comun
Ansérine voir Potentille ansérine			
Arbousier	Strawberry Tree	Erbeerbaum	Madrono Comun
Arbre aux fraises voir Arbousier			
Armoise commune	Mugwort	Beifuss	Artemisia Comun
Arnica voir Arnique des montagnes			
Arnique des montagnes	Montain Tobacco	Wohlverleih	Arnica
Artichaut	Artichoke	Artischocke	Alcachofa
Aspérule odorante	Sweet Woodruff	Waldmeister	Asperula Odorosa
Aubépine	Hawthorn	Weissdorn	Spin Blanco
Aunée officinale	Elecampane	Echter Alant	Enula Campana
Ballote noire	Black Horehound	Schwarze Ballote	Marrubio Negro
Bardane	Great Burdok	Grosse Klette	Bardana
Basilic	Basil	Basilikum	Albaca Grande Verde
Benjoin	Masterwort	Meizterwurz	Imperatoria
Benoite	Herb Bennet	Nelkenwurz	Erba Benedetta
Berce commune	Hogweed	Bärenklare	Branca Ursina
Bétoine	Betony	Rote Betonie	Betonica
Bigaradier voir Oranger amer			
Bistorte	Bistorta	Natterwurz	Bistorta
Bleuet	Blue Bottle	Blaumutze	Azulejo
Boldo	Boldo Tree	Boldo Baum	Boldo
Bouillon-blanc	Mullein	Wolkraut	Gordolobo
Bouleau blanc	Brich	Birke	Abedul
Bourdaine	Alder	Faulbaum, Buckthorn	Arraclan
Bourrache officinale	Common Borage	Boretsch	Borraja
Bruyère commune	Common Heather	Heiderkraut	Brezo Comun
Calament	Calamint	Kalamint	Calaminta de Montana
Calendula voir Souci des jardins			
Camomille romaine	Roman Chamomille	Romische Kamille	Manzanilla Romana
Cannelle de Ceylan	Cinnamom	Zimmt	Canela
Cardère	Wild Teasel	Wilde Karde	Cardancha Silvestre
Carline acaule	Stemless	Eberwurz	Carlina
Carlina	Root		
Carotte	Carot	Möhre	Zanahoria
Carvi	Caraway	Kümmel	Alcaravea
Cassis	Black Currant	Aalbeere	Cassis
Cèdre	Cedrus	Lebensbaum	Arbol de la Vida
Céleri	Celary	Sellerie	Apio
Cerfeuil	Chervil	Kerbel	Perefollo
Cerisier de Montmorency	Agriot	Lotkirche	Cerezo de Todos los Santos
Chardon-bénit	Blessed Thistle	Benedicten Kraut	Cardo Bendito
Chardon-Marie	Milk Thistle	Mariendistel	Cardo de Maria
Châtaignier	Chestnut Tree	Kastanienbaum	Castano
Chêne pédonculé	Common Oak	Stieleich	Roble Albar
Chicorée sauvage	Wild Chicory	Zichorienwegwarte	Archicoria Amarga
Chiendent	Quick Grass	Gemeine Quecke	Grama Officinal

Français	Anglais	Allemand	Espagnol
Chou vert	Cabbage	Kohl	Col
Citronnelle	Lemongrass	Indien Eisenkrautee	Vervena de India
Citronnier	Lemon Tree	Zitronenbaum	Limonero
Citrouille	Pumpkin	Kürbis	Calabaza
Consoude officinale voir Grande consoude			
Coquelicot	Red Poppy	Klatschmohn	Amapola
Coriandre	Coriander	Coriander	Cilandro Cultivato
Coucou voir Primevère sauvage			
Courge voir Citrouille			
Cumin	Cumin	Kreuzkummel	Comino
Cynorrhodon voir Églantier			
Cyprès d'Italie	Evergreen Cypress	Immergrüne Cypresse	Cipres Comun
Droséra officinale	Round Leaved Sundew	Rundblattriger	Epilobia
Églantier	Dog Rose	Hundsrose	Agavanzo
Épervière voir Piloselle			
Épilobe	Willow Herb	Waldroschen	Epilobia
Eucalyptus	Fever Tree	Fieberbaum	Eucalipto
Eupatoire voir Aigremoine			
Euphraise	Euphrasy	Augentrost	Eufrasia
Fausse sanguenite voir Santoline			
Faux acacia	False Acacia	Falsh Acazi	Falsa Acacia
Fenouil bâtard voir Aneth			
Fenugrec	Fenugreek	Bockshornklee	Fenogreco
Fleur de la Passion voir Passiflore			
Fragon piquant voir Petit houx			
Framboisier	Raspberry Bush	Himbeere	Frambuese
Frêne commun	Ash	Eschel	Fresno Comun
Fucus voir Varech vésiculeux			
Fumeterre	Fumory	Erdrauch	Fumaria
Genévrier commun	Juniper	Wachholder	Enebro Comun
Gentiane jaune voir Grande gentiane			
Géranium vivace	Herb Robert	Sankt Ruprecht Kraut	Hierba de San Roberto
Gingembre	Ginger	Ingwer	Gengibre
Ginseng	Ginseng	Ginsen	Ginseng
Giroflier	Cloues	Gervürznelken	Clavillos
Gommier bleu voir Eucalyptus			
Grande aunée voir Aunée officinale			
Grande consoude	Confrey	Beinheil Schwarzwurzel	Consuelda Mayor
Grande gentiane	Gentian	Enzian	Genciana Mayor
Grande ortie	Common Nettle	Brennessel	Ortica Mayor
Grand plantain	Large Plantain	Breitwegerich	Planten Mayor
Griffe-du-diable voir Harpagophytum			
Guimauve	Marshmallow	Eibisch	Malvavisco
Hamamélis	Witch Hazel	Virginisher Zamberserauch	Hamamelis
Harpagophytum	Grapple Plant	Teufelskrallenwurzel	Garra del Diablo
Hélichryse	Everlasting	Katzenpfötchenblüten	Gnaphale de las Arenas

Français	Anglais	Allemand	Espagnol
Herbe-à-Robert voir Géranium vivace			
Herbe de la Saint-Jean voir Millepertuis			
Houblon	Hops	Hopfen	Hoblon
Hysope	Hyssop	Isop	Hisob
Immortelle des sables voir Hélichryse			
Iris	Iris	Iris	Lirio
Lavande	English Lavender	Echter	Lavanda
Lierre commun	Ivy	Efeu	Yedra
Lin	Line	Lein	Lino
Lis candide	White Lily	Weisse Lilie	Azucena Blanca
Lis de la madone voir Lis candide			
Marjolaine	Sweet Marjoram	Majoran	Mejorana
Marjolaine sauvage voir Origan			
Marronnier d'Inde	Horse Chesnut	Ross Kastanie	Castano de India
Marrube blanc	Common Horehound	Andorn	Marrubio
Mauve sauvage	Wood Mallow	Malve	Malva Silvestre
Mélilot	Melilot	Feld Steinke	Meliloto Medicinalis
Mélisse citronnelle voir Mélisse officinale			
Mélisse officinale	Common Balm	Melisse	Melissa
Menthe des montagnes voir Calament			
Menthe poivrée	Peppermint	Pfefferminze	Yerba Buena de Pimentia
Millefeuille voir Achillée millefeuille			
Millepertuis	Common Saint John's Wort	Johanniskraut	Yerba
Molène voir Bouillon-blanc			
Mûrier sauvage voir Ronce des buissons			
Myrte	Myrtle	Myrte	Mirto Comun
Myrtille	Blueberry	Heidlbeere	Mirtillo
Nénuphar blanc	Waterlily	Weisse Seerose	Ninfea
Noisetier des sorcières voir Hamamélis			
Nopal voir Figuier de Barbarie			
Noyer commun	Walnut Tree	Nussbaum	Noguera
Oignon	Onion	Zwiebelz	Cebolla
Olivier	Olive Tree	Oelbaum	Aceituno
Oranger amer	Bitter Orange Tree	Bitter Orangen Baum	Naranjo Agrio
Origan	Origany	Wilder Marjoran	Origano Comun
Ortie dioïque voir Grande ortie			
Oseille à feuilles crispées voir Patience crépue			
Palmier de Floride	Florida Palm Tree	Floride Palme	Palmera de Florida
Pâquerette vivace	Daisy	Massliebchen	Maya
Passiflore	Passion Flower	Passionsblume	Pasionaria
Patience crépue	Herb Patience	Bitterwurz	Hierba de la Paciencia
Pavot de Californie	Eschcholtzia	Eschcholtzie	Eschcholtzia
Pensée	Wild Pansy	Stieffmutterchen	Pensiamento
Persil	Parsley	Petersilie	Pergil Cultivado
Petit houx	Holly	Stechmyrte	Brusco
Peuplier noir	Black Poplar	Schwarzpappel	Chopo
Piloselle	Mouse-Ear	Mausohrein	Pelosilla

Français	Anglais	Allemand	Espagnol
Pin sylvestre	Scotch Pine	Gemeine Kiefer	Pino Silvestre
Pissenlit	Dandelion	Löwenzahn	Diente de Leon
Pivoine commune	Peony	Pfingstrosen	Peonia
Plantain majeur voir Grand plantain			
Polygala de Virginie	Milkwort	Bitteramselkraut	Poligala
Potentille ansérine	Silver Weed	Gansefingerkraut	Argentina
Prêle des champs	Field Horse Tail	Ackerschachtelhalm	Coda de Caballo
Primevère sauvage	Cowslip	Primel	Primavera de los Campos
Prunellier	Black Thorn	Schlehendorn	Endrino
Prunus africana	Plum Tree	Pflaumenbaum	Cirvelo de Africa
Quinquina	Red Bark	Rote China	Cascarilla Colorado
Radis noir	Black Radish	Scharz Rettich	Rabano Negro
Raifort	Horseradish	Meerettig	Rabano Rusticano
Réglisse	Liquorice	Süssholz	Regaliza
Reine-des-prés	Meadowsweet	Spierblumen	Rena de los Prados
Renouée-des-oiseaux	Blood Wort	Vogerlknöterich	Sanguinaria Major
Robinier voir Faux acacia			
Romarin	Rosemary	Rosmarin	Romero
Ronce des buissons	Black Berry	Broombeerstrauch	Zargamora
Rosier des apothicaires	Rose	Rose	Rosal
Rue des jardins	Common Rue	Geissklee	Ruda
Sabal voir Palmier de Floride			
Salsepareille	Prickly-Ivy	Italienishe	Zarzaparilla
Santoline	Lavander-Cotton	Cypressenkraut	Abrotano Hembra
Saponaire officinale	Soapwort	Seifenkraut	Hierba Japonera
Sarriette des montagnes	Savory	Bohnenkraut	Ajedrea
Sauge officinale	Sage	Salbei	Salvia
Saule blanc	Willos	Silberweide	Sauce Bianco
Séneçon doré	Groundsel	Kreuzkraut	Hierba Cana
Serpolet	Wild Thyme	Quendel	Serpol
Souci des jardins	Marigold	Ringelblume	Maravilla de los Jardines
Spirée ulmaire voir Reine-des-prés			
Sureau noir	Common Elder	Holunder	Sanxo
Tanaisie	Common Tansy	Rainfarn	Tanaceto
Thé de Java	Java Tea	Javanischer Nierentee	Te de Java
Thym	Garden Thyms	Thymian	Tomillo Comun
Thym sauvage voir Serpolet			
Tilleul de Hollande	Broad-leaved Lyme	Sommerlinde	Tilo
Toute-bonne voir Valériane officinale			
Tussilage	Coltsfoot	Huflattich	Tussilago Comun
Valériane officinale	Garden Valerian	Baldrian	Valerian Mayor
Vanillier	Vanilla	Vanille	Vainilla
Varech vésiculeux	Bladder Wrack	Blasentang	Fuco
Véronique	Speedwell	Ehrenpreis	Veronica Medicinal
Verveine de l'Inde voir Citronnelle			
Verveine officinale	Common Vervain	Eisenkraut	Vervena Medicinal
Vigne rouge	Vine	Weinrebe	Lambusco
Violette odorante	Viole	Veilchen	Violeta de Dor
Ylang-ylang	Ilang-Ilang	Ylang-Ylang	Ylang-Ylang

Glossaire des termes botaniques

Un certain nombre de termes sont couramment utilisés dans le domaine botanique. La définition de certains d'entre eux devrait vous aider à mieux comprendre la « description » donnée dans la fiche d'identité des plantes.

Akène : fruit sec ne comportant qu'une seule graine et qui, parvenu à maturité, ne s'ouvre pas spontanément (indéhiscent) ; on parle de diakène, quand le fruit contient deux graines, de tétrakène quand il en contient quatre.
Aisselle : point d'attache de la feuille à la tige ou au rameau.
Annuelle : plante dont le cycle végétatif ne dure qu'une année.
Aromatique : plante qui sous l'effet d'une pression, de la chaleur ou du vent libère les molécules odorantes stockées dans les cellules situées sous la surface de ses feuilles.
Aubier : partie comprise entre le cœur et l'écorce de l'arbre, où circule la sève ; tendre lorsqu'elle se forme, elle durcit progressivement pour devenir du bois.
Axillaire : se dit d'un élément situé à l'aisselle d'un organe.

Baie : fruit charnu qui ne s'ouvre pas spontanément à maturité pour libérer les graines ou les pépins qu'il contient.
Bisannuelle : plante dont le cycle végétatif se déroule sur deux ans.
Bois : partie ligneuse et compacte à l'intérieur de l'arbre, de résistance variable selon l'espèce.
Bourgeon : petite excroissance apparaissant sur les tiges ou les branches, généralement au printemps, et qui éclatera en feuille ou en fleur.
Bouton floral : stade de la fleur avant éclosion, les pétales étant encore refermés sur eux-mêmes.
Bractée : petite feuille à la base du pédoncule d'une fleur ou d'une inflorescence.
Branche : ramification importante partant du tronc d'un arbre ou d'un arbuste.
Bulbe : organe de réserve souterrain dont sont dotées certains espèces végétales, de forme globuleuse plus ou moins importante ; il assure la nutrition de la plante durant la période hivernale.

Caduque : plante qui perd ses feuilles chaque année.
Capitule : inflorescence formée d'un groupe de petites fleurs serrées et portées par un même réceptacle en plateau (on parle également de fleur capitulée ou composée) ; cette forme de floraison est typique des Astéracées, famille de plantes appelées auparavant Composées.
Capsule : fruit dur et sec qui s'ouvre spontanément à maturité, libérant les graines.
Chaton : épi de fleurs mâles ou femelles, le plus souvent long et pendant.
Composée : voir Capitule.
Corolle : ensemble des pétales d'une fleur.
Corymbe : voir Ombelle.

Dioïque : se dit d'une plante dont les fleurs mâles et femelles sont sur des pieds séparés ; il faut donc qu'il y ait un pied mâle (avec étamines) et un pied femelle (avec pistil) pour que la fructification ait lieu.
Drupe : fruit charnu à noyau, qui parvenu à maturité ne s'ouvre pas de lui-même (indéhiscent).

Écorce : partie externe du tronc et des branches d'un arbre ou d'un arbuste, qui peut se détacher du bois.
Épi : inflorescence dont les fleurs sont sans pédoncule et donc fixées directement sur la partie terminale de la tige ; également terminaison de certaines graminées, les graines étant serrées et groupées autour d'un même axe.
Étamine : organe mâle de la fleur produisant le pollen.

Feuille : organe végétatif aplati naissant de la tige, de couleur verte en raison de la chlorophylle qu'il contient ; simple ou composée, de formes variables, la feuille est adaptée à la réception de la lumière nécessaire à la photosynthèse ; selon les espèces, les feuilles tombent chaque année (caduques) ou non (persistantes).
Fleur : organe coloré et parfois odorant de certains végétaux, qui comprend les éléments reproducteurs mâles et femelles (étamines, pistil) ; les fleurs peuvent être hermaphrodites, unisexuées ou bisexuées selon les espèces ; la floraison qui précède l'apparition des fruits ou des graines peut également avoir une fonction de protection, en repoussant certains insectes nuisibles pour la plante.
Foliole : chacune des petites divisions qui forme le limbe dans une feuille composée.
Follicule : fruit sec semblable à un petit sac ovale, qui s'ouvre spontanément à maturité (déhiscent) pour libérer les graines.
Fruit : élément qui se développe après la fécondation par croissance de l'ovaire du pistil et abritant une ou plusieurs graines ; il peut être sec ou charnu, avec dans le premier cas certains fruits qui ne s'ouvrent pas à maturité (akène, gousse ou follicule) ; dans certains fruits charnus, la pulpe est comestible, avec des goûts variés selon les espèces.

Glomérule : inflorescence formée d'une agglomération de fleurs sans pédoncule (sessiles).
Gousse : fruit allongé qui, à maturité, se fend spontanément en deux, libérant les graines.
Gomme : substance transparente et visqueuse qui suinte de l'écorce de certains végétaux ; c'est un mucilage.
Graine : élément se développant à partir de l'ovule fécondé ; la graine, en germant, donne naissance à une nouvelle plante.

Hampe florale : tige dépourvue de feuilles, terminée par une ou plusieurs fleurs.
Herbacé : végétal qui a la texture d'une herbe.

Inflorescence : façon dont se groupent les fleurs sur une tige ; l'inflorescence peut être en grappe, terminale, axillaire...

Lancéolée : feuille ou foliole de forme allongée, ovale et se terminant en pointe comme une lance.
Latex : substance sécrétée par certains arbres (notamment l'hévéa) et recueillie après que l'écorce a été incisée ; considérée comme très allergisante pour certaines personnes.
Ligule : languette prolongeant certaines fleurs ou feuilles.
Ligneux : végétal dont la consistance est celle du bois.
Limbe : partie principale de la feuille, aplatie et large, à la base de laquelle se trouve le pétiole.

Monoïque : se dit d'une plante qui, sur un même pied, présente à la fois des fleurs femelles et des fleurs mâles.

Oignon : partie bulbeuse de la racine de certains végétaux (à ne pas confondre avec la plante potagère).
Ombelle : inflorescence en forme de parasol, dont les parties partent d'un même point et restent à la même hauteur ; cette floraison est typique des Apiacées, une famille de plantes appelée auparavant Ombellifères.
Opposées : feuilles ou folioles disposées par paires, au même niveau.

Panicule : inflorescence en grappe ramifiée.
Parties aériennes : parties du végétal situées audessus du sol, par opposition aux racines généralement sous terre.
Pédoncule : queue d'une fleur ou d'un fruit.
Pennée : se dit d'une feuille dont les folioles sont disposées de part et d'autre de la tige.
Périanthe : ensemble des éléments (sépales et pétales) qui protègent les organes sexuels de la fleur (étamines et pistil).
Péricarpe : enveloppe protectrice dans lequel le fruit se trouve enveloppé.
Pérenne : voir Vivace.
Persistant : végétal qui ne perd pas ses feuilles ou ses aiguilles en hiver.
Pétale : chacun des éléments colorés composant la corolle de la fleur ; selon les espèces, le pétale est de taille, de couleur et d'odeur très diverses.
Pétiole : élément plus ou moins long qui rattache certaines feuilles à la tige.
Plante entière : parties souterraines (racines) et parties aériennes (sommités, tige, feuilles).

Pulpe : chair du fruit plus ou moins tendre, juteuse et goûteuse.

Racine : élément de longueur et de grosseur très variables par lequel la plante s'ancre dans le sol et y puise l'eau et la nourriture dont elle a besoin pour se développer.

Radicelle : petite ramification de la racine.
Rameau : petite branche.
Résine : sécrétion visqueuse et collante, jaune ou brune, suintant de l'écorce de certains végétaux, notamment les conifères ; la résine est un mucilage.
Rhizome : tige souterraine horizontale, d'où partent les racines et les tiges aériennes.
Rosette : se dit des feuilles étalées à même le sol, en cercle autour d'une plante.

Sépale : chacun des éléments situés à la base ou à la périphérie de la fleur et constituant le calice, qui protège les organes sexuels de la plante.
Sessile : se dit d'un élément attaché directement, sans tige, pétiole ou pédoncule.
Silique : fruit sec (déhiscent), composé de deux carpelles.
Sommités fleuries : parties terminales de la plante comprenant les fleurs.
Stolon : tige rampante qui peut s'enraciner à nouveau et donner naissance à une nouvelle plante.
Suc : liquide organique (jus, sève) extrait d'un végétal.

Thalle : système végétatif de certaines espèces, les algues par exemple, sans feuilles ni racines et non vascularisées.
Tige : partie de la plante naissant au-dessus de la racine, en sens inverse, de hauteur, calibre et forme variables selon les espèces, et portant les feuilles, les fleurs et les fruits ; c'est par elle que sont acheminés les éléments nutritifs.
Trifoliolée : se dit d'une feuille dont le limbe est divisé en trois folioles.
Tubercule : petite excroissance apparaissant sur une racine, un rhizome ou une tige et constituant une réserve nutritive à la plante.
Tubéreuse : plante présentant des tubercules.

Verticille : groupe de feuilles ou de fleurs disposé de manière circulaire autour de la tige.
Vivace : végétal dont le cycle végétatif persiste d'une année sur l'autre.

Zeste : partie externe des agrumes, appelée également écorce.

Glossaire des propriétés des plantes

Selon les composants chimiques qu'elle renferme, une plante peut présenter une ou plusieurs des propriétés définies ci-dessous. Cette liste n'est pas exhaustive.

Abortive : plante qui provoque l'avortement.
Amère : qui augmente l'appétit en stimulant la sécrétion des sucs gastriques.
Anabolisante : qui augmente la masse musculaire.
Analgésique : qui atténue, voire supprime les douleurs.
Anticoagulante : qui empêche le sang de coaguler.
Antifongique : qui détruit les champignons et les levures.
Anti-inflammatoire : qui apaise les inflammations.
Antioxydante : qui ralentit l'oxydation et la détérioration des tissus et aide à lutter contre le vieillissement.
Antiparasitaire : qui permet d'éliminer les parasites.
Antipyrétique : qui aide à combattre la fièvre.
Antiseptique : qui détruit les microbes et par voie de conséquence qui prévient et traite les infections.
Antispasmodique : qui diminue les spasmes des muscles striés et des muscles lisses.
Antitussive : qui calme les crises de toux.
Aphrodisiaque : qui stimule l'activité sexuelle.
Astringente : qui resserre les tissus.

Cardiotonique : qui stimule le cœur.
Carminative : qui favorise l'évacuation des gaz intestinaux et diminue les spasmes des intestins.
Cholagogue : qui favorise l'écoulement de la bile.
Cytostatique : qui a une action contre les tumeurs.

Dépurative : qui aide l'organisme à se débarrasser de ses déchets (toxines) et, de ce fait, le purifie.
Diaphorétique : qui aide à la transpiration.
Diurétique : qui favorise la production d'urine.

Emménagogue : qui favorise les règles.
Émolliente : qui ramollit les tissus.
Expectorante : qui aide à l'expectoration des mucosités de l'appareil respiratoire.

Fluidifiante : qui fluidifie les mucosités sécrétées par l'appareil respiratoire.

Hallucinogène : qui provoque des hallucinations.
Hémostatique : qui augmente la coagulabilité du sang et, par voie de conséquence, diminue les risques d'hémorragie.

Laxative : qui facilite le transit intestinal (évacuation des selles).

Photosensibilisante : qui provoque, lorsque la peau est au soleil, une réaction comparable à un coup de soleil.
Purgative : qui favorise l'élimination des selles.

Révulsive : qui attire le sang à un endroit précis du corps pour décongestionner un organe.

Sédative : qui calme.
Stimulante : qui a une action tonifiante sur l'organisme.
Stomachique : qui facilite la digestion et soulage les maux d'estomac.
Sudorifique : qui aide à la transpiration.

Vasoconstrictive : qui réduit le diamètre des vaisseaux sanguins.
Vasodilatatrice : plante qui augmente le diamètre des vaisseaux sanguins.
Vénéneuse : plante toxique qui peut engendrer des désordres graves, voire mortels, pour l'organisme.
Vulnéraire : qui favorise la cicatrisation des plaies.

Les différents principes actifs

Les propriétés des plantes tiennent à la présence d'un certain nombre de composants présentés ci-dessous.

Alcaloïdes : les alcaloïdes sont les véritables principes actifs des végétaux, qui en contiennent généralement plusieurs ; l'un a une fonction prédominante, tandis que les autres agissent secondairement ; mais au final, l'action thérapeutique de la plante résulte de la synergie des différents principes actifs ; c'est ce que fait la phytothérapie qui utilise la plante dans son entier.
Depuis les débuts de l'ère industrielle, la pharmacopée allopathique reposait sur l'usage des alcaloïdes extraits des plantes ; aujourd'hui, la pharmacie industrielle s'en est progressivement détachée pour privilégier des synthèses chimiques qui copient les alcaloïdes principaux sans prendre en compte les alcaloïdes secondaires ; elle se prive ainsi de l'action bénéfique totale de la plante, due à la synergie de tous les principes actifs.
Les alcaloïdes sont des composés azotés, très puissants, et qui sont véritables poisons quand ils sont utilisés purs et/ou à des doses inappropriées ; leur usage relève donc uniquement de la prescription médicale. Certains contiennent par exemple de la morphine ou de la codéine, que la médecine moderne utilise très souvent pour soigner nombre d'affections : troubles cardiaques ou nerveux par exemple, voire certains cancers.

Anthocyanes : ils sont responsables de la couleur bleutée de certains fruits et fleurs, mais sont surtout des antioxydants, c'est-à-dire qu'ils combattent les radicaux libres, cause du vieillissement de l'organisme et de la peau.

Anthraquinones : résultat de l'oxydation d'un hydrocarbure (l'anthracène), elles ont des propriétés laxatives et agissent sur les contractions de l'intestin ; les plantes qui en renferment sont utilisées dans le traitement de la constipation.

Cardioglucosides : ces substances qui se subdivisent en deux groupes – les cardénolides et les bufadiénols – permettent de réguler l'activité cardiaque quand elles sont prises à toutes petites doses ; elles ont également une action diurétique.

Cétones : ils favorisent la cicatrisation et fluidifient les mucosités mais peuvent, à forte dose, avoir un effet stupéfiant, c'est-à-dire agir comme une drogue ; les plantes ou huiles essentielles qui en contiennent sont utilisées dans le traitement des affections des voies respiratoires et comme cicatrisant.

Coumarines : elles se rencontrent fréquemment dans les végétaux, une fois que les plantes sont séchées ; elles sont vasoconstrictives, fluidifient le sang et augmentent la résistance des parois capillaires, des propriétés mises à profit dans le traitement des hémorroïdes et des varices ; la présence de coumarines dans une plante nécessite de se protéger du soleil, car elles ont également un pouvoir photosensibilisant.

Ester : comparable à un sel minéral, cet élément présente des propriétés décongestionnantes et calmantes, également bénéfiques dans les traitements de la peau.

Flavonoïdes : ce sont des pigments responsables de la coloration blanche ou jaune de certains fruits ou fleurs, aux vertus antioxydantes et anti-inflammatoires ; ils aident également à combattre les virus et agissent sur le bon fonctionnement du foie ; ils sont utilisés pour soigner des troubles circulatoires, hépatiques et viraux ; certains, qui agissent sur les œstrogènes, interviennent dans le traitement de la ménopause.

Glucoquinines : ces substances agissent sur le taux de sucre dans le sang (glycémie) et sont utilisées en complément d'un traitement classique du diabète.

Glucosides cyanogéniques : ils sont à base de cyanure (poison) mais ont, à faibles doses, des vertus calmantes et relaxantes sur les tissus musculaires, notamment le cœur.

Glucosinolates : ils ont des propriétés révulsives utilisées dans le traitement des douleurs articulaires.

MUCILAGES : ce sont des polysaccharides présents dans les feuilles, les racines et les graines de certains végétaux, qui ont pour particularité d'absorber l'eau et de former un amas gélatineux ; ils sont utilisés dans le traitement des inflammations cutanées et des douleurs intestinales dues à une inflammation, notamment celles des voies respiratoires et digestives ; en raison de leur caractère absorbant, ils sont également efficaces pour soigner la diarrhée et la constipation (effet de lest).

PECTINES : ces polysaccharides appartiennent au groupe des mucilages.

PHÉNOLS : très nombreux, ils peuvent être simples ou complexes ; ils ont des propriétés anti-infectieuses et stimulent le système immunitaire.

POLYSACCHARIDES : ce sont des molécules de sucres simples liées entre elles et présentes dans tous les végétaux ; les mucilages, les gommes et les pectines sont des polysaccharides.

SAPONINES : fréquemment présentes dans la composition des végétaux, les saponines ont la caractéristique de produire de la mousse quand elles sont immergées, en réduisant la tension de la surface de l'eau ; comme elles vident également les globules rouges de leur substance principale, l'hémoglobine, les plantes qui en contiennent peuvent s'avérer très toxiques, et nécessitent donc un contrôle médical ; elles ont, par ailleurs, des propriétés expectorantes.

SESQUITERPÈNES : ils appartiennent au groupe des terpènes et ont la vertu d'être calmants et de faire baisser la tension artérielle ; ils possèdent également des propriétés anti-inflammatoires.

SUCS AMERS : ces substances végétales, au goût amer, contiennent des terpènes, qui sont eux-mêmes des hydrocarbures ; elles stimulent les glandes salivaires et aident à la bonne digestion des aliments, d'où leur emploi dans les troubles de l'appétit.

TANINS : ils sont présents dans toutes les plantes dites astringentes, c'est-à-dire permettant la coagulation des albumines contenues dans la peau et les muqueuses (autrement dit, permettant de resserrer les tissus) ; ils sont utilisés pour traiter les varices, les inflammations, les irritations et les saignements.

TERPÈNES : ce sont des hydrocarbures insaturés que contiennent les huiles essentielles et les résines ; certains présentent des inconvénients et nécessitent alors de déterpéniser l'huile essentielle qui les renferme, c'est-à-dire d'en retirer les terpènes ; comme, par exemple, l'huile essentielle de bergamote dont les terpènes engendrent des taches sur la peau en cas d'exposition au soleil.

VITAMINES : elles sont présentes dans de très nombreuses plantes et indispensables au fonctionnement de l'organisme humain, qui ne les fabrique pas ; chaque jour, pour rester en bonne santé, une personne doit en ingérer une petite quantité ; parmi toutes les vitamines, 13 sont dites essentielles : A, B1, B2, B3, B5, B6, B8, B9, B12, C, D, E, K ; une carence en vitamine(s) peut être responsable de troubles fonctionnels importants, par exemple, des problèmes de calcification osseuse peuvent découler d'un manque en vitamine D.

BIBLIOGRAPHIE

Dictionnaire des plantes qui guérissent, Docteur Gérard Debuigne, éd. Larousse, 1988.
Encyclopédie des plantes médicinales, éd. Larousse, 1997.
Pharmacognosie, phytochimie, plantes médicinales, Professeur Jean Bruneton, éd. Lavoisier, 1993 (2e édition).
Plantes médicinales, Jan Volak et Jiri Stodola, éd. Gründ, 1983.
Plantes thérapeutiques, Robert Anton et Martine Bernard, éd. Tec et Doc, 1999.
Secrets de plantes, Michel Pierre et Michel Lis, éd. Proxima, 2000.

Le docteur Jean-Claude Houdret tient à remercier
le docteur Patrick Perraud pour sa précieuse collaboration.

Direction : Dominique Raynal
Responsable éditoriale : Laurence Passerieux
Édition : Sylvie Gauthier
Assistante éditoriale : Coralie Moutat
Conception et réalisation : GRAPH'M

Achevé d'imprimer
Dépot légal : mai 2004